Nutrição Clínica Pediátrica em
Algoritmos

Durante o processo de edição desta obra, foram tomados todos os cuidados para assegurar a publicação de informações técnicas, precisas e atualizadas conforme lei, normas e regras de órgãos de classe aplicáveis à matéria, incluindo códigos de ética, bem como sobre práticas geralmente aceitas pela comunidade acadêmica e/ou técnica, segundo a experiência do autor da obra, pesquisa científica e dados existentes até a data da publicação. As linhas de pesquisa ou de argumentação do autor, assim como suas opiniões, não são necessariamente as da Editora, de modo que esta não pode ser responsabilizada por quaisquer erros ou omissões desta obra que sirvam de apoio à prática profissional do leitor.

Do mesmo modo, foram empregados todos os esforços para garantir a proteção dos direitos de autor envolvidos na obra, inclusive quanto às obras de terceiros, imagens e ilustrações aqui reproduzidas. Caso algum autor se sinta prejudicado, favor entrar em contato com a Editora.

Finalmente, cabe orientar o leitor que a citação de passagens da obra com o objetivo de debate ou exemplificação ou ainda a reprodução de pequenos trechos da obra para uso privado, sem intuito comercial e desde que não prejudique a normal exploração da obra, são, por um lado, permitidas pela Lei de Direitos Autorais, art. 46, incisos II e III. Por outro, a mesma Lei de Direitos Autorais, no art. 29, incisos I, VI e VII, proíbe a reprodução parcial ou integral desta obra, sem prévia autorização, para uso coletivo, bem como o compartilhamento indiscriminado de cópias não autorizadas, inclusive em grupos de grande audiência em redes sociais e aplicativos de mensagens instantâneas. Essa prática prejudica a normal exploração da obra pelo seu autor, ameaçando a edição técnica e universitária de livros científicos e didáticos e a produção de novas obras de qualquer autor.

Nutrição Clínica Pediátrica em **Algoritmos**

Adriana Servilha Gandolfo
Ana Paula Alves Reis
Patrícia Zamberlan
Rubens Feferbaum

Copyright © Editora Manole Ltda., 2022, por meio de contrato com os autores

Editora: Ana Cristina Garcia
Projeto gráfico: Departamento editorial da Editora Manole
Diagramação e ilustrações: Elisabeth Miyuki Fucuda
Capa: Ricardo Yoshiaki Nitta Rodrigues
Imagem de capa: iStock

CIP-BRASIL. CATALOGAÇÃO NA PUBLICAÇÃO
SINDICATO NACIONAL DOS EDITORES DE LIVROS, RJ

Nutrição clínica pediátrica em algoritmos /Adriana Servilha Gandolfo et al. - 1. ed. - Barueri [SP]: Manole, 2022.

Inclui bibliografia e índice
ISBN 9786555764468

1. Nutrição - Aspectos da saúde. 2. Crianças - Nutrição. I. Gandolfo, Adriana Servilha.

21-74387	CDD: 615.8548083
	CDU: 615.874-053.2

Meri Gleice Rodrigues de Souza - Bibliotecária - CRB-7/6439

Todos os direitos reservados.
Nenhuma parte deste livro poderá ser reproduzida,
por qualquer processo, sem a permissão expressa dos editores.
É proibida a reprodução por fotocópia.

A Editora Manole é filiada à ABDR – Associação Brasileira
de Direitos Reprográficos

Edição 2022

Editora Manole Ltda.
Alameda América, 876
Tamboré – Santana de Parnaíba – SP – Brasil
CEP: 06543-315
Fone: (11) 4196-6000
www.manole.com.br | https://atendimento.manole.com.br/

Impresso no Brasil
Printed in Brazil

AUTORES

Adriana Servilha Gandolfo

Nutricionista pelo Centro Universitário São Camilo. Pós-graduada em Saúde Materno-Infantil pela Faculdade de Saúde Pública da USP. Pós-graduada em Desnutrição e Recuperação Nutricional pela Unifesp. Mestre em Ciências pelo Departamento de Pediatria da FMUSP. Supervisora de Serviço Hospitalar do Instituto da Criança e do Adolescente do Hospital das Clínicas da FMUSP.

Ana Paula Alves Reis

Nutricionista pela Universidade Federal do Rio de Janeiro. Pós-graduada em Nutrição Hospitalar em Hospital de Retaguarda pelo Hospital das Clínicas da FMUSP. Especialista em Administração Hospitalar pela Faculdade de Saúde Pública da USP. Mestre em Saúde Pública pela Faculdade de Saúde Pública da USP. Supervisora de Divisão Hospitalar do Serviço de Nutrição e Dietética do Instituto da Criança e do Adolescente do Hospital das Clínicas da FMUSP.

Patrícia Zamberlan

Nutricionista pela Faculdade de Saúde Pública da USP. Mestre, Doutora e Pós--doutoranda em Ciências da Saúde pelo Departamento de Pediatria da FMUSP. Especialista em Terapia Nutricional Parenteral e Enteral pela Brazilian Society Parenteral and Enteral Nutrition (Braspen)/Sociedade Brasileira de Terapia Parenteral e Enteral (SBNPE). Nutricionista da Equipe Multiprofissional de Terapia Nutricional do Instituto da Criança e do Adolescente do Hospital das Clínicas da FMUSP.

Rubens Feferbaum

Professor Livre-docente em Pediatria da Faculdade de Medicina da Universidade de São Paulo (FMUSP). Especialista em Neonatologia e Terapia Intensiva pela Sociedade Brasileira de Pediatria (SBP) e pela Sociedade Brasileira de Nutrição Parenteral e Enteral (SBNPE). Presidente dos Departamentos Científicos de Suporte Nutricional da SBP e de Nutrologia da Sociedade de Pediatria de São Paulo (SPSP).

COLABORADORES

Adriana Hidelfonso Zampolo

Nutricionista pela Universidade São Judas Tadeu. Pós-graduada em Padrões Gastronômicos pela Universidade Anhembi Morumbi. Nutricionista do Instituto da Criança e do Adolescente do Hospital das Clínicas da FMUSP.

Adriana Pasmanik Eisencraft

Médica Pediatra Mestre pelo Instituto da Criança e do Adolescente (ICr-HC--FMUSP) e MBA em Gestão da Saúde pelo Insper/HIAE. Médica supervisora do Pronto-socorro do ICr-HC-FMUSP. Especialista em Emergências Pediátricas pela SBP e pela Abramede.

Alberto Carame Helito

Médico Pediatra, Especialista em Pediatria pela Sociedade Brasileira de Pediatria. Coordenador médico do Hospital-dia do Instituto da Criança e do Adolescente do Hospital das Clínicas da FMUSP (ICr-HC-FMUSP). Gerente do protocolo de abreviação de jejum pré-operatório do ICr-HC-FMUSP.

Ana Flávia Soares

Nutricionista pela Faculdade de Saúde Pública da Universidade de São Paulo (FSP/USP). Especialista em Pediatria com Ênfase em Cardiopulmonar na modalidade de Residência Multiprofissional pelo Instituto da Criança e do Adolescente do Hospital das Clínicas da FMUSP (ICr-HC-FMUSP).

Ana Paula Beltran Moschione Castro

Médica Pediatra Especialista em Alergia e Imunologia. Mestre e Doutora em Ciências pela FMUSP. Médica assistente da Unidade de Alergia e Imunologia do Instituto da Criança e do Adolescente do Hospital das Clínicas da FMUSP (ICr-HC-FMUSP).

Ananda Castro Vieira Passos

Médica pela Universidade Federal de Mato Grosso (UFMT). Residência em Cirurgia Geral pelo Hospital das Clínicas da Faculdade de Medicina da Universidade de São Paulo (HC-FMUSP) e em Cirurgia Pediátrica pelo Instituto da Criança e do Adolescente do Hospital das Clínicas da FMUSP (ICr-HC-FMUSP).

Andréa Gislene do Nascimento

Nutricionista do Ambulatório de Dor e Cuidados Paliativos do Instituto da Criança e do Adolescente do Hospital das Clínicas da FMUSP (ICr-HC-FMUSP). Aprimoranda do Curso de Aprimoramento de Cuidados Paliativos Pediátricos do ICr (HC-FMUSP). Especialista em Administração Hospitalar pela Faculdade de Saúde Pública da USP. Especialista em Nutrição e Saúde aplicada à prática pedagógica pelo Departamento de Pediatria da Universidade Federal de São Paulo (Unifesp).

Andreia Watanabe

Médica Coordenadora da Unidade de Nefrologia Pediátrica do Instituto da Criança e do Adolescente do Hospital das Clínicas da FMUSP (ICr-HC-FMUSP). Médica Nefrologista Pediátrica do Núcleo Avançado de Nefrologia do Hospital Sírio-Libanês. Médica pesquisadora do LIM-29/FMUSP. Mestre pelo Departamento de Pediatria da FMUSP.

Artur Figueiredo Delgado

Professor Livre-docente do Departamento de Pediatria da FMUSP e Coordenador da Equipe Multiprofissional de Terapia Nutricional (EMTN) do Instituto da Criança e do Adolescente do Hospital das Clínicas da FMUSP (ICr-HC-FMUSP).

Ary Lopes Cardoso

Médico assistente, Doutor em Medicina pelo Departamento de Pediatria da FMUSP. Responsável pela unidade de Nutrologia do Instituto da Criança e do Adolescente do Hospital das Clínicas da FMUSP (ICr-HC-FMUSP).

Beatriz Polisel Mazzoni

Nutricionista pelo Centro Universitário São Camilo. Nutricionista Clínica do Instituto da Criança e do Adolescente do Hospital das Clínicas da FMUSP

(ICr-HC-FMUSP). Especialista em Nutrição Clínica e Terapia Nutricional pelo GANEP. Especialista em Nutrição Clínica em Pediatria pelo Hospital das Clínicas da FMUSP. Preceptora de residentes e estagiários de Nutrição no Instituto da Criança e do Adolescente do Hospital das Clínicas da FMUSP .

Beni Morgenstern

Médico pela Faculdade de Ciências Médicas da Santa Casa de São Paulo (FCMSCSP). Especialista em Pediatria pela Sociedade Brasileira de Pediatria (SBP). Especialista em Alergia e Imunologia Clínica pela Associação Brasileira de Alergia e Imunologia (ASBAI). Médico assistente da Unidade de Alergia e Imunologia do Instituto da Criança e do Adolescente do Hospital das Clínicas da FMUSP (ICr-HC-FMUSP).

Bianca Stachissini Manzoli

Nutricionista Especialista em Pediatria pelo Instituto da Criança e do Adolescente do Hospital das Clínicas da FMUSP (ICr-HC-FMUSP). Pós-graduanda em Medicina Ayurveda. Coordenadora do Comitê de Nutrição da Associação Brasileira de Linfoma e Leucemia. Membro do Comitê de Nutrição da Sociedade Brasileira de Oncologia Pediátrica e do Grupo de Estudos do Movimento Todos Juntos Contra o Câncer. Nutricionista do Centro de Transplante de Células-tronco Hematopoiéticas do Instituto do Tratamento do Câncer Infantil (Itaci) do Instituto da Criança e do Adolescente do Hospital das Clínicas da FMUSP (ICr-HC-FMUSP).

Camila Pugliese

Nutricionista, Doutora em Ciências pelo Programa de Medicina (Pediatria) da Faculdade de Medicina da Universidade de São Paulo (FMUSP). Mestre em Ciências pelo Programa de Nutrição da Universidade Federal de São Paulo (Unifesp). Nutricionista do ambulatório de Neurometabólica e Hepatologia do Instituto da Criança e do Adolescente do Hospital das Clínicas da FMUSP (ICr--HC-FMUSP).

Carla Aline Fernandes Satiro

Nutricionista pela Universidade Metodista de São Paulo. Especialista em Nutrição Clínica Pediátrica pelo Instituto da Criança e do Adolescente do Hospital das Clínicas da FMUSP (ICr-HC-FMUSP) e em Terapia Nutricional e Nutrição Clínica pelo GANEP. Nutricionista do Ambulatório de Nefrologia do Instituto da Criança e do Adolescente do Hospital das Clínicas da FMUSP (ICr-HC-FMUSP – Unidade de Nefrologia).

Cristina Yuri Takakura

Nutricionista pela Universidade Estadual Paulista (Unesp). Especialista em Nutrição Clínica em Pediatria pelo Instituto da Criança e do Adolescente do Hospital das Clínicas da FMUSP (ICr-HC-FMUSP). Ex-nutricionista do ICr-HC-FMUSP.

Débora Pereira dos Santos Pinelli

Nutricionista com especialização em Nutrição Clínica e Terapia Nutricional pelo GANEP. Atuação por dez anos em nutrição oncológica e EMTN no Instituto do Câncer do Estado de São Paulo (Icesp). Mestranda pela FMUSP no grupo de pesquisa de microbiota do LIM 35. Professora do Grupo de Apoio à Nutrição Enteral e Parenteral (Ganep).

Fábio de Barros

Médico assistente do Serviço de Cirurgia Pediátrica e Transplante Hepático do Instituto da Criança e do Adolescente do Hospital das Clínicas da FMUSP (ICr-HC-FMUSP). Médico titular do Departamento de Cirurgia Pediátrica do A.C.Camargo Cancer Center.

Giuliana Bouchabki Miguel

Nutricionista pelo Centro Universitário São Camilo. Pós-graduada em Nutrição Clínica em Pediatria pelo Instituto da Criança e do Adolescente do Hospital das Clínicas da FMUSP (ICr-HC-FMUSP). Ex-nutricionista do Instituto de Tratamento do Câncer Infantil (Itaci) do Instituto da Criança e do Adolescente da FMUSP.

Glauce Hiromi Yonamine

Nutricionista das Unidades de Alergia e Imunologia e Gastroenterologia do Instituto da Criança e do Adolescente do Hospital das Clínicas da FMUSP (ICr-HC-FMUSP). Mestre em Ciências e Doutoranda pela Faculdade de Medicina da Universidade de São Paulo (FMUSP).

Jaqueline Wagenführ

Médica Cardiologista Pediátrica do Instituto da Criança e do Adolescente do Hospital das Clínicas da FMUSP (ICr-HC-FMUSP).

Jorge David Aivazoglou Carneiro

Doutor em Ciências pelo Departamento de Pediatria da Faculdade de Medicina da Universidade de São Paulo (FMUSP). Médico Pediatra Hematologista do Instituto da Criança e do Adolescente do Hospital das Clínicas da FMUSP (ICr-HC-FMUSP).

Juliana Folloni Fernandes

Médica Onco-hematologista Pediátrica do Serviço de Onco-Hematologia do Instituto de Tratamento do Câncer Infantil (Itaci) do Instituto da Criança e do Adolescente do Hospital das Clínicas da FMUSP (ICr-HC-FMUSP).

Juliana Silveira Barreto

Médica assistente do Serviço de Onco-Hematologia do Instituto de Tratamento do Câncer Infantil (Itaci) do Instituto da Criança e do Adolescente do Hospital das Clínicas da FMUSP (ICr-HC-FMUSP).

Karina Helena Canton Viani

Nutricionista pela Faculdade de Saúde Pública da Universidade de São Paulo (FSP/USP). Especialista em Nutrição Clínica em Pediatria pelo Instituto da Criança do Hospital das Clínicas da FMUSP (ICr-HC-FMUSP). Doutora em Ciências no Programa de Medicina (Pediatria) pela FMUSP.

Karina Lucio de Medeiros Bastos

Pediatra, gastroenterologista e hepatologista pediátrica. Médica assistente da disciplina de Gastroenterologia Pediátrica do Instituto da Criança e do Adolescente do Hospital das Clínicas da USP (ICr-HC-FMUSP). Coordenadora da Unidade de Hepatologia Pediátrica do ICr-HC-FMUSP. Hepatologista da equipe de Transplante Hepático Pediátrico do ICr-HC-FMUSP. Hepatologista da equipe de Transplante Hepático Pediátrico da Universidade Federal de São Paulo (Unifesp). Doutora em Pediatria pela USP. Membro da Sociedade Europeia para Estudo do Fígado (EASL).

Larissa Baldini Farjalla Mattar

Nutricionista do ambulatório de Endocrinologia do Instituto da Criança do Hospital das Clínicas da Faculdade de Medicina da Universidade de São Paulo (ICr-HC-FMUSP). Mestre em Ciências e Especialista em Nutrição, Saúde e Alimentação Infantil pela Universidade Federal de São Paulo (Unifesp).

Lenycia de Cassya Lopes Neri

Nutricionista pela Universidade de São Paulo (USP). Especialista em Nutrição Clínica pela Associação Brasileira de Nutrição (Asbran). Mestre em Ciências e Doutoranda pela Faculdade de Medicina da USP. Coordenadora do Curso de Especialização em Nutrição Clínica Materno-infantil do Hospital das Clínicas da FMUSP. Nutricionista do Instituto da Criança e do Adolescente do Hospital das Clínicas da FMUSP (ICr-HC-FMUSP).

Letícia Gomes de Oliveira

Nutricionista pela Universidade São Camilo. Pós-graduada em Nutrição Clínica e Terapia Nutricional pelo GANEP. Especialista em Gestão em Nutrição Hospitalar pela Escola de Educação Permanente do Hospital das Clínicas da FMUSP. Ex-nutricionista do Instituto do Coração (Incor) do Hospital das Clínicas da FMUSP.

Letícia Pereira de Brito Sampaio

Médica pela Faculdade de Ciências Médicas de Minas Gerais. Residência médica em Neurologia Infantil pela Universidade de São Paulo. Mestre e Doutora em Medicina (Neurologia) pela Universidade de São Paulo. Médica assistente da disciplina de Neurologia Infantil do Hospital das Clínicas da FMUSP. Médica neurofisiologista clínica do Hospital Israelita Albert Einstein.

Manoel Carlos Prieto Velhote

Professor Livre-docente em Cirurgia Pediátrica pela Faculdade de Medicina da Universidade de São Paulo (FMUSP). Especialista em Cirurgia Pediátrica pela AMB. *Fellow* do American College of Surgeon e da American Academy of Pediatrics (Surgical Section). Cirurgião pediatra da disciplina de Cirurgia Pediátrica e Transplante Hepático Pediátrico do Hospital das Clínicas da FMUSP.

Maria Aparecida Carlos Bonfim

Nutricionista pelo Centro Universitário São Camilo. Especialista em Nutrição Clínica e Terapia Nutricional Enteral e Parenteral pelo GANEP. Aprimoramento profissional em Nutrição Hospitalar pelo Hospital Universitário da Universidade de São Paulo (HU/USP). Nutricionista da Enfermaria de Cirurgia Infantil e Transplante Hepático e preceptora do Programa de Residência Multiprofissional com Ênfase em Pediatria do Instituto da Criança e do Adolescente do Hospital das Clínicas da FMUSP (ICr-HC-FMUSP).

Maria Tereza Galvão Guiotti

Médica pediatra pelo Hospital das Clínicas da Faculdade de Medicina da Universidade de São Paulo (FMUSP). Especialista pela Sociedade Brasileira de Pediatria (SBP). Residência em Gastroenterologia, Hepatologia e Nutrologia Pediátrica no Instituto da Criança e do Adolescente do Hospital das Clínicas da FMUSP (ICr-HC-FMUSP). Médica colaboradora do Ambulatório de Hepatologia pediátrica do ICr-HC-FMUSP. Gastroenterologista e hepatologista pediátrica dos hospitais Santa Marcelina, Beneficência Portuguesa e Samaritano.

Mariana Deboni

Médica Especialista em Pediatria e Gastroenterologia Pediátrica pela Sociedade Brasileira de Pediatria (SBP). Gastroenterologista Pediátrica e Coordenadora do Ambulatório de Doenças Inflamatórias Intestinais do Instituto da Criança e do Adolescente do Hospital das Clínicas da FMUSP (ICr-HC-FMUSP). Membro do Grupo de Estudos de Doença Inflamatória Intestinal do Brasil.

Marina Neto Rafael

Nutricionista. Mestre em Pediatria e Ciências Aplicadas à Pediatria pela Escola Paulista de Medicina da Universidade Federal de São Paulo (Unifesp-EPM) e Especialista em Nutrição Clínica em Pediatria pelo ICr-HC-FMUSP. Ex-nutricionista do Instituto da Criança e do Adolescente do Hospital das Clínicas da FMUSP.

Mário Cícero Falcão

Doutor em Pediatria pela Faculdade de Medicina da Universidade de São Paulo (FMUSP). Professor colaborador do Departamento de Pediatria da FMUSP. Médico do CTIN-2 do Instituto da Criança e do Adolescente do Hospital das Clínicas da FMUSP (ICr-HC-FMUSP).

Michelle Miranda Pereira

Fonoaudióloga pela Universidade Federal de São Paulo (Unifesp). Aprimoramento em Fonoaudiologia em Pediatria pelo Hospital das Clínicas da Faculdade de Medicina da Universidade de São Paulo (HC-FMUSP). Mestre em Ciências pelo Programa de Ciências da Reabilitação da FMUSP.

Nathália Gimenes Escudeiro

Nutricionista pelo Centro Universitário São Camilo. Pós-graduada em Nutrição Materno-infantil pelo IMeN-Educação. Especialista em Atenção Clínica em Neonatologia pelo Hospital das Clínicas da Faculdade de Medicina da Universidade de São Paulo (HC-FMUSP).

Nicolly Cristina Queiroz Valim Augusto

Nutricionista pela Unicamp. Pós-graduada em Nutrição Clínica Pediátrica pelo Instituto da Criança e do Adolescente do Hospital das Clínicas da FMUSP. Residência em Pediatria pelo Instituto da Criança e do Adolescente do HC-FMUSP. Aprimoramento em Saúde e Qualidade de Vida no ambiente de trabalho no Hospital Geral Vila Nova Cachoeirinha.

Priscila Aparecida da Silva

Nutricionista clínica no Hospital Samaritano (Higienópolis, São Paulo-SP). Especialista em Nutrição Clínica pelo GANEP e Nutrição Clínica em Pediatria pelo Instituto da Criança e do Adolescente do Hospital das Clínicas da FMUSP (ICr--HC-FMUSP).

Priscilla Ferreira Neto Cardoso

Médica assistente do Serviço de Anestesiologia do Instituto da Criança e do Adolescente do Hospital das Clínicas da FMUSP (ICr-HC-FMUSP).

Rafaela Rodrigues Vieira

Nutricionista pela Universidade de São Paulo (USP). Especialista em Pediatria pela Escola de Educação Permanente do Hospital das Clínicas da Faculdade de Medicina da USP (EEP-HC-FMUSP). Mestranda pelo Programa de Pós-graduação em Pediatria da Faculdade de Medicina da USP (FMUSP). Nutricionista do Instituto da Criança e do Adolescente do HC-FMUSP.

Rayane Ferreira

Nutricionista pela Universidade São Judas Tadeu. Especialista em Nutrição Clínica pelo GANEP. Especialista em Nutrição Clínica em Pediatria pela Faculdade de Medicina da Universidade de São Paulo (FMUSP). Nutricionista clínica na Unidade de Terapia Intensiva Pediátrica do Hospital BP (Beneficência Portuguesa de São Paulo).

Renata Hyppólito Barnabe

Nutricionista pela Faculdade de Saúde Pública da Universidade de São Paulo (FSP/USP). Pós-graduada no Curso de Especialização em Saúde, Nutrição e

Alimentação Infantil com Enfoque Multiprofissional pela Universidade Federal de São Paulo (Unifesp). Pós-graduada no Curso de Especialização em Padrões gastronômicos da Faculdade Anhembi Morumbi. Pós-graduada no Curso de Especialização em Administração Hospitalar do Centro Universitário São Camilo.

Ricardo Katsuya Toma

Médico e Doutor em Medicina pela Universidade Federal de São Paulo (Unifesp). Médico Assistente Doutor e Coordenador da Unidade de Gastroenterologia Pediátrica do Instituto da Criança e do Adolescente do Hospital das Clínicas da Faculdade de Medicina da Universidade de São Paulo (ICr-HC-FMUSP).

Rosana Tumas

Médica Mestre em Medicina pela Faculdade de Medicina da Universidade de São Paulo (FMUSP). Especialista em Pediatria com área de atuação em Nutrologia pela Sociedade Brasileira de Pediatria (SBP).

Ruth Rocha Franco

Médica Mestre em Pediatria pela Universidade de São Paulo (USP). Médica assistente da Unidade de Endocrinologia e Coordenadora do ambulatório de cirurgia bariátrica do Instituto da Criança e do Adolescente do Hospital das Clínicas da FMUSP (ICr-HC-FMUSP).

Sílvia Maria de Macedo Barbosa

Médica pediatra. Doutora em Ciências da Saúde pelo Departamento de Pediatria da Faculdade de Medicina da Universidade de São Paulo (FMUSP). Chefe da Unidade de Dor e Cuidados Paliativos do Instituto da Criança e do Adolescente do Hospital das Clínicas da FMUSP (ICr-HC-FMUSP). Presidente do Departamento de Medicina Paliativa e da Dor da Sociedade de Pediatria de São Paulo (SPSP).

Sônia Tucunduva Philippi

Nutricionista Professora, Doutora, escritora, docente e pesquisadora da Faculdade de Saúde Pública da Universidade de São Paulo (FSP/USP). Professora associada com mestrado e doutorado pela USP. Foi presidente da Associação Paulista de Nutrição, vice-presidente do Conselho Regional de Nutricionistas. Recebeu importantes prêmios na área de Saúde e Nutrição, entre eles: 100 mais influentes na área da saúde, Prêmio Saúde da Editora Abril, Destaque na área acadêmica pelo CRN3. Orientou mestrandos, doutorandos, pós-doutorandos e alunos de iniciação científica. Coordena, na Editora Manole, a Coleção "Guias de Nutrição e Alimentação", com mais de dez livros publicados, além da Tabela Tucunduva e do *software* Virtual Nutri Plus *WEB*. Autora de diversos artigos em periódicos nacionais e internacionais.

Uenis Tannuri

Professor Titular da Disciplina de Cirurgia Pediátrica e Transplante Hepático da Faculdade de Medicina da Universidade de São Paulo (FMUSP). Chefe do Serviço de Cirurgia Pediátrica e Transplante Hepático do Instituto da Criança e do Adolescente do Hospital das Clínicas da FMUSP (ICr-HC-FMUSP). Chefe do Laboratório de Cirurgia Pediátrica – LIM 30 do HC-FMUSP.

Vanessa Camargo Trida

Especialista em Nutrição Clínica pelo Centro Universitário São Camilo. Nutricionista do Instituto da Criança e do Adolescente do Hospital das Clínicas da FMUSP (ICr-HC-FMUSP). Membro da Comissão de Fiscalização de Restaurantes do Complexo HC-FMUSP.

Vanessa da Cunha Oliveira

Nutricionista pelo Centro Universitário São Camilo. Supervisora na Administração do Serviço de Onco-Hematologia do Instituto da Criança e do Adolescente do Hospital das Clínicas da FMUSP (ICr-HC-FMUSP). MBA em Administração Hospitalar e Sistemas de Saúde pela Fundação Getulio Vargas. Especialista em Gestão da Qualidade em Saúde pelo Hospital Israelita Albert Einstein. Especialista em Nutrição Clínica em Pediatria pelo ICr-HC-FMUSP.

Viviane Maria de Carvalho Matos

Nutricionista pela Universidade Federal de Alagoas (UFAL). Especialista em Nutrição em Pediatria pela Universidade Estadual de Campinas (Unicamp), Gastroenterologia Pediátrica pela Universidade Federal de São Paulo (Unifesp) e Neonatologia pelo Hospital das Clínicas da Faculdade de Medicina da Universidade de São Paulo (HC-FMUSP).

SUMÁRIO

Sobre os autores e os colaboradores v

Apresentação xxiii

Prefácio xxv

Parte 1
AVALIAÇÃO NUTRICIONAL

1. Triagem nutricional e avaliação antropométrica 2
Rafaela Rodrigues Vieira, Patrícia Zamberlan, Adriana Servilha Gandolfo

2. Avaliação dietética 24
Rafaela Rodrigues Vieira, Patrícia Zamberlan, Adriana Servilha Gandolfo

3. Avaliação clínica 35
Rafaela Rodrigues Vieira, Adriana Servilha Gandolfo

4. Avaliação bioquímica 42
Rafaela Rodrigues Vieira, Adriana Servilha Gandolfo

5. Cálculo das necessidades nutricionais 55
Rafaela Rodrigues Vieira, Patrícia Zamberlan, Adriana Servilha Gandolfo

Parte 2
DIETAS HOSPITALARES

6. Dietas hospitalares, fórmulas infantis e dietas enterais 62
   Adriana Hidelfonso Zampolo, Patrícia Zamberlan

Parte 3
CARDIOPATIAS

7. Cardiopatias congênitas e adquiridas 76
   Ana Flávia Soares, Rafaela Rodrigues Vieira, Patrícia Zamberlan, Jaqueline Wagenführ, Adriana Servilha Gandolfo, Letícia Gomes de Oliveira, Ary Lopes Cardoso

8. Quilotórax 87
   Patrícia Zamberlan, Priscila Aparecida da Silva, Rayane Ferreira

Parte 4
CIRURGIA PEDIÁTRICA

9. Abreviação de jejum pré-procedimento cirúrgico 92
   Adriana Servilha Gandolfo, Maria Aparecida Carlos Bonfim, Alberto Carame Helito, Manoel Carlos Prieto Velhote, Priscilla Ferreira Neto Cardoso

10. Cirurgia bariátrica 97
    Adriana Servilha Gandolfo, Maria Aparecida Carlos Bonfim, Larissa Baldini Farjalla Mattar, Manoel Carlos Prieto Velhote, Ruth Rocha Franco

11. Malformações de parede e trato digestório 107
    Mário Cícero Falcão, Patrícia Zamberlan, Vanessa Camargo Trida

12. Insuficiência intestinal 119
    Fábio de Barros, Maria Aparecida Carlos Bonfim, Patrícia Zamberlan

13. Transplante hepático 123

Adriana Servilha Gandolfo, Ananda Castro Vieira Passos, Artur Figueiredo Delgado, Karina Lucio de Medeiros Bastos, Maria Aparecida Carlos Bonfim, Patrícia Zamberlan, Uenis Tannuri

Parte 5
ENDOCRINOLOGIA

14. Hipoglicemia 132

Adriana Pasmanik Eisencraft, Adriana Servilha Gandolfo, Rosana Tumas

15. Diabetes mellitus 136

Adriana Servilha Gandolfo, Larissa Baldini Farjalla Mattar

Parte 6
GASTROENTEROLOGIA

16. Alergia às proteínas do leite de vaca 148

Glauce Hiromi Yonamine, Ana Paula Beltran Moschione Castro

17. Doença celíaca 155

Glauce Hiromi Yonamine, Ricardo Katsuya Toma

18. Doença inflamatória intestinal 160

Beatriz Polisel Mazzoni, Mariana Deboni

19. Intolerância alimentar 169

Glauce Hiromi Yonamine

20. Refluxo gastroesofágico 174

Viviane Maria de Carvalho Matos, Nathália Gimenes Escudeiro, Beatriz Polisel Mazzoni, Maria Tereza Galvão Guiotti

21. Diarreia 181

Beatriz Polisel Mazzoni, Adriana Servilha Gandolfo, Rosana Tumas

22. Constipação intestinal 189

Nathália Gimenes Escudeiro, Viviane Maria de Carvalho Matos,
Beatriz Polisel Mazzoni, Maria Tereza Galvão Guiotti, Nicolly Cristina
Queiroz Valim Augusto

Parte 7

NEFROLOGIA

23. Doença renal crônica 200

Carla Aline Fernandes Satiro, Andreia Watanabe

Parte 8

NEUROLOGIA

24. Epilepsia fármaco-resistente 212

Cristina Yuri Takakura, Letícia Pereira de Brito Sampaio, Beni Morgenstern

Parte 9

ERROS INATOS DO METABOLISMO

25. Erros inatos do metabolismo 222

Camila Pugliese, Patrícia Zamberlan, Renata Hyppólito Barnabe

Parte 10

NUTROLOGIA

26. Anemias na infância 250

Beatriz Polisel Mazzoni, Jorge David Aivazoglou Carneiro

27. Disfagia 262

Michelle Miranda Pereira, Adriana Servilha Gandolfo

28. Dislipidemia 267

Rosana Tumas, Adriana Servilha Gandolfo,
Larissa Baldini Farjalla Mattar

29. Subnutrição 279

Patrícia Zamberlan, Sônia Tucunduva Philippi, Rubens Feferbaum

30. Obesidade 289

Adriana Servilha Gandolfo, Larissa Baldini Farjalla Mattar,
Rosana Tumas

Parte 11
ONCO-HEMATOLOGIA

31. Transplante de células-tronco hematopoiéticas. 300

Karina Helena Canton Viani, Giuliana Bouchabki Miguel,
Juliana Folloni Fernandes

32. Oncologia pediátrica 307

Giuliana Bouchabki Miguel, Bianca Stachissini Manzoli,
Marina Neto Rafael, Karina Helena Canton Viani, Juliana Silveira Barreto,
Vanessa da Cunha Oliveira

Parte 12
PNEUMOLOGIA

33. Fibrose cística. 316

Lenycia de Cassya Lopes Neri

Parte 13
TERAPIA NUTRICIONAL

34. Terapia nutricional 324

Patrícia Zamberlan, Adriana Servilha Gandolfo, Mário Cícero Falcão,
Débora Pereira dos Santos Pinelli, Artur Figueiredo Delgado

xxii Nutrição clínica pediátrica em algoritmos

Parte 14
CUIDADOS PALIATIVOS

35. Cuidados paliativos................................... 344

Andréa Gislene do Nascimento, Patrícia Zamberlan, Sílvia Maria de Macedo Barbosa, Ary Lopes Cardoso

Índice remissivo 349

APRESENTAÇÃO

A história deste livro tem início com um simples suco de laranja e a fiel crença em seu poder de elevar a glicemia (o que se há de reconhecer que é cientificamente comprovado!). Em um hospital, os episódios de hipoglicemia entre os pacientes são muito comuns. Mas por que cargas d'água, em um local em que há disponíveis soros com as mais variadas concentrações de glicose, o tal suco é sempre solicitado para essa função?

Na nossa instituição, desde sempre (não sabemos por que e quando começou), o alimento em questão é utilizado para corrigir a hipoglicemia, condição frequente, por exemplo, nas crianças em tratamento de epilepsia refratária a fármacos, em uso de dieta cetogênica, que é composta predominantemente de gorduras. Até aí nada demais...

No entanto, um problema começou quando, por vezes, o tal suco de laranja era solicitado em horários inviáveis para o serviço de nutrição, às 3 horas da manhã, por exemplo, o que gerava desgastes entre as equipes de trabalho (médica, de enfermagem, nutrição) e a iminente necessidade de uniformizar a condução dessa situação clínica em particular. Pensamos, então, em um algoritmo, com base na experiência prévia com essa ferramenta quando trabalhamos na elaboração do manual de terapia nutricional do Hospital das Clínicas de São Paulo. Na época, o objetivo foi uniformizar as condutas relacionadas à terapia nutricional em um complexo hospitalar que tem como missão a assistência, o ensino e a pesquisa, e que atende inúmeras especialidades médicas, entre elas cardiologia, oncologia, pediatria, psiquiatria e ortopedia.

Utilizados inicialmente nas áreas de matemática e de ciências da computação, os algoritmos podem ser entendidos como uma sequência de raciocínios, instruções ou operações para alcançar um objetivo, sendo necessário que os passos sejam finitos e operados sistematicamente. Eles se justificam no resultado que almejam alcançar, e, sendo assim, devem ter uma finalidade específica. Além disso, uma sequência de instruções simples pode se tornar mais complexa conforme a necessidade de considerar outras situações, e dessa forma o algoritmo vai crescendo e também ficando mais complexo para englobar todos os cenários possíveis.

No contexto hospitalar, os algoritmos podem direcionar, de maneira clara, visual, padronizada e baseada em evidências científicas, o manejo de várias situações clínicas, sendo útil para a grande maioria dos pacientes. Na nutrição, a ideia é orientar a condução da alimentação ou da terapia nutricional nas mais diversas condições de doença, o que permite uma melhor avaliação do paciente, bem como uma utilização mais racional dos recursos disponíveis.

Retornando à nossa problemática, o primeiro algoritmo rascunhado foi o da condução passo a passo da dieta cetogênica, contemplando, obviamente, como agir diante das intercorrências clínicas. Com o algoritmo em prática, deparamo-nos com o fato de que a hipoglicemia não ocorria somente nas crianças em uso de dieta cetogênica (risos), e frequentemente o famoso suco de laranja voltava a ser lembrado nas madrugadas. A solução foi, então, elaborar um algoritmo para o manejo global da hipoglicemia, e a partir desse momento começamos a criar algoritmos para tudo, como uma brincadeira de crianças, que são o motivo de anos de estudos e dedicação profissional de todos os renomados colaboradores que aceitaram o desafio e gentilmente cederam seus conhecimentos a esta obra.

Reconhecemos que foi um trabalho árduo, mas de muito aprendizado. Com anos de experiência, a elaboração desses fluxogramas nos parecia fácil a princípio, porém muitos de nós "quebramos a cabeça" para expor nossa *expertise* na forma de figuras, setas e gráficos.

O resultado da compilação de todo esse trabalho compartilhamos com muito entusiasmo agora com você: um livro composto de 35 capítulos e 45 algoritmos que percorrem todas as especialidades pediátricas, com ênfase no manejo nutricional. Esperamos que ele possa contribuir na prática diária com todos aqueles que atendem crianças e adolescentes nas mais variadas situações clínicas e de doença, assim como essa experiência com a utilização dos algoritmos vem nos auxiliando a melhorar a qualidade da assistência aos pacientes, e do ensino aos residentes, estagiários e profissionais de saúde.

Boa leitura a todos! E pensar que tudo começou com um suco de laranja...

Adriana Servilha Gandolfo
Ana Paula Alves Reis
Patrícia Zamberlan
Rubens Feferbaum

PREFÁCIO

Gostaria inicialmente de contextualizar a instituição de origem dos autores do livro *Nutrição clínica pediátrica em algoritmos*. Pertencem ao Instituto da Criança e do Adolescente (ICr), que reúne as especialidades pediátricas do Hospital das Clínicas da Faculdade de Medicina da Universidade de São Paulo (HCFMUSP), atendidas ambulatorialmente ou em regime de internação. Centro de referência nacional na saúde da criança e do adolescente, é reconhecido pelo Ministério da Saúde pela qualidade de seu atendimento, pela capacitação de sua equipe multiprofissional e pela incorporação dos mais modernos recursos de tratamento.

A utilização de tecnologia de ponta por parte de profissionais qualificados possibilita a realização de procedimentos diagnósticos e terapêuticos de alta complexidade, conferindo às Dras. Adriana Servilha Gandolfo, Ana Paula Alves Reis e Patrícia Zamberlan e ao Dr. Rubens Feferbaum credenciais, habilidades e saberes para a proposição e a organização deste livro.

Esse encontro intergeracional e multidisciplinar, do mais alto nível da ciência da Nutrição, do Prof. Feferbaum, eminente pediatra e nutrólogo, com as referências máximas da área de nutrição pediátrica – Dra. Gandolfo, Dra. Alves Reis e Dra. Zamberlan – conferiu ao título e ao conteúdo do livro credibilidade e um desafio: a organização do tema nutrição em clínica pediátrica em algoritmos. O objetivo foi descrever como conduzir a alimentação de crianças e adolescentes em várias situações clínicas por intermédio de algoritmos: rotinas, protocolos ou comandos realizados de maneira sistemática, com padronização e introdução dos algoritmos nas diferentes áreas de atuação. Daí os autores pensarem em algoritmos, porque de maneira clara dão um direcionamento na condução de várias situações práticas.

No caso do livro, a ideia é orientar de forma didática um "passo a passo" baseado em evidências científicas para manejar a alimentação/terapia nutricional de crianças e adolescentes em várias situações clínicas, sem "achismos" ou embasamento em experiências pessoais. Com esta uniformização de condutas e procedimentos, fica mais fácil e seguro avaliar a evolução do paciente e reconduzir quando necessário, além de otimizar a utilização dos recursos disponíveis.

Os autores, percebendo os algoritmos em tantas áreas do conhecimento como a genômica, a matemática e a comunicação, trouxeram à luz das suas práticas clínicas a contemporaneidade do tema, aliada ao conhecimento de cada um, e tornaram esta obra indissociável da excelência do acadêmico, da pesquisa e da prática clínica. A reunião em 14 partes, com 35 capítulos, conta com a participação de diversos autores, que contribuem com sua *expertise* para a inovação e a criação de diferentes algoritmos.

A escolha de temas atuais e emergentes, como transplante de células-tronco hematopoiéticas, cuidados paliativos na criança e no adolescente, avaliação nutricional, dietas hospitalares, gastroenterologia, nutrologia, cirurgia pediátrica e terapia nutricional, entre outros, confere à obra atualidade, aliando a prática clínica do centro de referência ICr aos conhecimentos acadêmicos por intermédio de algoritmos e irradiando, assim, ciência do mais alto nível.

Nesse cenário de tanto conhecimento, recebi o convite para escrever o prefácio, o que me encheu de orgulho e satisfação por ver (mesmo virtualmente!) o brilho dos olhos dos autores com a publicação deste livro. É um privilégio ter a condição de recomendar não só a leitura, mas também a adoção dos algoritmos apresentados.

Parabéns à comunidade científica por receber esta obra e parabéns aos autores pela produção científica. Que venham novos algoritmos!

Profa. Dra. Sônia Tucunduva Philippi
Professora Associada da Faculdade de Saúde Pública da USP

Parte 1
AVALIAÇÃO NUTRICIONAL

1

TRIAGEM NUTRICIONAL E AVALIAÇÃO ANTROPOMÉTRICA

Rafaela Rodrigues Vieira
Patrícia Zamberlan
Adriana Servilha Gandolfo

Introdução

O primeiro passo na avaliação nutricional de um paciente hospitalizado é a triagem, que permite avaliar o risco nutricional, ou seja, o risco de subnutrir durante a internação. Ela deve ser aplicada nas primeiras horas de internação, a fim de identificar precocemente os indivíduos em risco e de implementar a terapia nutricional (TN) mais adequada.

Triagem nutricional

Na pediatria existem algumas ferramentas de triagem nutricional que podem ser utilizadas: *Screening Tool Risk on Nutritional status and Growth* (*Strong Kids*), Sermet-Gaudelus, *Pediatric Yorkhill Malnutrition Score (PYMS), Subjective Global Nutritional Assessment for children (SGNA), Screening Tool for the Assessment of Malnutrition in Paediatrics (STAMP)*. Atualmente, a Sociedade Brasileira de Pediatria (SBP) recomenda o uso da ferramenta *Strong Kids* (Quadro 1), que tem tradução e adaptação para o Brasil, rápida aplicação e fácil compreensão, com resultados compatíveis com dados objetivos. A ferramenta pode ser utilizada em crianças e adolescentes de 1 mês a 18 anos e considera informações sobre o estado nutricional atual e o prévio, bem como o impacto da doença e/ou da condição clínica na nutrição do paciente.

Quadro 1 Triagem de risco nutricional *Strong Kids*

Preencher na admissão e uma vez por semana (crianças de 1 mês a 18 anos de idade). Quando a resposta for Sim, pontue.

Avaliação clínica subjetiva – o paciente apresenta estado nutricional prejudicado de acordo com a avaliação clínica subjetiva (massa muscular e/ou gordura subcutânea reduzidas e/ou face encovada)? **Sim (1 ponto) Não (0 pontos)**

Doença de alto risco – existe alguma doença de base que pode causar desnutrição, ou cirurgia de grande porte prevista? **Sim (2 pontos) Não (0 pontos)**
- Anorexia nervosa; queimaduras; displasia broncopulmonar (idade máxima de 2 anos); doença celíaca; fibrose cística; dismaturidade/prematuridade (usar idade corrigida até o sexto mês); doença cardíaca crônica; doença infecciosa (Aids); doença inflamatória intestinal; câncer; doença hepática crônica; doença renal crônica; pancreatite; síndrome do intestino curto; doença muscular; doença metabólica; trauma; deficiência/retardo mental; cirurgia de grande porte prevista; não especificada (classificada por um médico)

Ingestão alimentar e perdas – apresenta alguns dos itens abaixo? **Sim (1 ponto) Não (0 pontos)**
- Diarreia (> 5 vezes por dia) e/ou vômito (> 3 vezes por dia) excessivos nos últimos dias?
- Diminuição da ingestão alimentar durante os últimos dias antes da internação (não incluindo jejum para procedimento ou cirurgia eletivos)?
- Recomendação de intervenção nutricional preexistente?
- Incapacidade de ingestão alimentar adequada por causa de dor?

Perda de peso ou pouco ganho de peso – houve perda de peso ou nenhum ganho de peso (em crianças < 1 ano) durante as últimas semanas / os últimos meses? **Sim (1 ponto) Não (0 pontos)**

Pontuação – Risco – Intervenção e acompanhamento

4-5 pontos – Alto risco: consulte um médico e um nutricionista para fazer um diagnóstico completo, orientação nutricional individual e acompanhamento. Comece prescrevendo pequenas porções de alimento até o diagnóstico definitivo.

1-3 pontos – Médio risco: consulte um médico para um diagnóstico completo, considere uma intervenção nutricional com um nutricionista. Verifique o peso duas vezes por semana e avalie o risco nutricional após uma semana.

0 ponto – Baixo risco: não é necessária intervenção nutricional. Verifique o peso regularmente e avalie o risco nutricional toda semana (ou de acordo com o protocolo do hospital).

Fonte: Hust et al., 2010.

Para recém-nascidos (RN) (0-28 dias de vida), existe a ferramenta *Neonatal Nutrition Screening Tool (NNST)*, que foi elaborada considerando condições do nascimento (idade gestacional – IG – e peso ao nascer), doenças congênitas e/ou malformações, além do estabelecimento de TN (Quadro 2).

4 Nutrição clínica pediátrica em algoritmos

Quadro 2 *Neonatal Nutrition Screening Tool (NNST)*

Avaliação do nutricionista
Alto risco nutricional: Se uma das condições abaixo: ▪ RNPT < 28 semanas. ▪ MMBP (< 1.000 g). ▪ RN estabilizando alimentação após episódios de ECN ou perfuração gastrointestinal. ▪ RN com malformações severas do trato gastrointestinal (p. ex., gastrosquise, síndrome de Berdon).
Médio risco nutricional: Se uma das condições abaixo: ▪ RNPT 28-31 semanas. ▪ RNT ≥ 37 semanas com menos de 2.500 g. ▪ MBP (1.000-1.500 g). ▪ Doença, anomalia congênita ou condição clínica (dificuldade de progressão da dieta por instabilidade clínica, distensão abdominal, resíduos gástricos, vômitos) que possam comprometer a alimentação e o estado nutricional.
Baixo risco nutricional: Se uma das condições abaixo: ▪ RNPT 32-36 semanas. ▪ RNT ≥ 37 semanas com mais de 2.500 g.
Alto risco: acompanhamento diário da aceitação oral, tolerância à dieta enteral, evolução do peso, padrão evacuatório e intercorrências e avaliação nutricional conforme o nível de assistência.
Médio risco: acompanhamento diário da aceitação oral, tolerância à dieta enteral, evolução do peso, padrão evacuatório e intercorrências e avaliação nutricional conforme o nível de assistência. Reavaliar o risco nutricional em 7 dias para RN com mais de 31 semanas de idade gestacional.
Baixo risco: manter alimentação habitual e reavaliar o risco nutricional em 7 dias.
ECN: enterocolite necrosante; MBP: muito baixo peso; MMBP: muito muito baixo peso; RN: recém-nascido; RNPT: recém-nascido pré-termo; RNT: recém-nascido a termo.

Fonte: Adaptado de Johnson et al., 2015.

Avaliação antropométrica

A European Society of Parenteral and Enteral Nutrition (ESPEN) recomenda que todos os pacientes admitidos na internação sejam triados e, caso haja risco nutricional, que seja feita uma avaliação objetiva completa, para direcionar o planejamento dietético. Sendo assim, o passo seguinte é a avaliação antropométrica. As medidas comumente utilizadas em pediatria são perímetro cefálico (PC) até os 2 anos de idade, peso (P), estatura (E) ou comprimento, índice de massa corporal (IMC), circunferência do braço (CB) e dobra cutânea tricipital (DCT).

Combinando as medidas de peso, estatura e IMC com a idade, obtêm-se os índices antropométricos (Quadro 3) preconizados pela Organização Mundial da Saúde (OMS) para a classificação do estado nutricional de crianças: peso para a idade (P/I), estatura para a idade (E/I), peso para a estatura (P/E) e IMC para a idade (IMC/I).

Quadro 3 Classificação do estado nutricional

Perímetro cefálico (0-2 anos)		
Valores – percentis	Valores – escore-z	Classificação
< Percentil 15	< Escore-z –2	Abaixo do esperado
Percentil 15-85	Escore-z –2 a +2	Normalidade
≥ Percentil 85	≥ Escore-z +2	Acima do esperado
Peso para a idade (0-10 anos)		
Valores – percentis	Valores – escore-z	Classificação
< Percentil 0,1	< Escore-z –3	Muito baixo peso para a idade
Percentil 0,1-3	Escore-z –3 a –2	Baixo peso para a idade
Percentil 3-97	Escore-z –2 a +2	Peso adequado para a idade
≥ Percentil 97	≥ Escore-z +2	Peso elevado para a idade
Estatura para a idade (0-19 anos)		
Valores – percentis	Valores – escore-z	Classificação
< Percentil 0,1	< Escore-z –3	Muito baixa estatura para a idade
Percentil 0,1-3	Escore-z –3 a –2	Baixa estatura para a idade
≥ Percentil 3	≥ Escore-z –2	Estatura adequada para a idade
Peso para a estatura (0-5 anos)		
Valores – percentis	Valores – escore-z	Classificação
< Percentil 0,1	< Escore-z –3	Magreza acentuada
Percentil 0,1-3	Escore-z –3 a –2	Magreza
Percentil 3-85	Escore-z –2 a +1	Eutrofia
Percentil 85-97	Escore-z +1 a +2	Risco de sobrepeso
Percentil 97-99,9	Escore-z +2 a +3	Sobrepeso
≥ Percentil 99,9	≥ Escore-z +3	Obesidade

(continua)

6 Nutrição clínica pediátrica em algoritmos

Quadro 3 Classificação do estado nutricional *(continuação)*

IMC para a idade (0-5 anos)		
Valores – percentis	Valores – escore-z	Classificação
< Percentil 0,1	< Escore-z –3	Magreza acentuada
Percentil 0,1-3	Escore-z –3 a –2	Magreza
Percentil 3-85	Escore-z –2 a +1	Eutrofia
Percentil 85-97	Escore-z +1 a +2	Risco de sobrepeso
Percentil 97-99,9	Escore-z +2 a +3	Sobrepeso
≥ Percentil 99,9	≥ Escore-z +3	Obesidade
IMC para a idade (5-19 anos)		
Valores – percentis	Valores – escore-z	Classificação
< Percentil 0,1	< Escore-z –3	Magreza acentuada
Percentil 0,1-3	Escore-z –3 a –2	Magreza
Percentil 3-85	Escore-z –2 a +1	Eutrofia
Percentil 85-97	Escore-z +1 a +2	Sobrepeso
Percentil 97-99,9	Escore-z +2 a +3	Obesidade
≥ Percentil 99,9	≥ Escore-z +3	Obesidade grave
IMC: índice de massa corporal; OMS: Organização Mundial da Saúde.		

Fonte: OMS, 2006/2007.

Com base nas medidas de CB e DCT, que isoladamente podem ser classificadas em percentis a partir do referencial de Frisancho, é possível obter os valores de circunferência muscular do braço (CMB) e de área muscular do braço (AMB), fornecendo uma informação mais completa sobre a composição corporal (Tabela 1 e Quadro 4). É importante ressaltar que todas as medidas devem ser classificadas de acordo com o sexo e a idade da criança.

Quando disponível no serviço, a bioimpedância elétrica (BIA) pode ser utilizada para análise da composição corporal. O método baseia-se na passagem de uma corrente elétrica, mensurando os componentes primários (resistência, reactância, impedância e ângulo de fase) e estimando por equações matemáticas a massa livre de gordura (MLG) e a massa gorda (MG). O ângulo de fase parece um bom indicador de prognóstico clínico, podendo ser utilizado especialmente na avaliação de crianças gravemente doentes e/ou edemaciadas, uma vez que não sofre influência da hidratação.

A primeira avaliação nutricional de RN deve ser realizada com os dados de P, comprimento e PC de nascimento. Inicialmente, classifica-se o RN de acordo com a idade gestacional de nascimento (IGN) – RN pré-termo (RNPT): IGN < 37 semanas completas e RN a termo (RNT): IGN > 37 semanas completas

1 ▪ Triagem nutricional e avaliação antropométrica 7

(Quadro 5); com o peso de nascimento (PN) (Quadro 6) e com a combinação IGN e PN (Quadro 7). As classificações (Quadro 8) devem seguir os referenciais de Fenton e Kim (2013) e OMS/2006-2007 para RNPT e RNT, respectivamente.

Tabela 1 Percentis de circunferência do braço, dobra cutânea tricipital, circunferência muscular do braço e área muscular do braço para sexo e idade

Circunferência do braço (cm)									
Percentil MASCULINO									
Idade (anos)	5	10	15	25	50	75	85	90	95
0-0,4	11,3	–	12	–	13,4	–	14,7	1	15,3
0,5-0,9	12,8	–	13,7	–	15,2	–	16,8	–	17,5
1-1,9	14,2	14,7	14,9	15,2	16	16,9	17,14	17,7	18,2
2-2,9	14,3	14,8	15,1	15,5	16,3	17,1	17,6	17,9	18,6
3-3,9	15	15,3	15,5	16	16,8	17,6	18,1	18,4	19
4-4,9	15,1	15,5	15,8	16,2	17,1	18	18,5	18,7	19,3
5-5,9	15,5	16	16,1	16,6	17,5	18,5	19,1	19,5	20,6
6-6,9	15,8	16,1	16,5	17	17	19,1	19,8	20,7	22,8
7-7,9	16,1	16,8	17	17,6	18,7	20	21	21,8	22,9
8-8,9	16,5	17,2	17,5	18,1	19,2	20,5	21,6	22,6	24
9-9,9	17,5	18	18,4	19	20,1	21,8	23,2	24,5	26
10-10,9	18,1	18,6	19,1	19,7	21,1	23,1	24,8	26	27,9
11-11,9	18,5	19,9	19,8	20,6	22,1	24,5	26,1	27,6	29,4
12-12,9	19,3	20,1	20,7	21,5	23,1	25,4	27,1	28,5	30,36
13-13,9	20	20,8	21,6	22,5	24,5	26,6	28,2	29	30,8
14-14,9	21,6	22,5	23,2	23,8	25,7	28,1	29,1	30	32,3
15-15,9	22,5	23,4	24	25,1	27,2	29	30,3	31,2	32,7
16-16,9	24,1	25	25,7	26,7	28,3	30,6	32,1	32,7	34,7
17-17,9	24,3	25,1	25,9	26,8	28,6	30,8	32,2	33,3	34,7
18-24,9	26	27,1	27,7	28,7	30,7	33	34,4	35,4	37,2

(continua)

8 Nutrição clínica pediátrica em algoritmos

Tabela 1 Percentis de circunferência do braço, dobra cutânea tricipital, circunferência muscular do braço e área muscular do braço para sexo e idade *(continuação)*

Idade (anos)	Percentil FEMININO								
	5	10	15	25	50	75	85	90	95
0-0,4	10,7	–	11,8	–	12,7	–	14,5	–	15
0,5-0,9	12,5	–	13,4	–	14,6	–	16,2	–	17
1-1,9	13,6	14,1	14,4	14,8	15,7	16,4	17	17,2	17,8
2-2,9	14,2	14,6	15	15,4	16,1	17	17,4	18	18,2
3-3,9	14,4	15	15,2	15,7	16,6	17,4	18	18,4	19
4-4,9	14,8	15,3	15,7	16,1	17	18	18,2	19	19,5
5-5,9	15,2	15,7	16,1	16,5	17,5	18,5	19,4	20	21
6-6,9	15,7	16,2	16,5	17	17,8	19	19,9	20,5	22
7-7,9	16,4	16,7	17	17,5	18,6	20,1	20,9	21,6	23,3
8-8,9	16,7	17,2	17,6	18,2	19,2	21,2	22,2	23,2	25,1
9-9,9	17,6	18,1	18,6	19,1	20,6	22,2	23,8	25	26,7
10-10,9	17,8	18,4	18,9	19,5	21,2	23,4	25	26,1	27,3
11-11,9	18,8	19,6	20	20,6	22,2	25,1	26,5	27,9	30
12-12,9	19,2	20	20,5	21,5	23,7	25,8	27,6	28,3	30,2
13-13,9	20,1	21	21,5	22,5	24,3	26,7	28,3	30,1	32,7
14-14,9	21,2	21,8	22,5	23,5	25,1	27,4	29,5	30,9	32,9
15-15,9	21,6	22,2	22,9	23,5	25,2	27,7	28,8	30	32,2
16-16,9	22,3	23,2	23,5	24,4	26,1	28,5	29,9	31,6	33,5
17-17,9	22	23,1	23,6	24,5	26,6	29	30,7	32,8	35,4
18-24,9	22,4	23,3	24	24,8	26,8	29,2	31,2	32,4	35,2

(continua)

Tabela 1 Percentis de circunferência do braço, dobra cutânea tricipital, circunferência muscular do braço e área muscular do braço para sexo e idade (continuação)

Dobra cutânea tricipital (mm)

Percentil MASCULINO

Idade (anos)	5	10	15	25	50	75	85	90	95
0-0,4	4	–	5	–	8	–	12	–	15
0,5-0,9	5	–	7	–	9	–	13	–	15
1-1,9	6,5	7	7,5	8	10	12	13	14	15,5
2-2,9	6	6,5	7	8	10	12	13	14	15
3-3,9	6	7	7	8	9,5	11,5	12,5	13,5	15
4-4,9	5,5	6,5	7	7,5	9	11	12	15,5	14
5-5,9	5	6	6	7	8	10	11,5	13	14,5
6-6,9	5	5,5	6	6,5	8	10	12	13	16
7-7,9	4,5	5	6	6	8	10,5	12,5	14	16
8-8,9	5	5,5	6	7	8,5	11	13	16	19
9-9,9	5	5,5	6	6,5	9	12,5	15,5	17	20
10-10,9	5	6	6	7,5	10	14	17	20	24
11-11,9	5	6	6,5	7,5	10	16	19,5	23	27
12-12,9	4,5	6	6	7,5	10	16	19,5	23	27
13-13,9	4,5	5	5,5	7	9	13	17	20,5	25
14-14,9	4	5	5	6	8,5	12,5	15	18	23,5
15-15,9	5	5	5	6	7,5	11	15	18	23,5
16-16,9	4	5	5,1	6	8	12	14	17	23
17-17,9	4	5	5	6	7	11	13,5	16	19,5
18-24,9	4	5	5,5	6,5	10	14,5	17,5	20	23,5

(continua)

10 Nutrição clínica pediátrica em algoritmos

Tabela 1 Percentis de circunferência do braço, dobra cutânea tricipital, circunferência muscular do braço e área muscular do braço para sexo e idade *(continuação)*

Idade (anos)	Percentil FEMININO								
	5	10	15	25	50	75	85	90	95
0-0,4	4	–	5	–	8	–	12	–	13
0,5-0,9	6	–	7	–	9	–	12	–	13
1-1,9	6	7	7	8	10	12	13	14	16
2-2,9	6	7	7,5	8,5	10	12	13,5	14,5	16
3-3,9	6	7	7,5	8,5	10	12	13	14	16
4-4,9	6	7	7,5	8	10	12	13	14	15,5
5-5,9	5,5	7	7	8	10	12	13,5	15	17
6-6,9	6	6,5	7	8	10	12	13	15	17
7-7,9	6	7	7	8	10,5	12,5	15	16	19
8-8,9	6	7	7,5	8,5	11	14,5	17	18	22,5
9-9,9	6,5	7	8	9	12	16	19	21	25
10-10,9	7	8	8	9	12,5	17,5	20	22,5	27
11-11,9	7	8	8,5	10	13	18	21,5	24	29
12-12,9	7	8	9	11	14	18,5	21,5	24	27,5
13-13,9	7	8	9	11	15	20	24	25	30
14-14,9	8	9	10	11,5	16	21	23,5	26,5	32
15-15,9	8	9,5	10,5	12	16,5	20,5	23	26	32,5
16-16,9	10,5	11,5	121	14	18	23	26	29	32,5
17-17,9	9	10	12	13	18	24	26,5	29	34,5
18-24,9	9	11	12	14	18,5	24,5	28,5	31	36

(continua)

Tabela 1 Percentis de circunferência do braço, dobra cutânea tricipital, circunferência muscular do braço e área muscular do braço para sexo e idade (continuação)

Circunferência muscular do braço (cm)

Percentil MASCULINO

Idade (anos)	5	10	25	50	75	90	95
1-1,9	11	11,3	11,9	12,7	13,5	14,4	14,7
2-2,9	11,1	11,4	12,2	13	14	14,6	15
3-3,9	11,7	12,3	13,1	13,7	14,3	14,8	15,3
4-4,9	12,3	12,6	13,3	14,1	14,8	15,6	15,9
5-5,9	12,8	13,3	14	14,7	15,4	16,2	16,9
6-6,9	13,1	13,5	14,2	15,1	16,1	17	17,7
7-7,9	13,7	13,9	15,1	16	16,8	17,7	18
8-8,9	14	14,5	15,4	16,2	17	18,2	18,7
9-9,9	15,1	15,4	16,1	17	18,3	19,6	20,2
10-10,9	15,6	16	16,6	18-	19,1	20,9	22,1
11-11,9	15,9	16,5	17,3	18,3	19,5	20,5	23
12-12,9	16,7	17,7	18,2	19,5	21	22,3	24,4
13-13,9	17,2	17,9	19,6	21,1	22,6	23,8	24,5
14-14,9	18,9	19,9	21,2	22,3	24	26	26,4
15-15,9	19,9	20,4	21,8	23,7	25,4	26,6	27,2
16-16,9	21,3	22,5	23,4	24,9	26,9	28,7	29,6
17-17,9	22,4	23,1	24,5	25,8	27,3	29,4	31,2
18-18,9	22,6	23,7	25,2	26,4	28,3	29,8	32,4
19-24,9	23,8	24,5	25,7	27,3	28,9	30,9	32,1

(continua)

Tabela 1 Percentis de circunferência do braço, dobra cutânea tricipital, circunferência muscular do braço e área muscular do braço para sexo e idade (continuação)

Idade (anos)	Percentil FEMININO						
	5	10	25	50	75	90	95
1-1,9	10,5	11,1	11,7	12,4	13,2	13,9	14,3
2-2,9	11,1	11,4	11,9	12,6	13,3	14,2	14,7
3-3,9	11,3	11,9	12,4	13,2	14	14,6	15,2
4-4,9	11,5	12,1	12,8	13,6	14,4	15,2	15,7
5-5,9	12,5	12,8	13,4	14,2	15,1	15,9	16,5
6-6,9	13	13,3	13,8	14,5	15,4	16,6	17,1
7-7,9	12,9	13,5	14,2	15,1	16	17,1	17,6
8-8,9	13,8	14	15,1	16	17,1	18,3	19,4
9-9,9	14,7	15	15,8	16,7	18	19,4	19,8
10-10,9	14,8	15	15,9	17	18	19	19,7
11-11,9	15	15,8	17,1	18,1	19,6	21,7	22,3
12-12,9	16,2	16,6	18	19,1	20,1	21,4	22
13-13,9	16,9	17,5	18,3	19,8	21,1	22,6	24
14-14,9	17,4	17,9	19	20,1	21,6	23,8	24,7
15-15,9	17,5	17,8	18,9	20,2	21,5	22,8	24,4
16-16,9	17	18	19	20,2	21,6	23,4	24,9
17-17,9	17,5	18,3	19,4	20,5	22,1	23,9	25,7
18-18,9	17,4	17,9	19,5	20,2	21,5	23,7	24,5
19-24,9	17,9	18,5	19,5	20,7	22,1	23,6	24,9

(continua)

Tabela 1 Percentis de circunferência do braço, dobra cutânea tricipital, circunferência muscular do braço e área muscular do braço para sexo e idade (continuação)

Área muscular do braço (cm²)

Percentil MASCULINO

Idade (anos)	5	10	15	25	50	75	85	90	95
1-1,9	9,7	10,4	10,8	11,6	13	14,6	15,4	16,3	17,2
2-2,9	10,1	10,9	11,3	12,4	13,9	15,6	16,4	16,9	18,4
3-3,9	11,2	12	12,6	13,5	15	16,4	17,4	18,3	19,5
4-4,9	12	12,9	13,5	14,5	16,2	17,9	18,8	19,8	20,9
5-5,9	13,2	14,2	14,7	15,7	17,6	19,5	20,7	21,7	23,2
6-6,9	14,4	15,3	15,8	16,8	18,7	21,3	22,9	23,8	25,7
7-7,9	15,1	16,2	17	18,5	20,6	22,6	24,5	25,2	28,6
8-8,9	16,6	17,8	18,5	19,5	21,6	24	25,5	26,6	29
9-9,9	18,2	19,3	20,3	21,7	23,5	26,7	28,7	30,4	32,9
10-10,9	19,6	20,7	21,6	23	25,7	29	32,2	34	37,1
11-11,9	21	22	23	24,8	27,7	31,6	33,6	36,1	40,3
12-12,9	22,6	24,1	25,3	26,9	30,4	35,9	39,3	40,9	44,9
13-13,9	24,5	26,7	28,1	30,4	35,7	41,3	45,3	48,1	52,5
14-14,9	28,3	31,3	33,1	361	41,9	47,4	51,3	54	57,5
15-15,9	31,9	34,9	36,9	40,3	43,3	53,1	56,3	57,7	63
16-16,9	37	40,9	42,4	45,9	51,9	57,8	63,6	66,2	70,5
17-17,9	39,6	42,6	44,8	48	53,4	60,4	64,3	67,9	73,1
18-24,9	34,2	37,3	39,6	42,7	49,4	57,1	61,8	65	72

(continua)

14 Nutrição clínica pediátrica em algoritmos

Tabela 1 Percentis de circunferência do braço, dobra cutânea tricipital, circunferência muscular do braço e área muscular do braço para sexo e idade *(continuação)*

Idade (anos)	Percentil FEMININO								
	5	10	15	25	50	75	85	90	95
1-1,9	8,9	9,7	10,1	10,8	12,3	13,8	14,6	15,3	16,2
2-2,9	10,1	10,6	10,9	11,8	13,2	14,7	15,6	16,4	17,3
3-3,9	10,8	11,4	11,8	12,6	14,3	15,8	16,7	17,4	18,8
4-4,9	11,2	12,2	12,7	13,6	15,3	17	18	18,6	19,8
5-5,9	12,4	13,2	13,9	14,8	16,4	18,3	19,4	20,6	22,1
6-6,9	13,5	14,1	14,6	15,6	17,4	19,5	21	22	24,2
7-7,9	14,4	15,2	15,8	16,7	18,9	21,2	22,6	23,9	25,3
8-8,9	15,2	16	16,8	18,2	20,8	23,2	24,6	26,5	28
9-9,9	17	17,9	18,7	19,8	21,9	25,4	27,2	28,3	31,1
10-10,9	17,6	18,5	19,3	20,9	23,8	27	29,1	31	33,1
11-11,9	19,5	21	21,7	23,2	26,4	30,7	33,5	35,7	39,2
12-12,9	20,4	21,8	23,1	25,5	29	33,2	36,3	37,8	40,5
13-13,9	22,8	24,5	25,4	27,1	30,8	35,3	38,1	39,6	43,7
14-14,9	24	26,2	27,1	29	32,8	36,9	39,8	42,3	47,5
15-15,9	24,4	25,8	27,5	29,2	33	37,3	40,2	43,7	48,3
16-16,9	25,2	26,8	28,2	30	33,6	38	40,2	43,7	48,3
17-17,9	25,9	27,5	28,9	30,7	34,3	39,6	43,4	46,2	50,8
18-24,9	19,5	21,5	22,8	24,5	28,3	33,1	36,4	39	44,2

Fonte: Frisancho, 1999.

Quadro 4 Classificação da circunferência do braço, dobra cutânea tricipital, circunferência muscular do braço e área muscular do braço

Percentil	Classificação
≤ Percentil 5	Desnutrição
Percentil 5-10	Risco de desnutrição
Percentil 10-85	Eutrofia
Percentil 85-90	Sobrepeso
≥ Percentil 90	Obesidade

Fonte: Frisancho, 1999.

Quadro 5 Classificação de recém-nascidos de acordo com a idade gestacional

Idade gestacional	Classificação
< 28 semanas e 0 dia	Pré-termo extremo
28 semanas e 1 dia a 31 semanas e 6 dias	Muito prematuro
32 semanas e 0 dia a 33 semanas e 6 dias	Pré-termo moderado
34 semanas e 0 dia a 36 semanas e 6 dias	Pré-termo tardio
Entre 37 e 38 semanas	Termo precoce
> 42 semanas	Pós-termo

Fonte: SBP, 2017.

Quadro 6 Classificação de recém-nascidos de acordo com o peso de nascimento

Idade gestacional	Classificação
< 1.000 g	Extremo baixo peso
1.000-1.499 g	Muito baixo peso
1.500-2.499 g	Baixo peso
2.500-3.999 g	Peso adequado
≥ 4.000 g	Macrossomia

Fonte: Adaptado de SBP, 2009.

Quadro 7 Classificação de recém-nascidos de acordo com peso de nascimento x idade gestacional

- Pequeno para a idade gestacional (PIG): PN < p10.
- Adequado para a idade gestacional (AIG): PN entre p10 e p90.
- Grande para a idade gestacional (GIG): PN > p90.

Fonte: SBP, 2009.

16 Nutrição clínica pediátrica em algoritmos

Quadro 8 Classificação do estado nutricional de recém-nascidos pré-termo

Perímetro cefálico	
Valores – percentis	Classificação
< Percentil 10	Abaixo do esperado
Percentil 10-90	Normalidade
≥ Percentil 90	Acima do esperado
Peso para a idade	
Valores – percentis	Classificação
< Percentil 10	Pequeno para a idade gestacional
Percentil 10-90	Adequado para a idade gestacional
≥ Percentil 90	Grande para a idade gestacional
Estatura para a idade	
Valores – percentis	Classificação
< Percentil 3	Muito baixa estatura para a idade
Percentil 3-10	Baixa estatura para a idade
≥ Percentil 10	Estatura adequada para a idade

Fonte: Fenton e Kim, 2013.

Para o seguimento do estado nutricional de RNPT, os dados de P, comprimento e PC devem ser acompanhados evolutivamente na curva de Fenton e Kim até 40-50 semanas de idade gestacional corrigida (IGC), cujo cálculo considera o ponto "zero" do referencial da OMS, a data em que o RN completa 40 semanas de lG. Os prematuros também podem ser acompanhados até 64 semanas pós-concepcionais com as curvas de crescimento pós-natal do Intergrowth (Quadro 9), para peso, comprimento e perímetro cefálico. Após esse período, devem ser utilizadas as curvas da OMS/2006-2007. A limitação da curva Intergrowth é o número pequeno de RNPT abaixo de 33 semanas incluídos no estudo, não sendo indicada para esses neonatos.

Quadro 9 Classificação do estado nutricional de recém-nascidos pré-termo (de acordo com o Projeto Intergrowth)

Perímetro cefálico		
Valores – percentis	Valores – escore-z	Classificação
< Percentil 5	< Escore-z –2	Abaixo do esperado
Percentil 5-95	Escore-z –2 a +2	Normalidade
≥ Percentil 95	≥ Escore-z +2	Acima do esperado
Peso para a idade		
Valores – percentis	Valores – escore-z	Classificação
< Percentil 5	< Escore-z –2	Pequeno para a idade gestacional
Percentil 5-95	Escore-z –2 a +2	Adequado para a idade gestacional
≥ Percentil 95	≥ Escore-z +2	Grande para a idade gestacional
Estatura para a idade		
Valores – percentis	Valores – escore-z	Classificação
< Percentil 3	< Escore-z –3	Muito baixa estatura para a idade
Percentil 3-5	Escore-z -3 a –2	Baixa estatura para a idade
≥ Percentil 5	≥ Escore-z –2	Estatura adequada para a idade

Fonte: Villar et al., 2015.

Alguns pacientes com limitações físicas não conseguem se manter eretos e/ou equilibrados para a aferição convencional de peso e estatura. Nesses casos, crianças maiores de 2 anos podem ser pesadas em camas-balança ou no colo de um adulto, descontando-se o peso aferido do adulto sozinho (técnica do desconto) (Frisancho, 1999). A E, por sua vez, pode ser aferida de forma recumbente (Gray et al., 1985) ou estimada pela medida do comprimento da tíbia (Stevenson, 1995 – ver Quadro 10) ou da altura do joelho (Chumlea et al., 1994 – ver Quadro 11).

Quadro 10 Equação para estimativa de estatura pelo comprimento da tíbia

$E = (3,26 \times CT) + 30,8$
CT: comprimento da tíbia; E: estatura.

Fonte: Stevenson, 1995.

Quadro 11 Equação para estimativa de estatura pela altura do joelho

Meninas brancas: E = 43,21 + (2,15 × AJ)
Meninas negras: E = 46,59 + (2,02 × AJ)
Meninos brancos: E = 40,54 + (2,22 × AJ)
Meninos negros: E = 39,60 + (2,18 × AJ)
AJ: altura do joelho; E: estatura.

Fonte: Chumlea et. al, 1994.

Para crianças com síndrome de Down, devem ser utilizadas curvas específicas para a classificação do estado nutricional. Atualmente existem curvas de P/I, E/I, IMC/I e PC/I, sendo indicado o referencial brasileiro de Bertapelli et al., 2017 (Quadro 12). As crianças portadoras de paralisia cerebral ou neuropatias devem ser avaliadas segundo o nível de limitação funcional, que considera a classificação do Sistema de Classificação da Função Motora Grossa (GMFCS):

- Nível I: anda sem limitações.
- Nível II: anda com limitações.
- Nível III: anda utilizando um dispositivo manual de mobilidade.
- Nível IV: automobilidade com limitações; pode utilizar mobilidade motorizada.
- Nível V: transportado em uma cadeira de rodas manual.

Quadro 12 Classificação do estado nutricional de crianças e adolescentes com síndrome de Down

Percentil	Classificação
≤ Percentil 5	Magreza acentuada
Percentil 5-10	Magreza
Percentil 10-85	Eutrofia
Percentil 85-90	Sobrepeso
≥ Percentil 90	Obesidade

Fonte: Bertapelli et al., 2017.

Para cada nível GMFCS, existem curvas para classificação nutricional que levam em conta a idade e o sexo (Quadro 13).

Quadro 13 Classificação do estado nutricional de crianças e adolescentes com paralisia cerebral (níveis GMFCS)

Percentil	Classificação
≤ Percentil 10	Magreza
Percentil 10-90	Eutrofia
≥ Percentil 90	Excesso de peso

Fonte: GMFCS – E & R, 2007.

Normalmente, em pacientes amputados, corrige-se o peso pela porcentagem de amputação, de acordo com a distribuição proposta por Osterkamp, 1995: braço todo 5%; braço 2,7%; antebraço 1,6%; mão 0,7%; perna inteira 16%; coxa 10,1%; perna 4,4% e pé 1,5%. Entretanto, esse modelo foi feito para adultos, não existindo até o momento um referencial para pediatria.

Objetivo do algoritmo: orientar a realização da triagem nutricional e da avaliação antropométrica em RN, lactentes, crianças e adolescentes hospitalizados e/ou com necessidades especiais.

Público-alvo: recém-nascidos, lactentes, crianças e adolescentes hospitalizados.

Manejo clínico

O nutricionista é o responsável por realizar a triagem nutricional e a avaliação antropométrica, bem como por realizar a prescrição dietética e acompanhar a evolução nutricional dos pacientes, providenciando junto com a equipe interdisciplinar ajustes necessários para a efetividade da terapêutica nutricional.

Algoritmo: Triagem nutricional e avaliação antropométrica

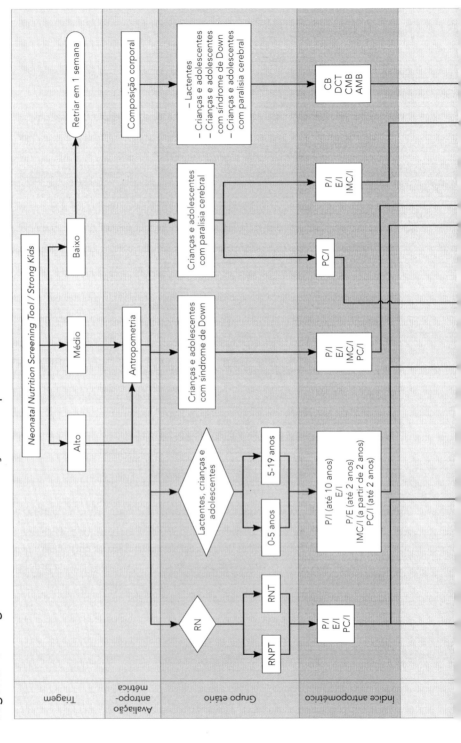

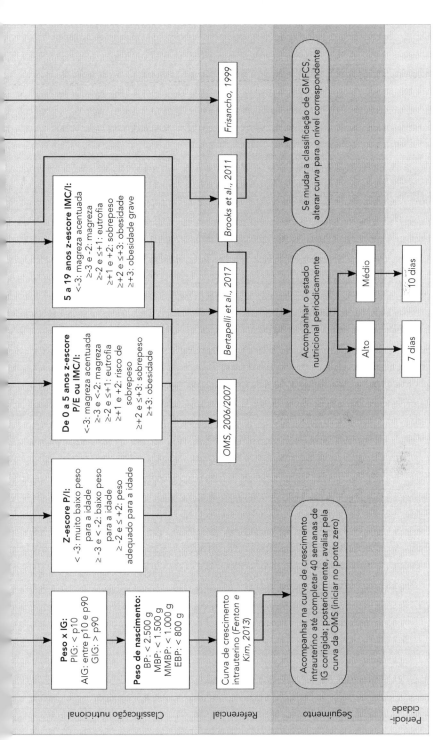

AIG: adequado para a idade gestacional; AMB: área muscular do braço; CB: circunferência do braço; CMB: circunferência muscular do braço; DCT: dobra cutânea do tríceps; E/I: estatura para a idade; GIG: grande para a idade gestacional; GMFCS: sistema de classificação da função motora grossa; I: idade; IG: idade gestacional; IMC/I: índice de massa corporal para a idade; PC: perímetro cefálico; PC/I: perímetro cefálico para a idade; P/E: peso para a estatura; P/I: peso para a idade; PIG: pequeno para a idade gestacional; RN: recém-nascido; RNPT: recém-nascido pré-termo; RNT: recém-nascido a termo.

Referências

1. Bertapelli F, Agiovlasitis S, Machado MR, do Val Roso R, Guerra-Junior G. Growth charts for Brazilian children with Down syndrome: Birth to 20 years of age. J Epidemiol. 2017;27:265-73. Curvas disponíveis em: https://www.sbp.com.br/departamentos-cientificos/endocrinologia/graficos-de-crescimento/. Acesso em: jan. 2020.
2. Brasil. Ministério da Saúde. Manual de terapia nutricional na atenção especializada hospitalar no âmbito do Sistema Único de Saúde – SUS. Secretaria de Atenção à Saúde. Brasília: Departamento de Atenção Especializada e Temática; 2016.
3. Brooks J, Day S, Shavelle R, Strauss D. Low weight, morbidity, and mortality in children with cerebral palsy: new clinical growth charts. Pediatrics. 2011;128:e299-307. Curvas de crescimento disponíveis em: http://www.lifeexpectancy.org/articles/GrowthCharts.shtml. Acesso em: jan. 2020.
4. Carvalho FC, Lopes CR, Vilela LC, Vieira MA, Rinald AEM, Crispim CA. Tradução e adaptação cultural da ferramenta Strongkids para triagem do risco de desnutrição em crianças hospitalizadas. Rev Paul de Pediatr. 2013;31:159-65.
5. Chumlea WC, Guo SS, Steinbaugh ML. Prediction of stature from knee height for black and white adults and children with application to mobility-impaired or handicapped persons. J Am Diet Assoc. 1994;94:1385-91.
6. Fenton TR, Kim JH. A systematic review and meta-analysis to revise the Fenton growth chart for preterm infants. BMC Pediatrics. 2013;13:59.
7. Frisancho AR. Anthropometric standards for the assessment of growth and nutritional status. Ann Arbor: University of Michigan Press; 1999.
8. Gerasimidis K, Macleod I, Maclean A, Buchanan E, McGrogan P, Swinbank I, et al. Performance of the novel Paediatric Yorkhill Malnutrition Score (PYMS) in hospital practice. Clin Nutr. 2011;30:430-5.
9. GMFCS – E & R © 2007 CanChild Centre for Childhood Disability Research, McMaster University.
10. GMFCS – E & R © Versão brasileira. Traduzido por Daniela Baleroni Rodrigues Silva, Luzia Iara Pfeifer e Carolina Araújo Rodrigues Funayama (Programa de Pós-Graduação em Neurociências e Ciências do Comportamento – Faculdade de Medicina de Ribeirão Preto, Universidade de São Paulo). Disponível em: https://canchild.ca/system/tenon/assets/attachments/000/000/075/original/GMFCS-ER_Translation-Portuguese2.pdf. Acesso em: dez. 2019.
11. Gray DS, Crider JB, Kelley C, Dickinson LC. Accuracy of recumbent height measurement. J Parenter Enteral Nutr. 1985;9:712-5.
12. Hulst JM, Zwart H, Hop WC, Joosten KFM. Dutch national survey to test the STRONGkids nutritional risk screening tool in hospitalized children. Clin Nutr. 2010;29:106-11.
13. Johnson MJ, Pearson F, Emm A, Moyses HE, Leaf AA. Developing a new screening tool for nutritional risk in neonatal intensive care. Acta Paediatr. 2015;104:e90-3.
14. Margotto P. Assistência ao recém-nascido de risco. 3.ed. Brasília: ESCS; 2013.
15. McCarthy H, Dixon M, Crabtree I, Eaton-Evans MJ, McNulty H. The development and evaluation of the Screening Tool for the Assessment of Malnutrition in Paediatrics (STAMP) for use by healthcare staff. J Hum Nutr Diet. 2012;25:311-8.
16. Osterkamp LK. Current perspective on assessment of human body proportions of relevance to amputees. J Am Diet Assoc. 1995;95:215-8.
17. Palisano R, Rosenbaum P, Walter S, Russell D, Wood E, Galuppi B. Development and reliability of a system to classify gross motor function in children with cerebral palsy. Dev Med Child Neurol. 1997;39:214-23.
18. Secher DJ, Jeejeebhoy KN. Subjective global nutritional assessment for children. Am J Clin Nutr. 2007;85:397-402.

19. Sermet-Gaudelus I, Poisson-Salomon AS, Colomb V, Brusset MC, Mosser F, Berrier F, et al. Simple pediatric nutritional risk score to identify children at risk of malnutrition. Am J Clin Nutr. 2000;72:64-70.
20. Sociedade Brasileira de Pediatria – SBP. Avaliação nutricional da criança e do adolescente: manual de orientação. Rio de Janeiro: Departamento Científico de Nutrologia; 2009.
21. Sociedade Brasileira de Pediatria – SBP. Manual de suporte nutricional da Sociedade Brasileira de Pediatria. Rio de Janeiro: Departamento Científico de Nutrologia; 2019.
22. Sociedade Brasileira de Pediatria – SBP. Monitoramento do crescimento de RN pré-termos. Rio de Janeiro: Departamento Científico de Neonatologia; 2017.
23. Sociedade Brasileira de Pediatria – SBP. Prevenção da prematuridade: uma intervenção da gestão e da assistência. Rio de Janeiro: Departamento de Neonatologia; 2017.
24. Stevenson RD. Use of segmental measures to estimate stature in children with cerebral palsy. Arch Pediatr Adolesc Med. 1995;149:658-62.
25. Villar J, Giuliani F, Bhutta ZA, Bertino E, Ohuma EO, Ismail LC, et al. Postnatal growth standards for preterm infants: the Preterm Postnatal Follow-up Study of the INTERGROWTH-21(st) Project. Lancet Glob Health. 2015;3(11):e681-91.
26. World Health Organization – WHO. The WHO Child Growth Standards. Disponível em: www.who.int/childgrowth/standards/en/. Acesso em: jan. 2020.
27. Zamberlan P, Feferbaum R, Filho UD, de Carvalho WB. Delgado AF. Bioelectrical impedance phase angle and morbidity and mortality in critically ill children. Nutr Clin Pract. 2019;34:163-71.

2

AVALIAÇÃO DIETÉTICA

Rafaela Rodrigues Vieira
Patrícia Zamberlan
Adriana Servilha Gandolfo

Introdução

Em complemento às avaliações antropométrica e bioquímica, a avaliação da ingestão alimentar e o cálculo das necessidades nutricionais são elementos essenciais para a elaboração de conduta nutricional apropriada a cada paciente e situação.

A avaliação dietética inicia-se com o levantamento de uma anamnese detalhada sobre a rotina alimentar dos lactentes, crianças e adolescentes. Para isso, é necessário, além de conhecer o diagnóstico clínico e nutricional do paciente, fazer uma anamnese completa (Quadro 1), questionando sobre as alergias e intolerâncias alimentares, preferências e aversões, apetite, presença de dificuldade de mastigação e/ou deglutição, quem é o responsável pelo preparo dos alimentos, e por fim sobre os hábitos de vida (realização de atividade física, ingestão hídrica e consistência e frequência das evacuações).

Um aspecto fundamental da avaliação alimentar é a realização de inquéritos alimentares. Para conhecer o hábito alimentar de crianças e adolescentes, pode-se utilizar o Dia Alimentar Habitual, no qual devem constar informações sobre os horários das refeições, os alimentos e preparações consumidos e as quantidades ingeridas. Quando já foi investigado anteriormente o dia habitual e é necessária uma análise mais detalhada ou com objetivo de cálculo de dieta, pode-se utilizar o recordatório de 24 horas, no qual deve ser questionado o que foi consumido no dia anterior. Outra opção é utilizar o formulário para avaliação de frequência alimentar, que pode ser adaptado para contemplar grupos alimentares específicos para determinada população (Quadro 2).

2 ▪ Avaliação dietética 25

Quadro 1 Anamnese nutricional em pediatria

Diagnóstico:
Doenças associadas:
Preferências alimentares:
Recusas alimentares:
Alergia alimentar: ( ) Não   ( ) Sim, _____
Intolerância alimentar: ( ) Não   ( ) Sim, _____
Responsável pelo preparo das refeições:
Apetite: ( ) Bom   ( ) Regular   ( ) Ruim
Dificuldade de mastigação: ( ) Não   ( ) Sim
Dificuldade de deglutição: ( ) Não   ( ) Sim
Ingestão hídrica diária: ( ) < 500 mL   ( ) 500 a 1.000 mL   ( ) 1.000 a 1.500 mL   ( ) > 1.500 mL
Hábito intestinal: _____/semana, consistência:
Atividade física: ( ) Não se aplica   ( ) Não   ( ) Sim _____

Fonte: Serviço de Nutrição do Instituto da Criança e do Adolescente – HCFMUSP.

Quadro 2 Exemplo de formulário para avaliação de frequência alimentar

Grupo alimentar	Número de vezes	Dia	Semana	Mês
Doces e guloseimas	( ) Nunca ( ) 1 vez ( ) 2 a 3 vezes ( ) > 3 vezes			
Frituras	( ) Nunca ( ) 1 vez ( ) 2 a 3 vezes ( ) > 3 vezes			
Embutidos	( ) Nunca ( ) 1 vez ( ) 2 a 3 vezes ( ) > 3 vezes			
Frutas	( ) Nunca ( ) 1 vez ( ) 2 a 3 vezes ( ) > 3 vezes			
Legumes e verduras	( ) Nunca ( ) 1 vez ( ) 2 a 3 vezes ( ) > 3 vezes			

Fonte: Alvarenga, 2021.

Em algumas situações, o acompanhante não sabe referir o hábito alimentar da criança ou adolescente, ou não conhece os alimentos consumidos na creche ou escola. Nesses casos, é necessário solicitar um Registro Alimentar, que também deve conter informações sobre os horários das refeições, os alimentos e preparações consumidos e as quantidades ingeridas, mas será preenchido em casa pelo cuidador e entregue ao nutricionista no retorno. O Registro Alimentar deve ser de 3 ou mais dias, de preferência não consecutivos e contendo 1 dia de final de semana. Para isso, é necessário que o cuidador possua nível cognitivo que permita um adequado preenchimento, para melhor análise da dieta.

Os inquéritos alimentares também devem ser feitos em situações especiais, como no caso de pacientes em uso de dieta enteral (devendo ser questionado sobre o tipo de dieta utilizada, quantidade e frequência), aleitamento materno exclusivo (questionando sobre frequência e duração das mamadas) ou fórmulas infantis (com avaliação do tipo de fórmula utilizada, diluição, quantidade e horários oferecidos).

No caso de pacientes internados, além do inquérito alimentar para conhecer a alimentação habitual da criança em sua casa, também é importante avaliar a aceitação alimentar durante a permanência hospitalar (Quadro 3). Para isso, deve-se levantar a aceitação de todas as refeições e considerar a porcentagem de aceitação alimentar: tudo = 100%; mais da metade = 75%; metade = 50%; menos da metade = 25%; nada = 0% (Quadro 3).

O diagnóstico alimentar deve ser feito com base em todas essas informações, levando em consideração se há adequação no padrão de consumo, na composição das refeições, na variação da alimentação, na disciplina e na administração dos alimentos (Quadro 4).

Objetivo do algoritmo: orientar a avaliação dietética para recém-nascidos (RN), lactentes, crianças e adolescentes.

Público-alvo: recém-nascido, lactentes, crianças e adolescentes com doenças crônicas.

Manejo clínico

O nutricionista é o responsável por realizar a avaliação nutricional e calcular as necessidades nutricionais do paciente, bem como realizar a prescrição dietética e acompanhar a evolução nutricional, providenciando junto com a equipe interdisciplinar ajustes necessários para a efetividade da terapêutica nutricional.

Quadro 3 — Fichas para avaliação da aceitação alimentar

Avaliação da aceitação alimentar LACTENTE

Refeição				Aceitação
Desjejum	Fórmula ou outro	Pão ou outro	Fruta	( ) Tudo (100%) ( ) Mais da metade (75%) ( ) Metade (50%) ( ) Menos da metade (25%) ( ) Nada (0%)
Almoço	Refeição principal	Fruta	Fórmula ou outro	( ) Tudo (100%) ( ) Mais da metade (75%) ( ) Metade (50%) ( ) Menos da metade (25%) ( ) Nada (0%)
Lanche da tarde	Fórmula ou outro	Pão ou outro		( ) Tudo (100%) ( ) Mais da metade (75%) ( ) Metade (50%) ( ) Menos da metade (25%) ( ) Nada (0%)
Jantar	Refeição principal	Fruta	Fórmula ou outro	( ) Tudo (100%) ( ) Mais da metade (75%) ( ) Metade (50%) ( ) Menos da metade (25%) ( ) Nada (0%)
Lanche noturno	Fórmula ou outro	Pão ou outro		( ) Tudo (100%) ( ) Mais da metade (75%) ( ) Metade (50%) ( ) Menos da metade (25%) ( ) Nada (0%)

Avaliação da aceitação alimentar: ( ) Tudo (100%) ( ) Mais da metade (75%) ( ) Metade (50%) ( ) Menos da metade (25%) ( ) Nada (0%)

Fórmula ou outro no período noturno				( ) Tudo (100%) ( ) Mais da metade (75%) ( ) Metade (50%) ( ) Menos da metade (25%) ( ) Nada (0%)
	( ) Tudo (100%) ( ) Metade (50%) ( ) Nada (0%)	( ) Tudo (100%) ( ) Metade (50%) ( ) Nada (0%)	( ) Tudo (100%) ( ) Metade (50%) ( ) Nada (0%)	

(continua)

No caso de lactentes em aleitamento materno, avaliar o consumo dos alimentos; quanto ao leite materno, avaliar a aceitação individualmente conforme a descrição da mãe.

28　Nutrição clínica pediátrica em algoritmos

Quadro 3　Fichas para avaliação da aceitação alimentar *(continuação)*

Avaliação da aceitação alimentar CRIANÇAS E ADOLESCENTES

Desjejum	Leite ou outro · Pão ou outro · Fruta		( ) Tudo (100%) ( ) Mais da metade (75%) ( ) Metade (50%) ( ) Menos da metade (25%) ( ) Nada (0%)
Almoço	Arroz · Feijão · Carne/ovo · Legumes/salada · Sobremesa		( ) Tudo (100%) ( ) Mais da metade (75%) ( ) Metade (50%) ( ) Menos da metade (25%) ( ) Nada (0%)
Lanche da tarde	Leite ou outro · Pão ou outro		( ) Tudo (100%) ( ) Mais da metade (75%) ( ) Metade (50%) ( ) Menos da metade (25%) ( ) Nada (0%)
Jantar	Arroz · Feijão · Carne/ovo · Legumes/salada · Sobremesa		( ) Tudo (100%) ( ) Mais da metade (75%) ( ) Metade (50%) ( ) Menos da metade (25%) ( ) Nada (0%)
Lanche noturno	Leite ou outro · Pão ou outro		( ) Tudo (100%) ( ) Mais da metade (75%) ( ) Metade (50%) ( ) Menos da metade (25%) ( ) Nada (0%)

Avaliação da aceitação alimentar: ( ) Tudo (100%)　( ) Mais da metade (75%)　( ) Metade (50%)　( ) Menos da metade (25%)　( ) Nada (0%)

Complemento oral	1ª unidade/dia · 2ª unidade/dia · 3ª unidade/dia		( ) Tudo (100%) ( ) Mais da metade (75%) ( ) Metade (50%) ( ) Menos da metade (25%) ( ) Nada (0%)
	( ) Tudo (100%) ( ) Metade (50%) ( ) Nada (0%)	( ) Tudo (100%) ( ) Metade (50%) ( ) Nada (0%)	( ) Tudo (100%) ( ) Metade (50%) ( ) Nada (0%)

Fonte: Adaptado de Hospital das Clínicas da Faculdade de Medicina da USP, 2017.

2 ▪ Avaliação dietética 29

Quadro 4 Parâmetros para o diagnóstico alimentar, considerando: padrão, composição, variedade, disciplina e administração

Diagnóstico	Definição	Adequado	Inadequado
Padrão	Número e tipo de refeição	▪ 5-6 refeições/dia: ▪ Café da manhã. ▪ Lanche da manhã. ▪ Almoço. ▪ Lanche da tarde. ▪ Jantar. ▪ Lanche da noite. ▪ Aleitamento materno exclusivo sob livre demanda até 6 meses de idade. ▪ Introdução de alimentos complementares a partir dos 6 meses, mantendo o aleitamento materno até os 2 anos. ▪ Fórmula de partida ou de seguimento em situações especiais tais como: mãe vai retornar ao trabalho, mãe possui leite materno insuficiente, mãe ingere medicamento que contraindica o aleitamento.	▪ Omitir refeições. ▪ Substituir almoço e/ou jantar por lanches. ▪ Almoçar ou jantar 2 vezes por dia em horários diferentes (almoçar em casa e na escola ou comer novamente quando outros membros da família fazem a refeição mais tarde), exceto se subnutrido ou em risco para subnutrição. ▪ Introdução precoce, sem indicação específica, de outros tipos de alimentos como leites e/ou fórmulas infantis.
Composição	Alimentos consumidos e o número de porções/dia	Porções de cada grupo adequadas para a idade	▪ Falta ou excesso de porções dos alimentos (leite e derivados, hortaliças, frutas, carnes, carboidratos e leguminosas). ▪ Se a criança não engole a carne, considerar composição inadequada e escrever uma observação. ▪ Diluição inadequada do leite ou fórmula. ▪ Uso de engrossantes, sem indicação (tipo, quantidade, diluição). ▪ Mel e leite de vaca (antes do $12°$ mês).

(continua)

30 Nutrição clínica pediátrica em algoritmos

Quadro 4 Parâmetros para o diagnóstico alimentar, considerando: padrão, composição, variedade, disciplina e administração *(continuação)*

Diagnóstico	Definição	Adequado	Inadequado
Variedade	Variedade da oferta de alimentos e preparações oferecidos	• Variar os alimentos e preparações oferecidos nas refeições durante a semana. • Oferecer o mesmo alimento rejeitado repetidas vezes, modificando seu preparo e aspecto. Obs.: não utilizar este item para recordatório de 24 horas.	• Oferecer sempre os mesmos alimentos e/ou preparações. • Quando há monotonia, especificar o grupo de alimentos. • Priorizar determinados alimentos.
Disciplina	• Adesão à dietoterapia e às orientações nutricionais. • Horários e intervalos entre as refeições.	• Fazer todas as refeições nos horários regulares (exceto para aleitamento materno; se pré-escolar: 2-3 horas de intervalo entre as refeições; se escolar ou adolescente: 3-4 horas de intervalo entre as refeições). • Comer devagar e mastigar bem os alimentos. • Seguir orientações.	• Comer nos intervalos das refeições (guloseimas). • Transgredir a dietoterapia (falta de adesão à dieta). • Consumir leite, iogurte ou queijo *petit suisse* após almoço e jantar (não considerar sobremesas como pudim, musses ou doces com leite). • Comer em horários inadequados. • Realizar longos intervalos entre as refeições. • Não mastigar bem os alimentos (comer rápido). • Repetir o prato, exceto em casos de subnutrição. • Consumir alimentos industrializados (salgadinhos, refrigerantes, doces, chiclete, biscoito recheado, chocolate). • Refeições de madrugada a partir do 6º mês (exceto nos casos de subnutrição).

(continua)

Quadro 4 Parâmetros para o diagnóstico alimentar, considerando: padrão, composição, variedade, disciplina e administração *(continuação)*

Diagnóstico	Definição	Adequado	Inadequado
Administração	Avaliar os seguintes aspectos e/ou comportamentos relacionados à alimentação: • Aquisição: responsável pelo preparo, oferta e aquisição dos alimentos. • Local onde faz as refeições. • Utensílios.	• Fazer as refeições na mesa junto com a família. • Não fazer outras atividades durante as refeições. • As refeições devem acontecer em ambiente calmo e tranquilo. • Deixar a criança comer sozinha. • Deixar a criança participar do preparo das refeições. • Oferecer líquidos no copo ou colher. • Modificar a consistência dos alimentos progressivamente de acordo com a idade.	• Comer assistindo televisão ou fazendo outras atividades. • Forçar a criança a comer. • Dar doce como premiação e/ou recompensas. • Ter disponível: refrigerante, bala, chiclete, chocolate, bolacha recheada. • Não fazer ameaças e chantagens durante as refeições. • Preparar os alimentos de forma inadequada. Exemplo: carne em tamanho ou consistência inadequada. • Uso de mamadeira após 1 ano de idade.

Fonte: Silva et al., 2014.

Algoritmo: Avaliação dietética

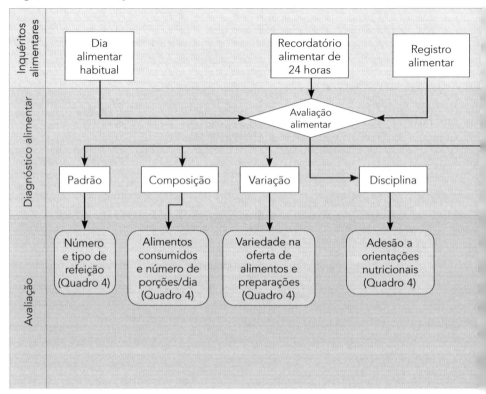

2 ▪ Avaliação dietética 33

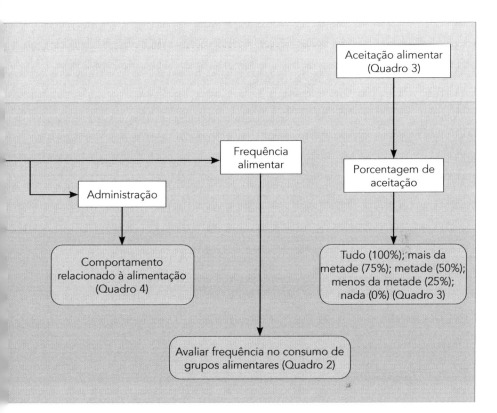

Referências

1. Alvarenga M. Formulário de frequência alimentar apresentado em aula ministrada no curso intensivo de Nutrição Comportamental, 2021.
2. Brasil. Ministério da Saúde. Guia alimentar para crianças menores de 2 anos/Ministério da Saúde, Organização Pan-Americana da Saúde. Brasília: Editora do Ministério da Saúde; 2005 (Série A. Normas e Manuais Técnicos).
3. Brasil. Ministério da Saúde. Manual de terapia nutricional na atenção especializada hospitalar no âmbito do Sistema Único de Saúde – SUS. Secretaria de Atenção à Saúde. Brasília: Departamento de Atenção Especializada e Temática; 2016.
4. Holliday MA, Segar WE. The maintenance need for water in parenteral fluid therapy. Pediatrics. 1957;19:823-32.
5. Hospital das Clínicas da Faculdade de Medicina da USP. Guia de terapia nutricional, 2017.
6. Institute of Medicine. Dietary reference intakes [DRI] for calcium and vitamin D. Washington (DC): The National Academies Press (US); 2011.
7. Institute of Medicine. Dietary reference intakes [DRI] for calcium, phosphorous, magnesium, vitamin D, and fluoride. Washington (DC): The National Academies Press (US); 1997.
8. Institute of Medicine. Dietary reference intakes [DRI] for energy, carbohydrate, fiber, fat, fatty acids, cholesterol, protein, and amino acids. Washington (DC): The National Academies Press (US); 2005.
9. Institute of Medicine. Dietary reference intakes [DRI] for thiamin, riboflavin, niacin, vitamin B6, folate, vitamin B12, pantothenic acid, biotin, and choline. Washington (DC): The National Academies Press (US); 1998.
10. Institute of Medicine. Dietary reference intakes [DRI] for vitamin A, vitamin K, arsenic, boron, chromium, copper, iodine, iron, manganese, molybdenum, nickel, silicon, vanadium, and zinc. Washington (DC): The National Academies Press (US); 2001.
11. Institute of Medicine. Dietary reference intakes [DRI] for vitamin C, vitamin E, selenium, and carotenoids. Washington (DC): The National Academies Press (US); 2000.
12. Institute of Medicine. Dietary reference intakes [DRI] for water, potassium, sodium, chloride, and sulfate. Washington (DC): The National Academies Press (US); 2005.
13. Koletzko B, Poindexter B, Uauy R. Nutritional care of preterm infants: scientific basis and practical guidelines. World Rev Nutr Diet. 2014;110:1-314.
14. Mehta NM, Skillman HE, Irving SY, Coss-Bu JA, Vermilyea S, Farrington EA, et al. Guidelines for the provision and assessment of nutrition support therapy in the pediatric critically ill patient: Society of Critical Care Medicine and American Society for Parenteral and Enteral Nutrition. JPEN. 2017;41:706-42.
15. Philippi ST, Latterza AR, Cruz ATR, Ribeiro LC. Adapted food pyramid: a guide for a right food choice. Rev Nutr. 1999;12:65-80.
16. Schofield WN. Predicting basal metabolic rate, new standards and review of previous work. Hum Nutr Clin Nutr. 1985;39(Suppl1): 5-41.
17. Silva APA, Nascimento AG, Zamberlan P. Manual de dietas e condutas nutricionais. São Paulo: Atheneu; 2014.
18. Sociedade Brasileira de Pediatria – SBP. Avaliação nutricional da criança e do adolescente: manual de orientação. São Paulo: Sociedade Brasileira de Pediatria. Departamento de Nutrologia; 2009.
19. Sociedade Brasileira de Pediatria – SBP. Departamento de Nutrologia. Manual de orientação: alimentação do lactente, alimentação do pré-escolar, alimentação do escolar, alimentação do adolescente, alimentação na escola. São Paulo: Sociedade Brasileira de Pediatria. Departamento de Nutrologia; 2018.
20. Vítolo MR. Nutrição da gestação ao envelhecimento. São Paulo: Rubio; 2008.
21. World Health Organization – WHO. The WHO Child Growth Standards. Disponível em: www.who.int/childgrowth/standards/en/. Acesso em: jan. 2020.

3

AVALIAÇÃO CLÍNICA

Rafaela Rodrigues Vieira
Adriana Servilha Gandolfo

Introdução

A saúde sistêmica apresenta relação direta com a alimentação. O exame físico realizado por nutricionistas permite identificar diversos sinais e sintomas que podem estar relacionados com um déficit de nutrientes em nosso organismo. Além de identificar sinais de emagrecimento ou excesso de peso, alterações do estado nutricional podem se apresentar na forma de sintomas em diversos aparelhos, como boca e lábios, olhos, pele, unhas, trato gastrointestinal, entre outros.

A escala de Bristol (Figura 1) é utilizada para avaliar o formato e a consistência das fezes, sendo possível identificar um padrão mais relacionado à diarreia (tipos 5 a 7), constipação (tipos 1 e 2) ou normalidade (tipos 3 e 4). Além disso, a presença de sangue nas fezes pode indicar algumas patologias do trato gastrointestinal. Essa avaliação é muito importante na prática clínica do nutricionista. Também é essencial questionar sobre a coloração da urina (Figura 2).

Na boca, podem ser identificados sinais de deficiência de algumas vitaminas e minerais. A estomatite ocorre na forma de feridas dolorosas no interior da boca. Já a queilose consiste em inflamação e rachadura dos ângulos da boca. Essas condições, bem como fissuras na língua, estão relacionadas com a deficiência de vitaminas B2, B3 e B6. Alterações no paladar são comuns em pacientes com deficiência de zinco, modificando a percepção dos sabores ingeridos e, por consequência, a ingestão nutricional. A gengivite é a inflamação das gengivas, podendo ocorrer sangramentos, causada muitas vezes por deficiência de zinco ou vitamina C.

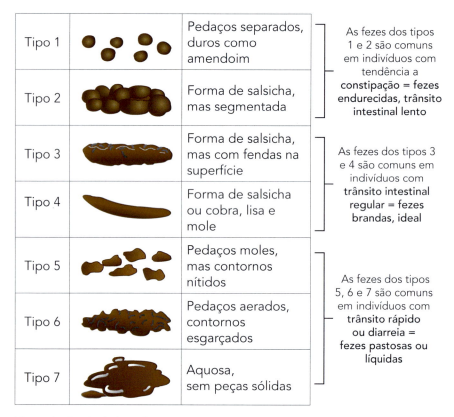

Figura 1   Escala de Bristol.

As unhas podem sofrer alterações como manchas, listras, alterações na consistência e podem se tornar quebradiças, quando há deficiência na ingestão de ferro e proteínas. Já os cabelos ficam despigmentados e com queda importante quando a ingestão de proteína e de biotina está baixa, além de em casos de subnutrição. Na pele, a palidez pode indicar deficiência de ferro, de vitamina B12 ou B9. A ocorrência de lesão por pressão requer adequação da oferta de calorias e proteínas. Quando há presença de edema, a ingestão de proteína pode estar baixa, ou estão ocorrendo muitas perdas proteicas. Também pode ocorrer a presença de manchas escuras no pescoço, denominada *acantose nigricans*, que está relacionada com excesso de peso e resistência à insulina (ver o capítulo 15, "Diabetes mellitus"). Os xantomas são lesões na pele que se caracterizam pela concentração local de macrófagos repletos de lipídeos, estando relacionados com o excesso de triglicérides no sangue (ver o capítulo 28, "Dislipidemia").

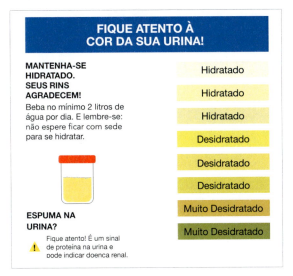

Figura 2 Escala de coloração da urina.
Fonte: Fundação Pró-Rim.

Alterações nos olhos são percebidas em casos de déficits nutricionais. A presença de manchas de Bitot ou xerose (olho seco) indica baixa ingestão de vitamina A e zinco. Quando a parte interna da pálpebra está descorada, isso pode ser um indicativo de deficiência de ferro.

Alguns sinais e sintomas só são identificáveis quando a deficiência nutricional está muito agravada (Quadro 1). De modo geral, o tratamento consiste na ingestão adequada do nutriente em questão. As fontes alimentares de cada nutriente estão presentes no Quadro 2.

Objetivo do algoritmo: orientar a avaliação clínica realizada por nutricionistas.

Público-alvo: recém-nascidos, lactentes, crianças e adolescentes com ou sem doenças crônicas e/ou em ambiente hospitalar.

Manejo clínico

O nutricionista, ao realizar o exame físico, pode identificar possíveis alterações decorrentes de erros alimentares, a fim de alterar a prescrição dietética, caso necessário, para otimizar o manejo clínico.

O médico é o responsável pelo diagnóstico de patologias, deficiências ou excessos.

38 Nutrição clínica pediátrica em algoritmos

Quadro 1   Sinais e sintomas clínicos e necessidade de adequação nutricional

Órgão	Sinais clínicos	Necessidade de adequação nutricional
Boca	• Estomatite, queilose. • Alteração de paladar. • Gengivite. • Alterações na língua.	• Vitaminas B2, B3, B6. • Zinco. • Vitamina C e B2. • Vitaminas B2, B3, B6, B9, B12 e ferro.
Intestino	• Constipação. • Sangue nas fezes. • Diarreia.	• Fibras e água. • Se APLV, retirar a proteína do leite de vaca. • Probióticos, água e eletrólitos.
Bexiga	Alteração na coloração da urina	Hidratação
Unha	Listrada, manchada, rugosa, quebradiça	Ferro, proteína
Cabelo	Queda, despigmentação	Proteína, biotina
Olhos	• Apáticos, manchas de Bitot, xerose. • Descorados. • Palidez.	• Vitamina A e zinco. • Ferro. • Ferro, vitamina B12, vitamina B9.
Pele	• Inchada. • Acantose. • Xantoma. • Lesão por pressão.	• Proteína. • Fibras, calorias. • Ômega-3, fibras. • Proteína.
APLV: alergia à proteína do leite de vaca.		

Fonte: Adaptado de Shils et al., 2003.

Quadro 2   Fontes alimentares de macro e micronutrientes

Nutriente	Fontes
Vitamina A	Fígado, leite, ovos, queijo, manteiga, abóbora, cenoura, pimentão, alface, couve, rúcula, brócolis, manga, mamão, goiaba, caqui
Vitamina D	Carnes, peixes e frutos do mar, ovo, leite, fígado, queijos, cogumelos
Vitamina E	Óleos vegetais, germe de trigo, sementes oleaginosas, vegetais folhosos verde-escuros, gema de ovo, fígado
Vitamina K	Repolho, brócolis, couve, alface, queijo, gema, ovo, fígado, leite de vaca, abacate, figo, kiwi, ameixa, amora, espinafre
Tiamina (vitamina B1)	Carne de porco magra, germe de trigo, vísceras, carnes magras, feijões, ervilha, gema de ovo e peixes
Riboflavina (vitamina B2)	Leite, queijo, ovos, carnes, hortaliças de folhas verdes, cereais enriquecidos

(continua)

3 ■ Avaliação clínica 39

Quadro 2 Fontes alimentares de macro e micronutrientes *(continuação)*

Nutriente	Fontes
Niacina (vitamina B3)	Extratos de levedura, farelo de trigo, fígado, coração, rins, carnes, peixes, grãos de cereais integrais
Ácido pantotênico (vitamina B5)	Levedura, fígado, rins, coração, cérebro, ovos, leite, vegetais, legumes, cereais integrais
Piridoxina (vitamina B6)	Germe de trigo, levedura, carnes, aves, peixes, vísceras (especialmente o fígado), cereais integrais e enriquecidos, legumes, batatas, bananas, aveia, vegetais verde-escuros
Biotina (vitamina B7)	Vísceras (especialmente fígado), gema de ovo, leite, banana, melão, morango, laranja, hortaliças, cereais integrais
Ácido fólico (vitamina B9)	Espinafre, brócolis, couve-manteiga, couve-de-bruxelas, couve-flor, aspargos, milho, frutas cítricas, feijões, fígado, carnes magras, cereais integrais, grãos secos
Cobalamina (vitamina B12)	Carnes, vísceras, leite, ovos, peixe, queijo
Vitamina C	Acerola, goiaba, caju, kiwi, morango, laranja, limão, abacaxi, brócolis, pimentão, couve-flor, agrião, alho, espinafre, batata, rúcula, tomate, alface, cebola
Ferro	Fígado, mariscos, ostras, rins, coração, carnes magras, aves, peixes, feijões, grãos integrais, frutas secas
Zinco	Carne vermelha, fígado, ostras, cereais integrais, nozes, leguminosas
Flúor	Água fluoretada, peixes marinhos
Iodo	Sal iodado, peixes e frutos do mar
Cálcio	Leite e derivados, tofu, salmão, sardinha com ossos, ostras, moluscos, folhas de nabo e mostarda, brócolis, couve-manteiga, leguminosas, frutas desidratadas
Magnésio	Nozes, cereais integrais, frutos do mar, carnes, leguminosas, hortaliças, produtos lácteos, frutas
Fósforo	Carnes, ovos, leite, cereais, leguminosas, vegetais
Selênio	Castanha-do-pará, vísceras, frutos do mar, carne vermelha, grãos e cereais, produtos lácteos
Ácidos graxos essenciais	Sardinha, salmão, linhaça, óleos vegetais
Proteína	Carnes, frango, peixes, ovo, leite e derivados, leguminosas, tofu

Fonte: Moreira AVB e Sant'ana HMP, 2010.

Algoritmo: Avaliação clínica

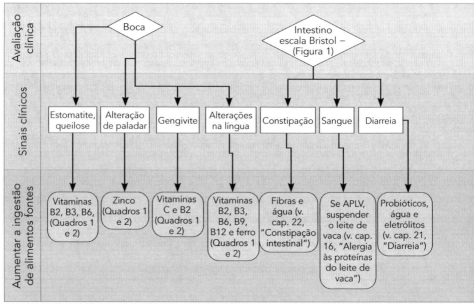

APLV: alergia às proteínas do leite de vaca.

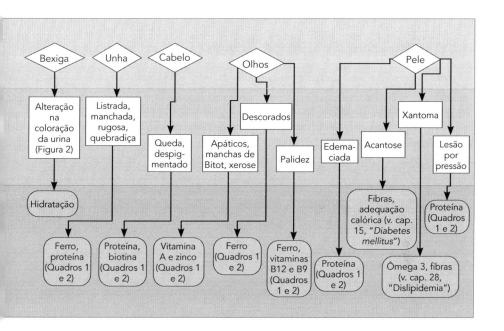

Referências

1. Costa NMB, Martino HSD. Biodisponibilidade de minerais. In: Chemin SMSS, Mura JDP. Tratado de alimentação, nutrição & dietoterapia. 2.ed. São Paulo: Roca; 2010. p.103-34.
2. Martin CA, Almeida VV, Ruiz MR, Visentainer JEL, Matshushita M, Souza NE, et al. Ácidos graxos poli-insaturados ômega-3 e ômega-6: importância e ocorrência em alimentos. Rev Nutr. 2006;19(6):761-70.
3. Moreira AVB, Sant'ana HMP. Vitaminas. In: Chemin SMSS, Mura JDP. Tratado de alimentação, nutrição & dietoterapia. 2.ed. São Paulo: Roca; 2010. p.77-102.
4. Shils ME, Olson JA, Shike M, Ross AC. Tratado de nutrição moderna na saúde e na doença. 9.ed. Barueri: Manole; 2003. v.1.
5. Sociedade Brasileira de Pediatria – SBP. Avaliação nutrológica da criança no consultório: guia prático de atualização. Rio de Janeiro: Departamento Científico de Nutrologia; 2016.
6. Sociedade Brasileira de Pediatria – SBP. Avaliação nutrológica da criança hospitalizada: guia prático de atualização. Rio de Janeiro: Departamento Científico de Nutrologia; 2017.

4

AVALIAÇÃO BIOQUÍMICA

Rafaela Rodrigues Vieira
Adriana Servilha Gandolfo

Introdução

A avaliação nutricional bioquímica consiste em analisar os exames específicos de sangue e/ou de urina, como complemento dos dados de história clínica e alimentar, exame físico e antropométrico. Dessa forma, a solicitação de exames laboratoriais pelo nutricionista é um requisito essencial para a prescrição dietética adequada. Tal prática está regulamentada pela Lei federal n. 8.234/91, art. 4º, inciso VIII.

A solicitação de exames laboratoriais pelo nutricionista deve ser fundamentada em aspectos éticos e técnicos. A definição de quais exames solicitar depende do objetivo terapêutico e do diagnóstico. Vale ressaltar que são de inteira responsabilidade do profissional a leitura e a interpretação adequada desses exames. A avaliação dos resultados sempre deve levar em consideração a condição clínica e o estado nutricional do paciente.

Independentemente do estado nutricional, os exames podem ser solicitados como *check-up* de rotina ou quando há suspeita de deficiências específicas ou alterações metabólicas/nutricionais relacionadas a patologias, para avaliação do risco, diagnóstico e acompanhamento nutricional das crianças e adolescentes. A solicitação de exames bioquímicos faz parte tanto da prática do consultório quanto da atenção ao paciente hospitalizado.

Dentre os exames pertinentes à avaliação nutricional, destacam-se as proteínas séricas, os marcadores do metabolismo lipídico e glicídico, as diversas enzimas e hormônios, além das vitaminas, minerais e eletrólitos. Os valores de referência de exames bioquímicos em pediatria (Tabela 1) diferem daqueles encontrados para a população adulta.

Tabela 1   Valores de referência

Exame	Valor de referência
Vitamina B12	≥ 200 pg/mL
Folato sérico	> 6 ng/mL
Ferro	0-8 anos: 20-105 mcg/dL 9-18 anos: 20-100 mcg/dL ≥ 18 anos: 35-150 mcg/dL
Ferritina	0-15 anos: 20-200 ng/mL 16-19 anos (meninas): 15-150 ng/mL 16-19 anos (meninos): 30-400 ng/mL
Transferrina	170-250 mg/dL
CTLF	228-428 mcg/dL
Saturação da transferrina	> 16%
Reticulócitos	25.000-100.000/mm³
Hb	6-60 meses: > 11 g/dL 5-11 anos: > 11,5 g/dL 12-19 anos: > 12 g/dL
Ht	6-60 meses: > 33% 5-11 anos: > 34% 12-19 anos: > 36%
VCM	> 75 fL
HCM	23-31 pg
CHCM	30-36 g/dL
RDW	11-15%
Neutrófilos	< 1 ano: 1.000-26.000/mm³ 1-10 anos: 1.500-8.500/mm³ ≥ 10 anos: 1.800-8.000/mm³
Plaquetas	150.000-450.000
Glicemia de jejum (8-12 horas)	70-110 mg/dL Alterada: > 126 mg/dL
Hemoglobina glicada	< 6,05%

(continua)

Tabela 1 Valores de referência (continuação)

Exame	Valor de referência
Proteínas totais	Pré-termo: 3,6-6 g/dL Termo: 4,6-7 g/dL < 1 ano: 4,4-7,6 g/dL 1-2 anos: 5,6-7,5 g/dL ≥ 3 anos: 6,0-8,0 g/dL
Albumina	Pré-termo: 2,5-4,5 g/dL Termo: 2,5-5 g/dL 1-3 meses: 3,0-4,2 g/dL 3-12 meses: 2,7-5 g/dL > 1 ano: 3,2-5 g/dL
PCR	< 5 mg/dL
CT	< 170 mg/dL
LDL	< 110 mg/dL
HDL	> 45 mg/dL
TG	Com jejum (0-9 anos): < 75 mg/dL Sem jejum (0-9 anos): < 85 mg/dL Com jejum (10-19 anos): < 90 mg/dL Sem jejum (10-19 anos): < 100 mg/dL
Amilase pancreática	8-110 U/L
Lipase	13-60 U/L
TGO	13-40 U/L
TGP	7-40 U/L
GGT	1-25 U/L
FA	250-950 U/L
BT	0,2-1 mg/dL
BD	< 0,3 mg/dL
BI	0,1-0,6 mg/dL
Ureia	< 1 ano: 8,5-40 mg/dL 1-17 anos: 11-38,5 mg/dL ≥ 18 anos: 13-43 mg/dL

(continua)

4 ▪ Avaliação bioquímica 45

Tabela 1 Valores de referência *(continuação)*

Exame	Valor de referência
Creatinina	< 1 ano: 0,17-0,42 mg/dL 1-2 anos: 0,24-0,41 mg/dL 3-4 anos: 0,31-0,47 mg/dL 5-6 anos: 0,32-0,59 mg/dL 7-8 anos: 0,40-0,60 mg/dL 9-10 anos: 0,39-0,73 mg/dL 11-12 anos: 0,53-0,79 mg/dL 13-14 anos: 0,57-0,87 mg/dL 15-17 anos: 0,70-1,20 mg/dL $\geq$ 18 anos: 0,50-0,90 mg/dL
Sódio	< 1 ano: 139-146 mEq/L 1-11 anos: 138-145 mEq/L 12-19 anos: 136-145 mEq/L
Potássio	< 1 ano: 4,1-5,3 mEq/L 1-12 anos: 3,4-4,7 mEq/L 13-19 anos: 3,5-5,1 mEq/L
Fósforo	0-1 ano: 4,5-6,7 mg/dL 2-12 anos: 4,5-5,5 mg/dL 13-19 anos: 2,7-4,5 mg/dL
Ácido úrico	< 1 ano: 1-7,6 mg/dL 1-2 anos: 1,8-5 mg/dL 3-5 anos: 2,2-4,7 mg/dL 6-10 anos: 2-5 mg/dL 11-14 anos: 3-5,8 mg/dL 15-19 anos: 4-8,6 mg/dL
PTH	15-65 pg/mL
Cálcio total	8-10,5 mg/dL
Cálcio iônico	1,20-1,37 mmol/L
Vitamina D (25-OH-D)	> 50 nmol/L ou > 20 ng/mL

BD: bilirrubina direta; BI: bilirrubina indireta; BT: bilirrubina total; CHCM: concentração de hemoglobina corpuscular média; CT: colesterol total; CTLF: capacidade total de ligação do ferro; FA: fosfatase alcalina; GGT: gamaglutamiltransferase; Hb: hemoglobina; HCM: hemoglobina corpuscular média; HDL: lipoproteína de alta densidade; Ht: hematócrito; LDL: lipoproteína de baixa densidade; PCR: proteína C reativa; PTH: paratormônio; RDW: amplitude de distribuição dos glóbulos vermelhos; TG: triglicérides; TGO: transaminase glutâmico-oxalacética; TGP: transaminase glutâmico-pirúvica; VCM: volume corpuscular médio.

Fonte: SBP, 2009; 2014; 2016 a 2018.

A conduta deve ser embasada pela avaliação nutricional completa (antropométrica, clínica, alimentar e bioquímica), além da discussão com equipe interdisciplinar de cada caso.

Objetivo do algoritmo: orientar a solicitação de exames bioquímicos realizada por nutricionistas, bem como a interpretação dos resultados.

Público-alvo: recém-nascidos, lactentes, crianças e adolescentes com ou sem doenças crônicas e/ou em ambiente hospitalar.

Manejo clínico

O nutricionista pode solicitar exames bioquímicos para realizar uma completa avaliação nutricional do paciente, a fim de alterar a prescrição dietética, caso necessário, para otimizar o manejo clínico.

O médico é o responsável pelo diagnóstico de patologias, deficiências ou excessos.

Algoritmo: Avaliação bioquímica – enzimas

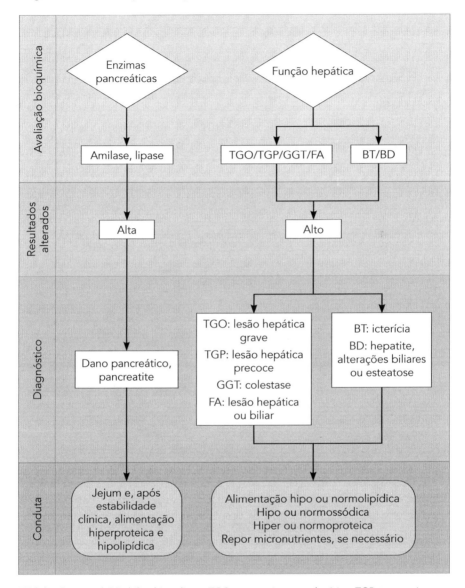

BT: bilirrubina total; BD: bilirrubina direta; TGO: transaminase oxalacética; TGP: transaminase pirúvica; GGT: gama glutamil transferase; FA: fosfatase alcalina.

Algoritmo: Avaliação bioquímica – funções renal e óssea

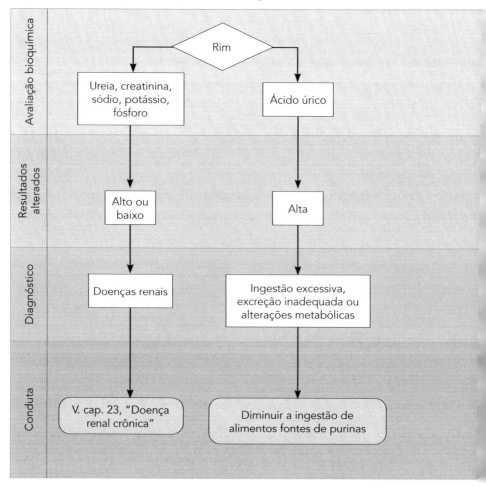

PTH: paratormônio.

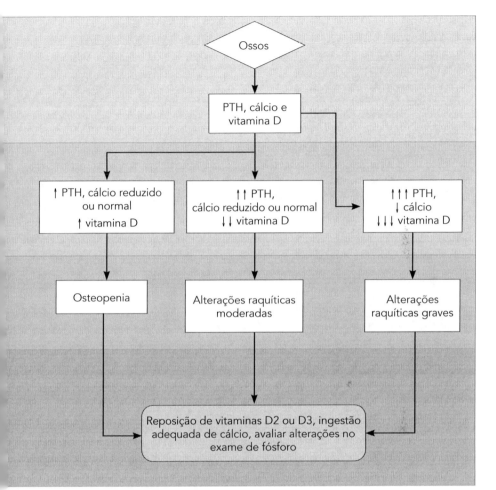

Algoritmo: Avaliação bioquímica – hemograma, perfil de ferro, vitaminas B12 e B9 (ácido fólico)

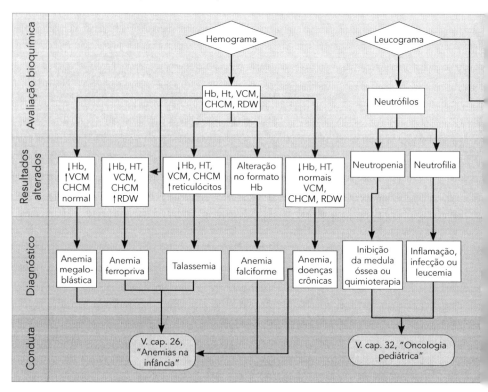

CHCM: concentração da hemoglobina corpuscular média; CTLF: capacidade total de ligação do ferro; def.: deficiência; Fe: ferro; Hb: hemoglobina; Ht: hematócrito; RDW: amplitude de distribuição dos glóbulos vermelhos; VCM: volume corpuscular médio.

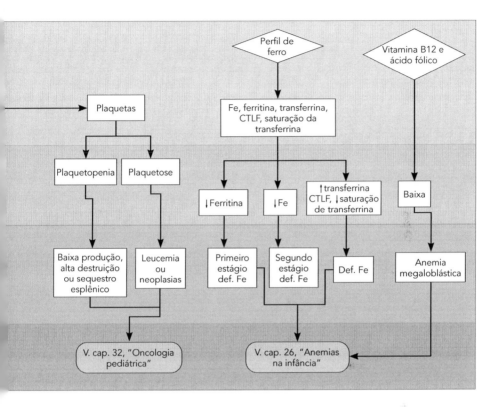

Algoritmo: Avaliação bioquímica – perfil metabólico

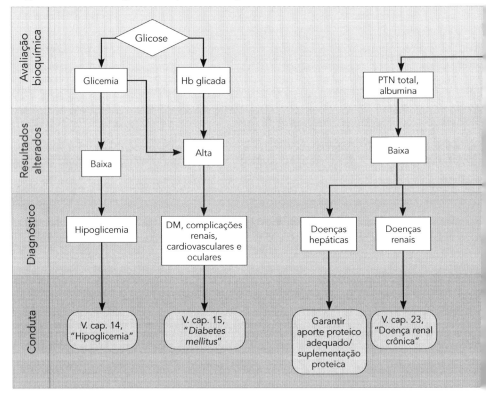

CT: colesterol total; DM: *diabetes mellitus*; DRC: doença renal crônica; Hb: hemoglobina; HDL: lipoproteína de alta densidade; IAM: infarto agudo do miocárdio; LDL: lipoproteína de baixa densidade; PCR: proteína C reativa; PTN: proteína; TG : triglicérides; VLDL: lipoproteína de muito baixa densidade.

4 ■ Avaliação bioquímica 53

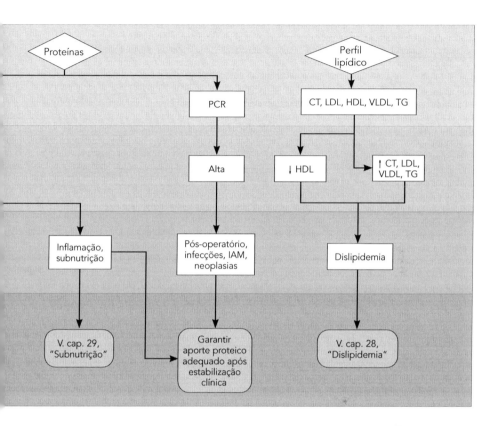

Referências

1. Brasil. Casa Civil. Lei n. 8.234, de 17 de setembro de 1991. Diário Oficial da União, 18 set 1991.
2. Brasil. Conselho Federal de Nutricionistas – CFN. Resolução CFN n. 417, de 18 de março de 2008. Dispõe sobre procedimentos nutricionais para atuação dos nutricionistas e dá outras providências. Diário Oficial da União, 24 mar. 2008; Seção 1.
3. Mekitarian Filho E, Carvalho WB, Silva FD. Pancreatite aguda em pediatria: revisão sistemática da literatura. J Pediatr. 2012;88(2):101-14.
4. Sociedade Brasileira de Diabetes – SBD. Diretrizes da Sociedade Brasileira de Diabetes. São Paulo: AC Farmacêutica; 2016.
5. Sociedade Brasileira de Nutrição Parenteral e Enteral; Colégio Brasileiro de Cirurgiões; Associação Brasileira de Nutrologia. terapia nutricional nas doenças hepáticas crônicas e insuficiência hepática. São Paulo: Projeto Diretrizes; 2011.
6. Sociedade Brasileira de Pediatria – SBP. Avaliação nutricional da criança e do adolescente: manual de orientação. Rio de Janeiro: Departamento Científico de Nutrologia; 2009.
7. Sociedade Brasileira de Pediatria – SBP. Avaliação nutrológica da criança hospitalizada: guia prático de atualização. Rio de Janeiro: Departamento Científico de Nutrologia; 2017.
8. Sociedade Brasileira de Pediatria – SBP. Avaliação nutrológica da criança no consultório: guia prático de atualização. Rio de Janeiro: Departamento Científico de Nutrologia; 2016.
9. Sociedade Brasileira de Pediatria – SBP. Consenso sobre anemia ferropriva: mais que uma doença, uma urgência médica!. Diretrizes. 2018;2:1-13.
10. Sociedade Brasileira de Pediatria – SBP. Deficiência de vitamina D em crianças e adolescentes: documento científico. Rio de Janeiro: Departamento Científico de Nutrologia; 2014.
11. Sociedade Brasileira de Pediatria – SBP. Obesidade na infância e adolescência: manual de orientação. 2.ed. Rio de Janeiro: Departamento Científico de Nutrologia; 2012.

5

CÁLCULO DAS NECESSIDADES NUTRICIONAIS

Rafaela Rodrigues Vieira
Patrícia Zamberlan
Adriana Servilha Gandolfo

Introdução

O cálculo das necessidades nutricionais sempre deve ser precedido de uma avaliação nutricional e levar em conta a doença de base, bem como o estado metabólico e clínico atual.

O padrão ouro para a determinação das necessidades de energia de um indivíduo é a calorimetria indireta. Na ausência desse método, existem diversas equações para sua estimativa. A equação recomendada para a estimativa das necessidades calóricas de crianças e adolescentes é da *Dietary reference intakes* (DRI) (Tabela 1). Para crianças gravemente doentes utiliza-se a equação preditiva de energia de Schofield (1985) (Tabela 2), que também pode ser adaptada para crianças e lactentes portadores de neuropatias.

O cálculo das necessidades nutricionais de pacientes com excesso de peso deve considerar o peso ideal e não o peso atual ou habitual. Para menores de 2 anos, o peso ideal é aquele correspondente ao escore-z 0 de peso para a idade (P/I), do referencial da Organização Mundial da Saúde (OMS), 2006-2007. O peso ideal de maiores de 2 anos é obtido a partir do Índice de massa corporal (IMC) ideal para a idade, ou seja, aquele cujo escore-z é igual a 0, sendo o cálculo realizado considerando a altura atual da criança.

No caso de pacientes com magreza, segundo o IMC para a idade (IMC/I), pode-se considerar um acréscimo calórico visando à recuperação do estado nutricional. Entretanto, é importante evitar excessos devido ao risco de síndrome de *refeeding* (ver o algoritmo "Subnutrição", no capítulo 29).

56 Nutrição clínica pediátrica em algoritmos

Tabela 1 Equação para estimar requerimento energético de crianças e adolescentes com peso adequado

Idade	Requerimento energético estimado (EER = gasto energético + TMB)
0-3 meses	EER = {89 × P (kg) – 100} + 175
4-6 meses	EER = {89 × P (kg) – 100} + 56
7-12 meses	EER = {89 × P (kg) – 100} + 22
13-35 meses	EER = {89 × P (kg) – 100} + 20
3-8 anos	Meninos: EER = 88,5 – 61,9 × idade (anos) + AF × {26,7 × P (kg) + 903 × E (m)} + 20 Meninas: EER = 135,3 – 30,8 × idade (anos) + AF × {10 × P (kg) + 934 × E (m)} + 20
9-18 anos	Meninos: EER = 88,5 – 61,9 × idade (anos) + AF × {26,7 × P (kg) + 903 × E (m)} + 25 Meninas: EER = 135,3 – 30,8 × idade (anos) + AF × {10 × P (kg) + 934 × E (m)} + 25

Coeficiente de atividade física para determinar o requerimento energético em crianças ou adolescentes de 3-18 anos

Nível de atividade física

Sexo	Sedentário*	Baixa atividade**	Ativo***	Muito ativo****
Meninos	1	1,13	1,26	1,42
Meninas	1	1,16	1,31	1,56

AF: atividade física; E: estatura; EER: *energy efficiency rating*; P: peso; TMB: taxa metabólica basal.
* Sedentário: atividade diária de rotina.
** Baixa atividade: atividade diária de rotina + 30 a 60 minutos de atividade moderada diária, como caminhar 5-7 km/dia.
*** Ativo: atividade diária de rotina + ≥ 60 minutos de atividade moderada diária.
**** Muito ativo: atividade diária de rotina + ≥ 60 minutos de atividade moderada diária + 60 minutos de atividade rigorosa ou + 120 minutos de atividade moderada.

Fonte: DRI, 2005.

Tabela 2 Equação para estimar o requerimento energético de crianças e adolescentes gravemente doentes

Idade (anos)	Sexo	Equação
0-3	Masculino	TMB = (59,48 × P) – 30,33 TMB = (0,167 × P) + (1.517,4 × E) – 617,6
	Feminino	TMB = (58,29 × P) – 31,05 TMB = (16,25 × P) + (1.023,2 × E) – 413,5
3-10	Masculino	TMB = (22,7 × P) + 505 TMB = (19,6 × P) + (130,3 × E) + 414,9
	Feminino	TMB = (20,3 × P) + 486 TMB = (16,97 × P) + (161,8 × E) + 371,2
10-18	Masculino	TMB = (13,4 × P) + 693 TMB = (16,25 × P) + (137,2 × E) + 515,5
	Feminino	TMB = (17,7 × P) + 659 TMB = (8,365 × P) + (465 × E) + 200

E: estatura (m); P: peso (kg).

Fonte: Schofield, 1985.

Para recém-nascidos (RN) a termo, deve-se seguir a fórmula de Holliday e Segar (1957), ou seja, 100 kcal/kg/dia. Já para os RN pré-termo (RNPT), são recomendadas 110-135 kcal/kg/dia, segundo Koletzko (2014), até que o neonato complete 40 semanas de idade gestacional corrigida (IGC).

A necessidade proteica para crianças de 1-3 anos deve seguir a distribuição recomendada pela DRI, no percentual de 5-20% do valor energético total (VET). Para as crianças de 4-18 anos, a proporção recomendada passa para 10-30% do VET. É importante ressaltar que esse percentual deve ser calculado com base no VET definido pelas equações preditivas adequadas a cada grupo, conforme orientado anteriormente. Pacientes gravemente doentes de todas as idades devem receber oferta proteica mínima de 1,5 g de proteína/kg/dia (ASPEN, 2017), a fim de evitar balanço nitrogenado negativo.

RNPT devem ter oferta proteica adequada a seu estado nutricional. RN com peso inferior a 1.000 g necessitam de 4 g de proteína/kg/dia, e àqueles com peso acima de 1.000 g devem receber 3,5 g de proteína/kg/dia. A partir de 40-50 semanas de IGC, bem como para RN a termo, a oferta proteica deve ser de 1,5 g de proteína/kg/dia.

As necessidades de carboidratos, lipídeos, fibras, vitaminas, minerais e eletrólitos devem ser calculadas com base nas DRI para idade e sexo. Para os fluidos, devem-se utilizar as fórmulas de Holliday e Segar (1957), de acordo com o peso do paciente.

Objetivo do algoritmo: orientar o cálculo das necessidades nutricionais para RN, lactentes, crianças e adolescentes hospitalizados.

Público-alvo: recém-nascidos, lactentes, crianças e adolescentes com doenças crônicas e/ou em ambiente hospitalar.

Manejo clínico

O nutricionista é o responsável por realizar a avaliação nutricional e calcular as necessidades nutricionais do paciente, bem como realizar a prescrição dietética e acompanhar a evolução nutricional, providenciando junto com a equipe interdisciplinar ajustes necessários para a efetividade da terapêutica nutricional.

Algoritmo: Necessidades nutricionais

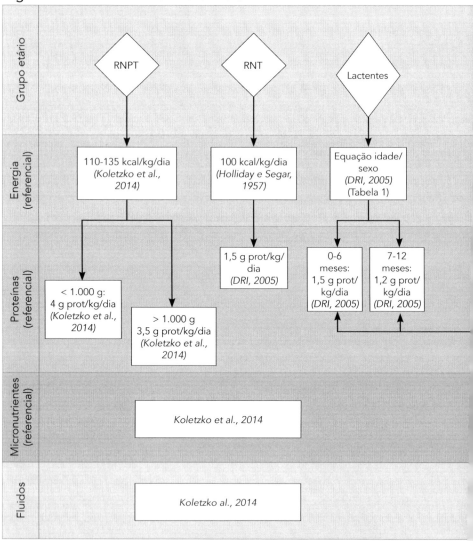

ASPEN: American Society for Parenteral and Enteral Nutrition; DRI: *Dietary reference intakes*; g: gramas; kcal: quilocalorias; kg: quilogramas; mL: mililitros; prot: proteína; RNPT: recém-nascido pré-termo; RNT: recém-nascido a termo; VET: valor energético total.

5 ■ Cálculo das necessidades nutricionais 59

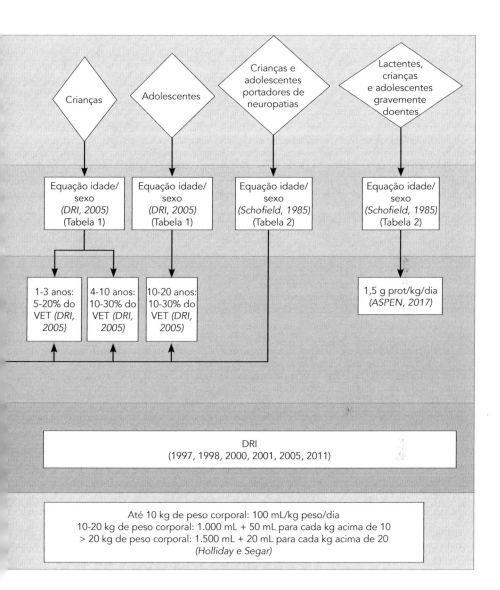

Referências

1. Brasil. Ministério da Saúde. Manual de terapia nutricional na atenção especializada hospitalar no âmbito do Sistema Único de Saúde – SUS. Secretaria de Atenção à Saúde. Brasília: Departamento de Atenção Especializada e Temática; 2016.
2. Holliday MA, Segar WE. The maintenance need for water in parenteral fluid therapy. Pediatrics. 1957;19:823-32.
3. Institute of Medicine. Dietary reference intakes [DRI] for calcium and vitamin D. Washington (DC): The National Academies Press (US); 2011.
4. Institute of Medicine. Dietary reference intakes [DRI] for calcium, phosphorous, magnesium, vitamin D, and Fluoride. Washington (DC): The National Academies Press (US); 1997.
5. Institute of Medicine. Dietary reference intakes [DRI] for energy, carbohydrate, fiber, fat, fatty acids, cholesterol, protein, and amino acids. Washington (DC): The National Academies Press (US); 2005.
6. Institute of Medicine. Dietary reference intakes [DRI] for thiamin, riboflavin, niacin, vitamin B6, folate, vitamin B12, pantothenic acid, biotin, and choline. Washington (DC): The National Academies Press (US); 1998.
7. Institute of Medicine. Dietary reference intakes [DRI] for vitamin A, vitamin K, arsenic, boron, chromium, copper, iodine, iron, manganese, molybdenum, nickel, silicon, vanadium, and zinc. Washington (DC): The National Academies Press (US); 2001.
8. Institute of Medicine. Dietary reference intakes [DRI] for vitamin C, vitamin E, selenium, and carotenoids. Washington (DC): The National Academies Press (US); 2000.
9. Institute of Medicine. Dietary reference intakes [DRI] for water, potassium, sodium, chloride, and sulfate. Washington (DC): The National Academies Press (US); 2005.
10. Koletzko B, Poindexter B, Uauy R. Nutritional care of preterm infants: scientific basis and practical guidelines. World Rev Nutr Diet. 2014;110:1-314.
11. Mehta NM, Skillman HE, Irving SY, Coss-Bu JA, Vermilyea S, Farrington EA, et al. Guidelines for the provision and assessment of nutrition support therapy in the pediatric critically ill patient: Society of Critical Care Medicine and American Society for Parenteral and Enteral Nutrition. J Parenter Enter Nutr. 2017;41:706-42.
12. Schofield WN. Predicting basal metabolic rate, new standards and review of previous work. Hum Nutr Clin Nutr. 1985;39(Suppl1): 5-41.
13. World Health Organization – WHO. The WHO Child Growth Standards. Disponível em: www.who.int/childgrowth/standards/en/. Acesso em: jan. 2020.

Parte 2
DIETAS HOSPITALARES

6

DIETAS HOSPITALARES, FÓRMULAS INFANTIS E DIETAS ENTERAIS

Adriana Hidelfonso Zampolo
Patrícia Zamberlan

A expressão "dieta hospitalar" é empregada para listar as preparações que atendem ao cardápio de um paciente, sendo modificada a partir da dieta normal.

As dietas hospitalares em pediatria são padronizadas segundo as modificações qualitativas e quantitativas da alimentação normal para a idade, assim como da consistência, temperatura, volume, valor calórico, alterações e restrições de nutrientes. Podem ser oferecidas por via oral ou enteral por sondas e, assim, são classificadas com base em suas principais características, indicações e nos alimentos ou preparações que serão servidos.

Objetivo do algoritmo: orientar os profissionais da saúde quanto aos tipos de dietas hospitalares (para via oral ou enteral) existentes e suas indicações de uso na pediatria.

Público-alvo: crianças e/ou adolescentes hospitalizados em regime de internação.

Manejo clínico

O médico direciona o tipo de dieta a ser ofertada ao paciente por intermédio da prescrição médica, e o nutricionista elabora a prescrição dietética com base na via de administração e nos tipos de dieta disponíveis para uso (Anexos 1 e 2).

ANEXOS

ANEXO 1. DIETAS HOSPITALARES DE ROTINA

Dieta geral: refeição normal, indicada para pacientes sem restrições alimentares ou sem indicações dietoterápicas específicas. O paciente pode receber qualquer tipo de preparação de acordo com sua tolerância alimentar.

Dieta branda: composta por alimentos bem cozidos, com fibras abrandadas pela cocção, em consistência mole ou macia, de fácil mastigação, deglutição e digestão, normal em calorias e nutrientes, moderada em resíduos. Indicada para pacientes com enfermidades que envolvam o trato gastrointestinal, utilizada como transição para dieta geral.

Dieta leve: tem por objetivo facilitar a digestão e o esvaziamento do aparelho digestivo, por isso é composta por alimentos fáceis de digerir, tais como mingau, sopa, suco de frutas e gelatina.

Dieta pastosa: composta por alimentos bem macios, bem cozidos, em forma de purês, papas e mingaus. A dieta pastosa é indicada principalmente para pacientes com disfagia, dificuldades de mastigação e deglutição (como ausência de dentes ou problemas motores), alterações gastrintestinais ou outras situações clínicas, como o período pós-cirúrgico.

Dieta líquida: composta por líquidos como água, chás, sucos, gelatinas, sopas e vitaminas, com o objetivo de ser facilmente deglutida e digerida. Indicada para problemas na mastigação ou do aparelho digestivo, e períodos pré e pós-operatório. Deve ser utilizada por um curto período de tempo, podendo ser dividida em dieta líquida clara, que fornece líquidos, eletrólitos e pequena quantidade de energia (p. ex., chás, suco de frutas, gelatina), e dieta líquida completa (que é constituída de líquidos como sopas, leite, mingau), mas pobre em fibras.

Dieta hipossódica: dieta pobre em sódio (Na), que se concentra em especial no sal de cozinha (NaCl). Indicada para pacientes hipertensos, cardiopatas, com retenção de líquidos (edemas) como os hepatopatas e portadores de doença renal. Preparada sem o sal de adição.

Dieta isenta de glúten: dieta normal em nutrientes e calorias, porém totalmente isenta de glúten (que está presente em cereais como trigo, centeio, cevada e aveia) e seus derivados. Indicada para pacientes diagnosticados com doença celíaca, para os quais a dieta de exclusão é permanente. No Brasil, é obrigatório constar em todos os rótulos de produtos alimentícios as frases "contém glúten" ou "não contém glúten".

Dieta hipogordurosa: dieta pobre em gorduras, principalmente as gorduras saturadas. Indicada para pacientes com hipercolesterolemia, cirrose, cardiopatias e obesos.

Dieta hipoproteica: dieta pobre em proteínas, indicada para pacientes com ingestão controlada de proteínas, como os portadores de insuficiência renal e de cirrose hepática.

Dieta hipercalórica: dieta rica em calorias e alimentos hipercalóricos. Indicada para pacientes com demandas energéticas aumentadas, ou subnutridos.

Dieta sem resíduos: dieta isenta de alimentos ricos em fibra, como grãos e cereais integrais, castanhas, sementes, frutas *in natura* ou secas e verduras. É considerado resíduo o alimento não digerido, incluindo a fibra, que aumenta o bolo fecal. O objetivo da dieta é reduzir os movimentos peristálticos intestinais, aliviando, assim, sintomas como diarreia, distensão abdominal, gases e cólicas. A dieta sem resíduos é muito indicada nas fases de pré e pós-operatório, especialmente de cirurgias do cólon, e no preparo de exames.

Dieta laxativa: dieta normal em nutrientes e calorias, rica em fibras e líquidos. Está indicada para pacientes com dificuldade de evacuação, inclusive nos períodos pós-cirúrgicos. As fibras alimentares estimulam o peristaltismo intestinal, além de auxiliar na formação de fezes mais macias, contribuindo para a normalização do trânsito intestinal.

Dieta pobre em potássio: dieta normal em nutrientes e calorias, porém restrita em alimentos ricos em potássio como verduras, frutas e legumes crus, oleaginosas, chocolate, café, bebidas isotônicas e mel. Indicada principalmente para pacientes portadores de doenças renais e cardiovasculares.

ANEXO 2. FÓRMULAS INFANTIS

Fórmula infantil para lactentes: produto, em forma líquida ou em pó, utilizado sob prescrição, especialmente fabricado para satisfazer, por si só, as necessidades nutricionais dos lactentes sadios durante os primeiros 6 meses de vida (5 meses e 29 dias);

- As fórmulas infantis para lactentes são os produtos à base de leite de vaca ou de outros animais ou de uma mistura destes e/ou de outros ingredientes comprovadamente adequados para alimentação de lactentes até o sexto mês de vida.

- Todos os ingredientes, incluindo aditivos alimentares, devem ser isentos de glúten.
- Devem conter, em 100 mL do produto pronto para consumo de acordo com as instruções do fabricante, no mínimo 60 kcal e no máximo 70 kcal de valor energético.
- Nas fórmulas à base de proteínas do leite de vaca hidrolisadas e não hidrolisadas, o teor mínimo de proteínas deve ser de 1,8 g/100 kcal e o teor máximo de 3,5 g/100 kcal, e, para as fórmulas à base de proteínas isoladas de soja ou de uma mistura destas com proteínas do leite de vaca, o teor mínimo deve ser de 2,25 g/100 kcal e o teor máximo de 3,5 g/100 kcal.
- O conteúdo mínimo de gorduras totais deve ser de 4,4 g/100 kcal e o máximo de 6 g/100 kcal; a razão mínima de ácido linoleico/ácido alfa-linolênico deve ser de 5:1 e a máxima de 15:1.
- O conteúdo mínimo de carboidratos totais deve ser de 9 g/100 kcal e o máximo de 14 g/100 kcal. Somente são permitidas a lactose, a maltose, a sacarose, a glicose, a maltodextrina, o xarope de glicose, o xarope de glicose desidratado e os amidos como carboidratos em fórmulas. O teor mínimo de lactose deve ser de 4,5 g por 100 kcal do produto pronto para o consumo.
- O conteúdo de vitaminas, minerais e outras substâncias deve atender ao disposto na RDC n. 43, de 19 de setembro de 2011, por 100 kcal disponíveis do produto pronto para consumo.

Fórmula infantil de seguimento para lactentes e crianças de primeira infância: produto em forma líquida ou em pó, utilizado quando indicado, para lactentes sadios a partir do sexto mês de vida até 12 meses de idade incompletos (11 meses e 29 dias) e para crianças de primeira infância sadias, constituindo-se o principal elemento líquido de uma dieta progressivamente diversificada.

- As fórmulas infantis de seguimento para lactentes e crianças de primeira infância são os produtos à base de leite de vaca ou de outros animais ou de uma mistura destes e/ou de outros ingredientes comprovadamente adequados para alimentação de lactentes a partir do sexto mês de vida e para alimentação de crianças de primeira infância.
- Todos os ingredientes, incluindo aditivos alimentares, devem ser isentos de glúten.

- Devem conter, em 100 mL do produto pronto para consumo de acordo com as instruções do fabricante, no mínimo 60 kcal e no máximo 70 kcal de valor energético.
- Nas fórmulas à base de proteínas do leite de vaca hidrolisadas não hidrolisadas, o teor mínimo de proteínas deve ser de 1,8 g/100 kcal e o teor máximo de 3,5 g/100 kcal; para fórmulas à base de proteínas do leite de vaca hidrolisadas, o teor mínimo de proteínas deve ser de 2,25 g/100 kcal e o teor máximo de 3,5 g/100 kcal; e para as fórmulas à base de proteínas isoladas de soja ou de uma mistura destas com proteínas do leite de vaca, o teor mínimo deve ser de 2,25 g/100 kcal e o teor máximo de 3,5 g/100 kcal.
- O conteúdo mínimo de gorduras totais deve ser de 4 g/100 kcal e o máximo de 6 g/100 kcal, sendo que a razão mínima de ácido linoleico/ácido alfa-linolênico deve ser de 5:1 e a máxima de 15:1.
- O conteúdo mínimo de carboidratos totais deve ser de 9 g/100 kcal e o máximo de 14 g/100 kcal. Somente são permitidas a lactose, a maltose, a sacarose, a glicose, a maltodextrina, o xarope de glicose, o xarope de glicose desidratado e os amidos (pré-gelatinizados ou pré-cozidos, representando no máximo 30%) como carboidratos em fórmulas. O teor mínimo de lactose deve ser de 4,5 g por 100 kcal do produto pronto para o consumo;
- O conteúdo de vitaminas, minerais e outras substâncias deve atender ao disposto na RDC n. 44, de 19 de setembro de 2011, por 100 kcal disponíveis do produto pronto para consumo.

Fórmula infantil para lactentes destinadas a necessidades dietoterápicas específicas e fórmulas infantis de seguimento para lactentes e crianças de primeira infância destinadas a necessidades dietoterápicas específicas (RDC n. 45, de 19 de setembro de 2011): produto na forma líquida ou em pó destinado a atender, quando necessário, às necessidades nutricionais de lactentes e/ou crianças de primeira infância, decorrentes de alterações fisiológicas e/ou doenças temporárias ou permanentes e/ou para redução de risco de alergias em indivíduos predispostos.

- **Fórmula infantil para lactentes destinada a necessidades dietoterápicas específicas:** aquela cuja composição foi alterada ou especialmente formulada para atender, por si só, às necessidades específicas decorrentes de alterações fisiológicas e/ou doenças temporárias ou permanentes e/ou para a redução de risco de alergias em indivíduos predispostos de lactentes até o sexto mês de vida (5 meses e 29 dias).

- **Fórmula infantil de seguimento para lactentes e crianças de primeira infância destinada a necessidades dietoterápicas específicas:** aquela cuja composição foi alterada ou especialmente formulada para atender às necessidades específicas decorrentes de alterações fisiológicas e/ou doenças temporárias ou permanentes e/ou para a redução de risco de alergias em indivíduos predispostos de lactentes a partir do sexto mês de vida até 12 meses de idade incompletos (11 meses e 29 dias) e de crianças de primeira infância, constituindo-se o principal elemento líquido de uma dieta progressivamente diversificada.
- **Fórmula infantil para recém-nascidos pré-termo (RNPT) e/ou de alto risco:** produtos definidos a RNPT (aqueles que nascem prematuros, ou seja, com menos de 37 semanas de idade gestacional) e/ou de alto risco (aqueles que nascem prematuros com menos de 34 semanas de idade gestacional, aqueles com peso inferior a 1.500 g ou aqueles que nascem com – ou logo após o nascimento apresentam – doença que necessita de tratamento intensivo).
- **Fórmula infantil para lactentes destinada a necessidades dietoterápicas específicas com restrição de lactose:** produto com teor de lactose inferior ou igual a 10 mg/100 kcal.

ANEXO 3. FÓRMULAS PARA NUTRIÇÃO ENTERAL

Alegações descritas no Quadro 1:

- **Fórmula para nutrição enteral:** alimento para fins especiais industrializado apto para uso por tubo e, opcionalmente, por via oral, consumido somente sob orientação médica ou de nutricionista, especialmente processado ou elaborado para ser utilizado de forma exclusiva ou complementar na alimentação de pacientes com capacidade limitada para ingerir, digerir, absorver ou metabolizar alimentos convencionais ou de pacientes que possuem necessidades nutricionais específicas determinadas por sua condição clínica;
- **Fórmula padrão para nutrição enteral:** fórmula para nutrição enteral que atende aos requisitos de composição para macro e micronutrientes estabelecidos com base nas recomendações para população saudável.

- A fórmula deve conter obrigatoriamente proteínas, lipídeos, carboidratos, vitaminas e minerais, conforme estabelecidos na RDC n. 21, de 13 de maio de 2015.
- A proteína deve atender aos seguintes requisitos: a quantidade deve ser maior ou igual a 10% e menor que 20% do valor energético total (VET) do produto; as proteínas devem estar presentes na forma intacta e devem ser de origem animal e/ou vegetal.
- A quantidade total de lipídeos na formulação deve ser maior ou igual a 15% e menor ou igual a 35% do VET do produto.
- A quantidade de carboidratos na formulação deve ser maior ou igual a 45% e menor ou igual a 75% do VET do produto. Os ingredientes utilizados podem fornecer carboidratos na forma intacta ou hidrolisada.
- Pode ser adicionada de fibra alimentar, desde que a quantidade não seja superior a 2 g/100 kcal.
- **Fórmula modificada para nutrição enteral:** fórmula para nutrição enteral que sofreu alteração em relação aos requisitos de composição estabelecidos para fórmula padrão para nutrição enteral, que implique ausência, redução ou aumento dos nutrientes, adição de substâncias não previstas ou de proteínas hidrolisadas.
  - O conteúdo de nutrientes da fórmula modificada para nutrição enteral deve ser baseado nos requisitos de composição específicos para as fórmulas padrão para nutrição enteral, contendo as modificações destinadas a atender às necessidades especiais de pacientes em decorrência de alterações fisiológicas, alterações metabólicas, doenças ou agravos à saúde.
- **Módulo para nutrição enteral:** fórmula para nutrição enteral composta por um dos principais grupos de nutrientes: carboidratos, lipídeos, proteínas, fibras alimentares ou micronutrientes (vitaminas e minerais).
- **Fórmula pediátrica para nutrição enteral:** fórmula modificada para nutrição enteral indicada para crianças menores de 10 anos de idade.

6 ■ Dietas hospitalares, fórmulas infantis e dietas enterais 69

Quadro 1 Alegações autorizadas para fórmulas para nutrição enteral

Nutriente ou substância	Alegação	Critérios na fórmula pronta para o consumo de acordo com instruções de preparo do fabricante
Energia	▪ Fórmula com densidade energética baixa. ▪ Fórmula com densidade energética normal. ▪ Fórmula com densidade energética alta.	▪ Densidade energética inferior a 0,9 kcal/mL. ▪ Densidade energética maior ou igual a 0,9 kcal/mL e menor ou igual a 1,2 kcal/mL. ▪ Densidade energética superior a 1,2 kcal/mL.
Proteína	▪ Fórmula hipoproteica. ▪ Fórmula normoproteica. ▪ Fórmula hiperproteica. ▪ Fórmula intacta ou fórmula polimérica. ▪ Fórmula de aminoácidos livres ▪ Fórmula hidrolisada ou fórmula oligomérica.	▪ Quantidade de proteínas inferior a 10% do VET. ▪ Quantidade de proteínas maior ou igual a 10% e menor que 20% do VET. ▪ Quantidade de proteínas igual ou superior a 20% do VET. ▪ Somente com proteínas na forma intacta. ▪ Somente com aminoácidos livres. ▪ Quantidade de proteínas hidrolisadas na forma de peptídeos (cadeias de 2-50 aminoácidos) superior a 50% do teor de proteína no produto; não podem conter proteínas na forma intacta.
Lipídeos	▪ Fórmula hipolipídica. ▪ Fórmula normolipídica. ▪ Fórmula hiperlipídica ▪ Alto teor de gorduras monoinsaturadas ou alto teor de ômega-9. ▪ Baixo em gorduras saturadas. ▪ Fonte de ômega-3. ▪ Alto teor de ômega-3.	▪ Quantidade de lipídeos inferior a 15% do VET. ▪ Quantidade de lipídeos maior ou igual a 15% e menor ou igual a 35% do VET. ▪ Quantidade de lipídeos superior a 35% do VET. ▪ Quantidade de ácidos graxos monoinsaturados superior a 20% do VET. ▪ Soma das quantidades de ácidos graxos saturados e *trans* inferior ou igual a 0,5 g/100 kcal. ▪ Quantidade de ácido linolênico igual ou superior a 300 mg/100 kcal ou soma das quantidades de EPA e DHA igual ou superior a 40 mg/100 kcal. ▪ Quantidade de ácido linolênico igual ou superior a 600 mg/100 kcal ou soma das quantidades de EPA e DHA igual ou superior a 80 mg/100 kcal.

(continua)

70 Nutrição clínica pediátrica em algoritmos

Quadro 1 Alegações autorizadas para fórmulas para nutrição enteral *(continuação)*

Nutriente ou substância	Alegação	Critérios na fórmula pronta para o consumo de acordo com instruções de preparo do fabricante
Carboidratos	• Sem lactose, não contém lactose ou isento de lactose. • Sem adição de sacarose.	• Quantidade de lactose inferior a 25 mg/100 kcal. • Não contém sacarose adicionada nem ingredientes que contenham sacarose.
Fibras	• Fonte de fibras. • Alto teor de fibras. • Sem fibra.	• Quantidade de fibra superior ou igual a 1,5 g/100 kcal. • Quantidade de fibra superior ou igual a 3 g/100 kcal. • Quantidade de fibra inferior a 0,1 g/100 kcal.
Sódio	Hipossódica	Quantidade de sódio inferior ou igual a 50 mg/100 kcal.
Vitaminas e minerais	• Fonte de... (especificar os nutrientes). • Alto teor de... (especificar os nutrientes).	• Quantidade de nutrientes superior ou igual ao valor mínimo estabelecido na RDC n. 21, de 13 de maio de 2015. • Quantidade dos nutrientes superior ou igual a duas vezes o valor mínimo estabelecido na RDC n. 21, de 13 de maio de 2015.

DHA: ácido docosa-hexaenoico; EPA: eicosapentaenoico; RDC: resolução da Diretoria Colegiada (Anvisa); VET: valor energético total.

Fonte: RDC n. 21, de 13 de maio de 2015.

ANEXO 4. FÓRMULAS INFANTIS EXISTENTES NO MERCADO

Fórmula infantil: indicada para lactentes sadios durante os primeiros 6 meses de vida (5 meses e 29 dias).

Fórmula de seguimento: indicada para lactentes sadios a partir do sexto mês de vida até 12 meses de idade incompletos (11 meses e 29 dias) e para crianças de primeira infância sadias (12-36 meses).

Fórmulas à base de soja: indicada para lactentes que não podem receber proteína do leite de vaca e/ou lactose, bem como alternativa a produtos de origem animal.

Fórmulas à base de leite de cabra: indicada para lactentes sadios durante os primeiros 12 meses de vida.

Fórmula sem lactose: indicada para lactentes que necessitam excluir lactose da alimentação.

Fórmula para transtornos gastrintestinais: indicada para lactentes saudáveis com manifestações clínicas e/ou gastrointestinais como choro excessivo, irritabilidade, cólicas e obstipação.

Fórmula antirregurgitação: indicada no manejo de crianças que apresentam regurgitações.

Fórmula extensamente hidrolisada (proteína submetida a processo extenso de hidrólise que resulta em oligopeptídeos e aminoácidos) e fórmula de aminoácidos (proteína submetida a processo extenso de hidrólise que resulta em aminoácidos): indicadas para crianças com afecções gastrointestinais, síndrome de má absorção, alergia à proteína do leite de vaca, subnutrição grave.

Fórmula para RNPT e/ou de alto risco: indicada para RNPT e/ou baixo peso e/ou de alto risco.

Fórmula hipercalórica: indicada para lactentes com dificuldade de manutenção e/ou ganho de peso, por aumento das necessidades calóricas e/ou redução da ingestão alimentar (cardiopatia congênita, displasia broncopulmonar, fibrose cística, déficit de crescimento).

ANEXO 5. FÓRMULAS PEDIÁTRICAS PARA NUTRIÇÃO ENTERAL EXISTENTES NO MERCADO

- Polimérica completa normocalórica com ou sem fibras.
- Polimérica completa hipercalórica com ou sem fibras.
- Oligomérica completa.

Algoritmo: Dietas hospitalares, fórmulas infantis e dietas enterais

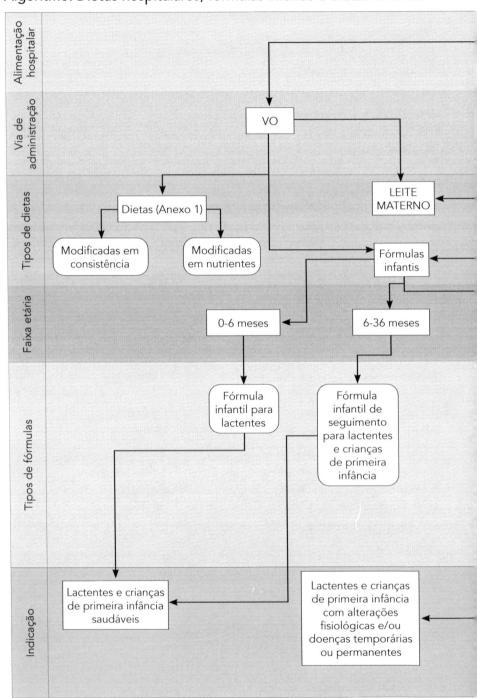

TNE: terapia nutricional enteral; VO: via oral.

6 ■ Dietas hospitalares, fórmulas infantis e dietas enterais 73

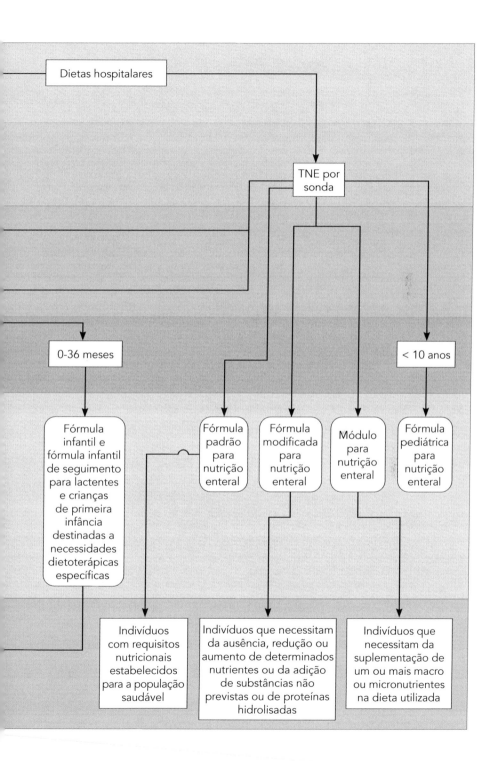

Referências

1. Brasil. RDC n. 21, de 13 de maio de 2015. Disponível em: http://portal.anvisa.gov.br/documents/33880/2568070/RDC_21_2015.pdf/df60e69d-974d-4204-9fe7-74e8943a135a. Acesso em: 20/12/2019.
2. Brasil. RDC n. 43, de 19 de setembro de 2011. Disponível em: http://www.ibfan.org.br/site/wpcontent/uploads/2014/06/Resolucao_RDC_n_43_de_19_de_setembro_de_2011.pd. Acesso em: 20/12/2019.
3. Brasil. RDC n. 44, de 19 de setembro de 2011. Disponível em: http://www.ibfan.org.br/site/wpcontent/uploads/2014/06/Resolucao_RDC_n_44_de_19_de_setembro_de_2011.pdf. Acesso em: 20/12/2019.
4. Brasil. RDC n. 45, de 19 de setembro de 2011. Disponível em: http://www.ibfan.org.br/site/wpcontent/uploads/2014/06/Resolucao_RDC_n_45_de_19_de_setembro_de_2011.pdf. Acesso em: 20/12/2019.
5. Brasil. RDC n. 46, de 19 de setembro de 2011. Disponível em: https://www.saude.rj.gov.br/comum/code/MostrarArquivo.php?C=MTk3Nw%2C%2C. Acesso em: 20/12/2019.Feferbaum R, Silva APA, Marco D. Nutrição enteral em pediatria. São Caetano do Sul: Yendis; 2012.
6. Isosaki M, Cardoso E, de Oliveira A. Manual de dietoterapia e avaliação nutricional: Serviço de Nutrição e Dietética do Instituto do Coração – HCFMUSP. 2.ed. São Paulo: Atheneu; 2009.
7. Nascimento AG, Esteves HCT, Pereira NHU, Pissiguelli R, Vivian TAB, Oliveira VC. Dietas hospitalares modificadas em consistência. In: Silva APA, Nascimento AG, Zamberlan P. Manual de dieta e condutas nutricionais em pediatria. São Paulo: Atheneu; 2014. p.195-214.
8. Waitzberg DL. Nutrição oral, enteral e parenteral na prática clínica. 4.ed. São Paulo: Atheneu; 2009.

Parte 3
CARDIOPATIAS

7

CARDIOPATIAS CONGÊNITAS E ADQUIRIDAS

Ana Flávia Soares
Rafaela Rodrigues Vieira
Patrícia Zamberlan
Jaqueline Wagenführ
Adriana Servilha Gandolfo
Letícia Gomes de Oliveira
Ary Lopes Cardoso

Introdução

O termo cardiopatia é uma referência genérica às doenças do coração. As cardiopatias congênitas (CC) são um grupo de malformações do coração e dos grandes vasos, podendo ser classificadas como cianóticas e acianóticas, de acordo com a direção do fluxo sanguíneo (Quadro 1). Sua incidência é relativamente alta: 9 para cada mil nascidos vivos, sendo que cerca de 1/4 desses pacientes necessitarão de intervenção cirúrgica em algum momento da vida.

Crianças com CC são frequentemente subnutridas, devido a três principais causas: ingestão inadequada (por anorexia, fadiga ao se alimentar, dificuldade de mastigação ou deglutição, restrição hídrica, infecções recorrentes e fatores psicossociais), absorção insuficiente (por vômitos, baixa perfusão intestinal, edema de alças intestinais, perdas nutricionais nas fezes e atrofia de mucosa intestinal) e aumento da necessidade energética (por estresse metabólico, taquipneia, taquicardia, hipertrofia cardíaca, aumento da atividade do sistema nervoso simpático, infecções/sepse e policitemia para compensar a hipóxia).

Em geral, a subnutrição nessas crianças é crônica, grave e progressiva, e em casos extremos pode resultar em caquexia. A perda de massa corporal afeta o organismo como um todo, incluindo o coração e os músculos respiratórios, comprometendo gravemente as funções miocárdica e ventilatória, a capacidade de cicatrização e a competência imunológica, o que aumenta os riscos de infecção.

Quadro 1 Descrição das cardiopatias congênitas

Tipo	Nome	Descrição
Acianogênicas	CIA	Abertura anormal no septo entre os dois átrios. Há mistura de sangue arterial com sangue venoso, causando hiperfluxo pulmonar. Cursa com dificuldade de ganho ponderal, taquipneia e infecções respiratórias.
	CIV	Abertura anormal no septo entre os dois ventrículos. Há mistura de sangue arterial com sangue venoso, causando hiperfluxo pulmonar. Cursa com dificuldade de ganho ponderal, taquipneia, infecções respiratórias e sopro.
	PDA	Não fechamento do canal arterial, resultando em desvio do sangue oxigenado da aorta para as artérias pulmonares, o que causa hiperfluxo pulmonar. Cursa com dificuldade de ganho ponderal, taquipneia, infecções respiratórias e sopro.
	DSAV	Defeito no septo entre os dois átrios e os dois ventrículos, gerando comunicação entre ambos, o que causa hiperfluxo pulmonar. Cursa com aumento da frequência cardíaca, dificuldade de ganho ponderal e infecções respiratórias.
	CoAo	Estreitamento da aorta, obstruindo a passagem de sangue arterial para a circulação sistêmica. Cursa com insuficiência cardíaca, hipertensão arterial, taquipneia, dificuldade de ganho ponderal, e pode evoluir para choque cardiogênico.
	Estenose aórtica valvar	Estreitamento da válvula aórtica, reduzindo o fluxo sanguíneo do ventrículo esquerdo para a aorta. O quadro clínico varia de insuficiência cardíaca congestiva até baixo débito cardíaco grave.
Cianogênicas	Tetralogia de Fallot	Sua forma clássica é constituída de estenose pulmonar, CIV, hipertrofia do ventrículo direito e anterodextroposição da raiz aórtica. Cursa com cianose, diminuição do fluxo pulmonar, *shunt* direita-esquerda e comprometimento do desenvolvimento pôndero-estatural.
	Estenose pulmonar	Estreitamento da válvula pulmonar, obstruindo o fluxo sanguíneo do ventrículo direito para a artéria pulmonar. Cursa com cianose, taquipneia, cansaço e comprometimento do desenvolvimento pôndero-estatural.
	Atresia tricúspide	Coração univentricular com ausência de conexão atrioventricular direita. A valva tricúspide é totalmente ausente e o átrio direito é dilatado, com a única via sendo a CIA. As manifestações clínicas são cianose por redução do fluxo pulmonar, insuficiência cardíaca congestiva com dilatação do átrio direito e arritmias, cianose e dificuldade de ganho de peso.
	Atresia pulmonar	Formação anormal ou ausência da válvula pulmonar impedindo a passagem sanguínea do ventrículo direito para a artéria pulmonar, cursando com hipofluxo pulmonar, cianose, taquipneia, cansaço e dificuldade de ganho ponderal.

(continua)

78 Nutrição clínica pediátrica em algoritmos

Quadro 1 Descrição das cardiopatias congênitas *(continuação)*

Tipo	Nome	Descrição
Cianogênicas	Anomalia de Ebstein	Malformação e deslocamento da valva tricúspide para a cavidade ventricular direita. O quadro clínico é de cianose por redução do fluxo pulmonar e insuficiência cardíaca congestiva com dilatação do átrio direito e arritmias. As manifestações clínicas são cianose, hipovolemia pulmonar e *shunt* em nível atrial e ventricular.
	Síndrome da hipoplasia do coração esquerdo	Subdesenvolvimento do lado esquerdo do coração, incluindo as válvulas mitral e aórtica, ventrículo esquerdo e aorta. Cursa com insuficiência cardíaca, cianose, taquipneia, aumento dos batimentos cardíacos, dificuldade de ganho ponderal, má perfusão das extremidades e letargia.
	Arco aórtico interrompido	Ausência ou descontinuação de parte do arco aórtico, obstruindo a passagem de sangue arterial para circulação sistêmica. O tratamento consiste em manter o canal arterial aberto, havendo assim mistura de sangue arterial com sangue venoso. Cursa com insuficiência cardíaca, cianose, taquipneia, aumento dos batimentos cardíacos, dificuldade de ganho ponderal, má perfusão das extremidades e letargia.
	TGA	Posição invertida da artéria pulmonar e da aorta, levando sangue venoso para a circulação sistêmica. O tratamento consiste em manter o canal arterial aberto, havendo, assim, mistura de sangue arterial com sangue venoso. Cursa com cianose, taquipneia, cansaço, taquicardia, edema e dificuldade de ganho ponderal.
	Drenagem anômala total de veias pulmonares	Inserção das veias pulmonares no átrio esquerdo, associada a uma CIA para manter o fluxo da circulação pulmonar e sistêmica. Cursa com dificuldade de ganho ponderal, taquipneia, cianose e infecções respiratórias.
	Ventrículo direito de dupla saída	As artérias pulmonar e aorta saem do ventrículo direito. Cursa com cianose, dificuldade de ganho ponderal, cansaço, sudorese, taquipneia e falta de ar.
	Ventrículo esquerdo de entrada dupla	Somente o ventrículo esquerdo é bem formado (ventrículo direito é subdesenvolvido). Assim, o ventrículo esquerdo recebe todo o sangue venoso, que se mistura com o sangue oxigenado. Cursa com cianose, taquipneia, cansaço, taquicardia e dificuldade de ganho ponderal.
	Truncus arteriosus	Combinação da artéria pulmonar com a aorta, formando um tronco arterial único que envia sangue tanto para o pulmão quanto para os tecidos. Cursa com hiperfluxo pulmonar, cianose, cansaço, sudorese e taquipneia.

CIA: comunicação interatrial; CIV: comunicação interventricular; CoAo: coarctação da aorta; DSAV: defeito septal atrioventricular; PDA: persistência do ducto arterial; TGA: transposição de grandes artérias.

Fonte: Roman, 2011; Serrano et al., 2009.

Algumas CC podem se resolver espontaneamente. Entretanto, a maioria dos pacientes apresenta defeitos que requerem correção ou paliação cirúrgica. Existem diversas técnicas, sendo que o tipo de defeito determina a intervenção necessária. As cardiopatias mais estrutural e nutricionalmente desafiadoras exigem vários procedimentos cirúrgicos, espaçados ao longo de muitos meses ou anos.

Os pacientes com necessidade de paliação ou reparo em vários estágios cirúrgicos têm maior risco nutricional do que as crianças com defeitos mais simples ou que não requerem qualquer tipo de intervenção. Na maioria dos casos, o tratamento cirúrgico deve ser feito com o auxílio de circulação extracorpórea (CEC). Após o seu uso, os pacientes, em especial os neonatos, têm maior propensão ao desenvolvimento de edema ou restrição hídrica.

A criança com cardiopatia necessita de atenção nutricional para seu crescimento e desenvolvimento, principalmente na fase crítica da doença. A intervenção nutricional precoce rompe o ciclo desnutrição-função cardiopulmonar, melhorando assim o prognóstico dos pacientes.

As recomendações nutricionais devem ser individualizadas e ajustadas conforme o estado clínico das crianças, tendo por objetivo promover o crescimento e o ganho ponderal adequado, atingir as necessidades nutricionais, prevenir ou tratar a subnutrição e restabelecer a homeostase metabólica. A taxa metabólica basal de crianças com CC é de 3-5 vezes maior que crianças sem a condição. Para estimar as necessidades energéticas, a calorimetria indireta é o método mais confiável; porém, na impossibilidade, equações preditivas podem ser utilizadas (Quadro 2).

Quadro 2 Recomendações de energia, proteína e fluidos para crianças cardiopatas

Idade	Energia	Proteína	Fluidos
RNPT/baixo peso	▪ 120-150 kcal/kg/dia. ▪ *Catch up:* 140-200 kcal/kg/dia.	3-4 g/kg/dia	100 mL/kg/dia (subnutridos: 130 mL/kg/dia)
RNT lactentes	120-150 kcal/kg/dia	3-3,5 g/kg/dia	
RN e lactentes no pós-operatório (primeiros 5 dias)	Calorimetria indireta ou 55-60 kcal/kg/dia		
Crianças e adolescentes	DRI, 2001.	▪ 1-4 anos: 5-20% VET. ▪ A partir de 4 anos: 10-30% VET.	

RN: recém-nascido; RNPT: recém-nascido pré-termo; RNT: recém-nascido a termo; VET: valor energético total.

Fonte: Roman, 2011; Holliday e Segar, 1957; Mehta et al., 2017; DRI, 2001.

A via oral (VO) é a via preferencial para a oferta de alimentos. As terapias nutricionais enteral (TNE) ou parenteral (TNP) podem ser utilizadas de forma suplementar, exclusiva ou para trofismo, sendo indicadas quando a oferta de alimentos por VO não atinge as necessidades nutricionais ou quando o trato gastrointestinal (TGI) não está funcionante.

Para escolha da dieta mais adequada, é recomendado avaliar as demandas nutricionais individuais, a integridade do TGI (capacidade digestiva e absortiva) e a necessidade de restrição hídrica e de eletrólitos. A alimentação saudável e adequada para a idade deve ser priorizada; entretanto, na maioria dos casos, a oferta de dietoterapia específica é necessária.

Um exemplo de dietoterapia específica por vezes utilizada nas cardiopatias é a dieta ou fórmula oligomérica, considerada nos casos de subnutrição grave, tempo de CEC prolongado, choque no intra ou pós-operatório e má absorção intestinal (por hipoperfusão ou edema intestinal). A dieta deve ser transicionada para polimérica assim que as condições clínicas permitam, de forma gradual e de acordo com a tolerância individual.

Em pacientes subnutridos graves, com o intuito de evitar a síndrome de realimentação, é importante iniciar a oferta de calorias e nutrientes de forma gradual, com aproximadamente 30% das necessidades diárias e aumentos de 10% ao dia, até que a meta estabelecida seja atingida. Pelo mesmo motivo, é importante monitorar os exames laboratoriais durante a progressão da dieta (ver o algoritmo "Subnutrição", no capítulo 29).

Quando o paciente está em vigência de TNE, a progressão da dieta para oferta plena pode estar comprometida nos casos de má perfusão intestinal, hipoxemia ou baixo débito cardíaco. Nesses casos, a infusão contínua ou o gotejamento lento é uma alternativa que possibilita melhor absorção dos nutrientes, menor oscilação de gasto energético e redução das chances de distensão abdominal. A transição para administração intermitente deve ser realizada de forma lenta, monitorando a tolerância à oferta de nutrientes para evitar descompensação cardíaca.

A TNP é indicada quando há impossibilidade de iniciar a alimentação por via enteral em 3-5 dias, ou quando não é possível utilizar o trato gastrointestinal (TGI). A restrição de volume é uma limitação a sua oferta, portanto é importante discutir com a equipe a possibilidade de concentrar ao máximo o volume de medicamentos, para priorizar a TN.

O manejo nutricional dos sintomas relacionados à dieta ou à própria cardiopatia deve ocorrer de forma individualizada de acordo com os sinais clínicos apresentados, de forma a prevenir repercussões negativas sobre o estado nutricional dos pacientes. Por esse motivo, alguns nutrientes merecem especial atenção (Quadro 3). Além disso, é importante levar em conta que alguns fármacos utilizados podem ter efeitos colaterais, impactando negativamente no estado nutricional (Quadro 4).

Quadro 3 Recomendações de nutrientes de interesse nas cardiopatias

Nutriente	Recomendação diária	Importância
Ferro	DRI, 2001	Mineral que compõe parte da proteína hemoglobina (disponibiliza oxigênio para o sangue) e parte da proteína mioglobina (disponibiliza oxigênio para a contração muscular). A suplementação deve ser cautelosa, pois o excesso pode induzir ao estresse oxidativo e favorecer a proliferação bacteriana.
Sódio	DRI, 2001	Mantém o equilíbrio hidroeletrolítico, auxilia na transmissão de impulsos nervosos e contração muscular. O consumo excessivo ocasiona edema e hipertensão arterial sistêmica. A restrição quanto a seu consumo deve ser individualizada e de acordo com os sintomas e sinais clínicos.
Potássio	DRI, 2001	Mantém o equilíbrio hidroeletrolítico, auxilia a transmissão de impulsos nervosos e de contrações musculares. Níveis altos podem cursar com parada cardíaca. O uso de diuréticos pode levar a sua deficiência, com risco de arritmia e de fraqueza muscular. Na síndrome de realimentação, seu nível sérico pode estar diminuído.
Cloreto	DRI, 2001	Mantém o equilíbrio hidroeletrolítico e ocorre com mais frequência ligado ao sódio.
Magnésio	DRI, 2001	Importante para evitar a desmineralização óssea (comum em crianças com CC). Atua nas contrações musculares e na transmissão de impulsos nervosos. O uso de diuréticos pode levar a sua deficiência, com risco de arritmia e fraqueza muscular. Na síndrome de realimentação, seu nível sérico pode estar diminuído.

(continua)

82 Nutrição clínica pediátrica em algoritmos

Quadro 3 Recomendações de nutrientes de interesse nas cardiopatias
(continuação)

Nutriente	Recomendação diária	Importância
Vitamina D	Maiya et al., 2008	Importante para evitar a desmineralização óssea. A suplementação pode ser considerada em crianças com disfunção miocárdica.
Cálcio	DRI, 2001	Importante para evitar a desmineralização óssea. Atua nas contrações e relaxamentos musculares, na coagulação sanguínea e na manutenção da pressão arterial em níveis normais. O uso de diuréticos pode levar a sua deficiência, com risco de arritmia e fraqueza muscular.
Fósforo	DRI, 2001	Importante para evitar a desmineralização óssea. Atua na manutenção do equilíbrio ácido-base. O uso de diuréticos pode levar a sua deficiência, com risco de arritmia e de fraqueza muscular. Na síndrome de realimentação, seu nível sérico pode estar diminuído.
Tiamina	DRI, 2001	Na síndrome de realimentação, seu nível sérico pode estar diminuído. Também pode haver deficiência pelo uso de doses altas de diurético e baixa ingestão. A deficiência pode causar insuficiência cardíaca e diminuir a resistência vascular periférica.
Carnitina	100 mg/kg/dia (Leite e Benzecry, 2018)	A contratilidade miocárdica depende primariamente do metabolismo lipídico. A carnitina transporta os ácidos graxos de cadeia longa para dentro da mitocôndria. Na deficiência primária de carnitina, sua suplementação pode auxiliar no tratamento dos sintomas cardíacos.
CC: cardiopatias congênitas.		

Fonte: DRI, 2001; Leite e Benzecry, 2009; Maiya et al., 2008.

Quadro 4 Fármacos utilizados nas cardiopatias e sintomas com impacto sobre o estado nutricional

Classe de medicamento	Sintomas
Antiarrítmicos	Náusea, vômitos, constipação, dor abdominal, anorexia, diarreia
Anticoagulante	Adequação da ingestão de vitamina K, diarreia, náusea, dor abdominal, anorexia
Diuréticos	Dor abdominal, náusea, distúrbios eletrolíticos, anorexia, vômitos, gastrite
Inotrópicos	Náusea, anorexia, vômito, intolerância à dieta, distúrbios eletrolíticos, aumento do consumo energético do miocárdio, fraqueza
Controle da dor/sedativos	Náuseas, vômitos, diminuição da necessidade energética
Vasodilatadores	Náuseas, vômitos, dor abdominal, boca seca, diarreia

Fonte: Roman, 2011.

Como consequência ao aumento das necessidades nutricionais e de possível restrição hídrica, a oferta de micronutrientes por meio da terapia nutricional pode ser insuficiente para suprir a demanda requerida. Dessa forma, o monitoramento de exames laboratoriais deve ser periódico, a fim de prevenir carências secundárias a deficiências de vitaminas e minerais.

Objetivo do algoritmo: orientar o manejo nutricional de recém-nascidos (RN), lactentes, crianças ou adolescentes com cardiopatia congênita ou adquirida.

Público-alvo: RN, lactentes, crianças ou adolescentes com cardiopatia congênita.

Manejo clínico

O cardiologista pediátrico e o pediatra definem a estratégia nutricional compatível com o quadro clínico (agudo ou crônico) da criança.

O nutricionista é o responsável por realizar a avaliação nutricional, o diagnóstico nutricional, elaborar a prescrição dietética e acompanhar a evolução nutricional (aceitação alimentar, antropometria, composição corporal, exames laboratoriais) do RN, lactente, criança ou adolescente, discutindo com a equipe a condução do caso.

Algoritmo: Cardiopatias congênitas e adquiridas

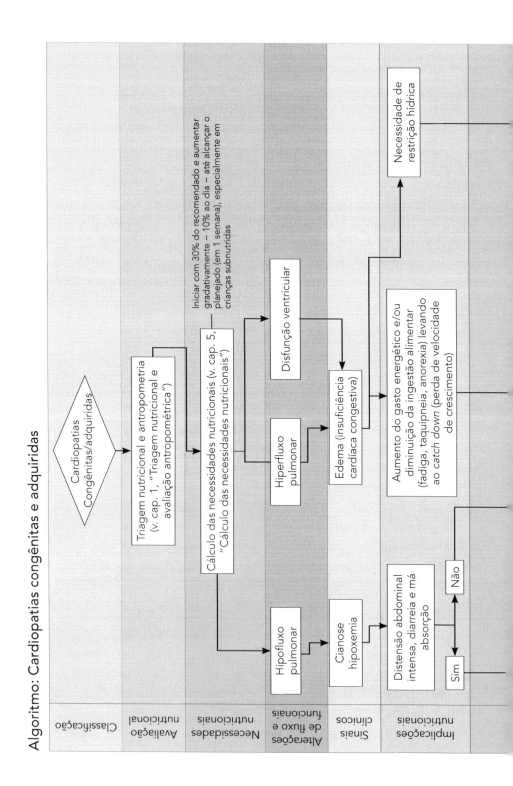

| Conduta | Fórmula extensamente hidrolisada ou dieta oligomérica completa | **Dieta hipercalórica**
RN e lactentes = fórmula infantil hipercalórica (no caso de leite materno, aditivar)
Crianças e adolescentes = dieta polimérica hipercalórica, se TNE; acréscimo de alimentos hipercalóricos, se dieta VO |

Avaliação nutricional

- Laboratorial
  - Perfil de ferro, cálcio, fósforo, magnésio, vitamina D, sódio, potássio, tiamina e carnitina nas miocardiopatias dilatadas
- Antropométrica
  - IMC/I e CB a cada 7-10 dias
  - Piora
- Ingestão/tolerância
  - VO
    - < 75% do planejado
  - TNE
    - Intolerância

Evolução nutricional (monitoramento)

Conduta

Se exames alterados, corrigir com suplementação de vitaminas e minerais
(VO, enteral ou parenteral)
Carnitina = 50-100 mg/kg/dia
Tiamina = 25-100 mg/dia (EV) por 1 semana; depois manter 35 mg/dia (VO) por 6 semanas

Introduzir TN (seguir algoritmos do cap. 34, "Terapia nutricional")

Seguir algoritmos do cap. 34, "Terapia nutricional"

CB: circunferência do braço; IMC/I: índice de massa corporal para a idade; RN: recém-nascido; TN: terapia nutricional; TNE: terapia nutricional enteral; VO: via oral.

Referências

1. Holliday MA, Segar WE. The maintenance need for water in parenteral fluid therapy. Pediatrics. 1957;19:823-32.
2. Institute of Medicine. Dietary reference intakes (DRI). Disponível em: https://www.nal.usda.gov/sites/default/files/fnic_uploads/recommended_intakes_individuals.pdf. Acesso em: 3/12/2021.
3. Leite HP, Benzecry SG. Terapia nutricional na criança cardiopata. In: Palma D, Escrivão MAMS, Oliveira FLC. Guia de nutrição clínica na infância e na adolescência. São Paulo: Manole; 2009. p.541-6.
4. Maiya S, Sullivan I, Allgrove J, Yates R, Malone M, Brain C, et al. Hypocalcaemia and vitamin D deficiency: an important, but preventable, cause of life-threatening infant heart failure. Heart. 2008;94:581-4.
5. Mehta NM, Skillman HE, Irving SY, Coss-Bu JA, Vermilyea S, Farrington EA, et al. Guidelines for the provision and assessment of nutrition support therapy in the pediatric critically ill patient: Society of Critical Care Medicine and American Society for Parenteral and Enteral Nutrition. J Parenter Enter Nutr. 2017;41:706-42.
6. Oba J. Terapia nutricional da criança com cardiopatia congênita. In: Ebaid M. Cardiologia em pediatria: temas fundamentais. São Paulo: Roca; 2000. p. 495-512 (Série InCor).
7. Roman, B. Nourishing little hearts: nutritional implications for congenital heart defects. Practical Gastroenterology. 2011;35:11-34.
8. Serrano C, Timerman A, Stefanini E. Tratado de cardiologia SOCESP. São Paulo: Manole; 2009.
9. Tume LN, Balmaks R, da Cruz E, Latten L, Verbruggen S, Valla FV, et al. Enteral feeding practices in infants with congenital heart disease across European PICUs: a European Society of Pediatric and Neonatal Intensive Care survey. Pediatr Crit Care. 2018;19:137-44.
10. Vaidyanathan B, Radhakrishnan R, Sarala DA, Sundaram KR, Kumar RK. What determines nutritional recovery in malnourished children after correction of congenital heart defects? Pediatrics. 2009;124:294-9.
11. Wong JJ, Cheifetz IM, Ong C, Nakao M, Lee JH. Nutrition support for children undergoing congenital heart surgeries: a narrative review. World J Pediatr Congenit Heart Surg. 2015;6:443-54.

8

QUILOTÓRAX

Patrícia Zamberlan
Priscila Aparecida da Silva
Rayane Ferreira

Definição

Quilotórax ou derrame pleural quiloso é definido como o extravasamento de fluido linfático na cavidade pleural, secundário a vazamento do ducto ou traumatismo do canal torácico, que causa dificuldade no escoamento do quilo (o termo refere-se à aparência leitosa do fluido linfático, caracterizada pela gordura nele contida). Está associado a morbidade significativa, incluindo comprometimento respiratório, subnutrição, imunodeficiência e infecção. Entre as principais causas do quilotórax estão malformações anatômicas congênitas, síndromes e traumatismo torácico, em particular intervenções cirúrgicas.

O sintoma inicial da presença do quilotórax é o acúmulo de fluido no espaço pleural. O diagnóstico pode ser confirmado pela análise de triacilgliceróis e colesterol no líquido pleural, assim como pela contagem de células com fração de linfócitos.

Objetivo do algoritmo: direcionar a terapia nutricional de crianças e/ou adolescentes que apresentam quilotórax.

Público-alvo: crianças e/ou adolescentes com diagnóstico de quilotórax.

Manejo clínico

O tratamento conservador do quilotórax tem por objetivo primário aliviar os sintomas respiratórios por intermédio da drenagem do líquido pleural, e a terapia nutricional visa auxiliar na redução desse volume, com a manutenção da condição nutricional.

O médico é o responsável por avaliar a suspeita clínica, confirmar o diagnóstico e indicar a terapia nutricional.

O nutricionista é o responsável por realizar a avaliação nutricional, o diagnóstico nutricional, elaborar a prescrição dietética e monitorar a terapia nutricional, discutindo com a equipe multiprofissional a evolução do paciente e as intervenções necessárias.

Algoritmo: Quilotórax

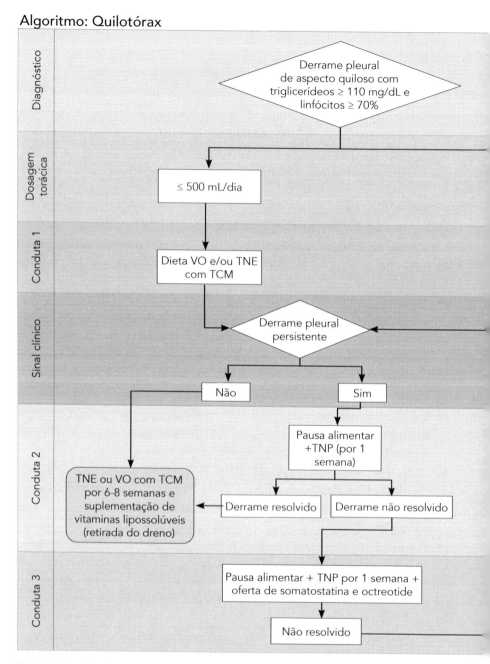

TCM: triglicérides de cadeia média; TNE: terapia nutricional enteral; TNP: terapia nutricional parenteral; VO: via oral.

```
> 500 mL/dia
        │
        ▼
Pausa alimentar
+TNP (1 semana)
```

```
Cirurgia  →  TNP por  →  Dieta VO  →  Dieta VO
ducto        1-2 semanas  e/ou TNE com  e/ou TNE sem
                          TCM          restrição de
                                       gordura
```

Referências

1. Bialkowski A, Poets CF, Franz AR; Erhebungseinheit für seltene pädiatrische Erkrankungen in Deutschland Study Group. Congenital chylothorax: a prospective nationwide epidemiological study in Germany. Arch Dis Child Fetal Neonatal Ed. 2015;100:F169-72.
2. Church JT, Antunez AG, Dean A, Matusko N, Deatrick KB, Attar MA, et al. Evidence-based management of chylothorax infants. J Pediatr Surg. 2017;52:907-12.
3. Panthongviriyakul C, Bines JE. Post-operative chylothorax in children: an evidence-based management algorithm. J Paediatr Child Health. 2008;44:716-21.
4. Tudor JD. Chylothorax in infants and children. Pediatrics. 2014;133:722-33.
5. Vaz MAC, Fernandes PP. Quilotórax. J Bras Pneumol. 2006;32(Supl4):S197-S203.

Parte 4
CIRURGIA PEDIÁTRICA

9

ABREVIAÇÃO DE JEJUM PRÉ-PROCEDIMENTO CIRÚRGICO

Adriana Servilha Gandolfo
Maria Aparecida Carlos Bonfim
Alberto Carame Helito
Manoel Carlos Prieto Velhote
Priscilla Ferreira Neto Cardoso

Introdução

O tempo de jejum pré-operatório por um período médio de 14-16 horas potencializa os efeitos deletérios da resposta endócrino-metabólica ao trauma cirúrgico.

Para diminuir os efeitos negativos do jejum prolongado, como sede, fome, ansiedade e vômitos, e melhorar a resposta inflamatória, a resistência periférica à insulina, a resposta metabólica e o balanço nitrogenado na população pediátrica, recomenda-se jejum de 6 horas para sólidos, 4 horas para leite materno e 1 a 2 horas para líquidos claros (sem resíduos).

A abreviação do jejum pré-operatório com ingestão de líquidos claros até 1 a 2 horas antes do procedimento cirúrgico, quando bem indicada, é uma conduta segura e traz inúmeros benefícios, como redução da irritabilidade, controle de náuseas e vômitos, redução dos episódios de hipoglicemia e restrição do uso de fluidos venosos, além de melhorar o grau de satisfação da criança e de seus familiares.

Objetivo do algoritmo: direcionar a oferta de líquidos claros (sem resíduos) com ou sem maltodextrina a 12,5% para crianças e adolescentes em 1 a 2 horas antes do procedimento cirúrgico.

Público-alvo: crianças e/ou adolescentes que serão submetidos à anestesia para procedimento cirúrgico.

Manejo clínico

Os pacientes ambulatoriais deverão receber orientação prévia sobre o consumo de alimentos e sobre o tempo de jejum necessário até o momento da admissão no hospital para a realização do procedimento cirúrgico.

Para os pacientes internados, o médico deverá prescrever os líquidos claros ou dieta a partir do horário previsto para a entrada no centro cirúrgico.

O nutricionista é o responsável por conversar com o acompanhante para adequar a oferta de líquidos claros à preferência da criança ou adolescente, e realizar a prescrição dietética destes.

O protocolo não deverá ser utilizado nas seguintes situações:

- Pacientes em tratamento farmacológico para doença do refluxo gastro-esofágico (ou tratamento pregresso nos últimos 12 meses).
- Pacientes em uso de medicamentos que retardam o esvaziamento gástrico (p. ex., ciclosporina, opioides, amitriptilina, bloqueadores de canal de cálcio, octreotide, clorpromazina, prometazina).
- Pacientes com diagnóstico de peritonite/obstrução intestinal/hemorragia digestiva significativa.
- Pacientes em diálise peritoneal e hemodiálise crônica.
- Pacientes em preparo para tomografia computadorizada com emissão de prótons (Pet SCAN).
- Pacientes em uso de soro de manutenção ou nutrição parenteral podem receber líquidos claros conforme prescrição médica.

Pacientes neurológicos, diabéticos, obesos graves e gestantes deverão ser avaliados individualmente para verificação da possível inclusão no protocolo.

Quadro 1 Alimentos sugeridos de acordo o tempo pré-procedimento cirúrgico

Alimento	Tempo de jejum pré-procedimento cirúrgico
Água *ou* água de coco *ou* limonada *ou* chá de ervas *ou* gelatina de cor clara (abacaxi, maracujá) *ou* água com glicose 5% (lactentes)	1 hora antes do procedimento cirúrgico: 3 mL/kg de peso (volume máximo: 150 mL) ou 2 horas antes: 10 mL/kg de peso (volume máximo: 200 mL)
Aleitamento materno exclusivo	4 horas antes do procedimento cirúrgico
Pacientes que se alimentam de:	
• Fórmula infantil. • Fórmula ou bebida à base de soja. • Fórmula infantil especial (proteína extensamente hidrolisada ou fórmula à base de aminoácidos). • Leite de vaca com ou sem adição de achocolatado, café ou com engrossante.	6 horas antes do procedimento cirúrgico
Alimentação habitual da criança (refeição principal, fruta, suco, alimentação por sonda etc.)	8 horas antes do procedimento cirúrgico

Fonte: Adaptado de Anesthesiology, 2011, e Thomas M, 2018.

Algoritmo: Abreviação de jejum pré-procedimento cirúrgico

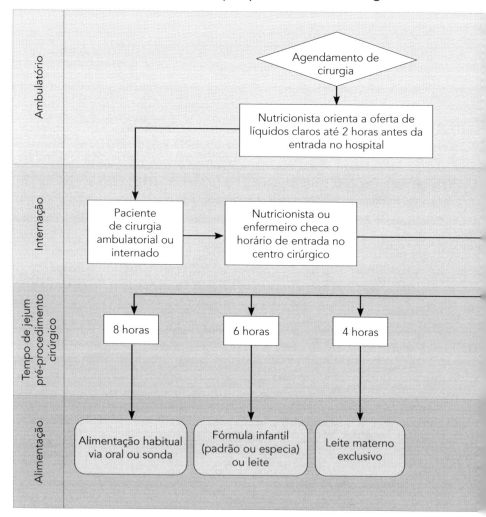

9 ■ Abreviação de jejum pré-procedimento cirúrgico   95

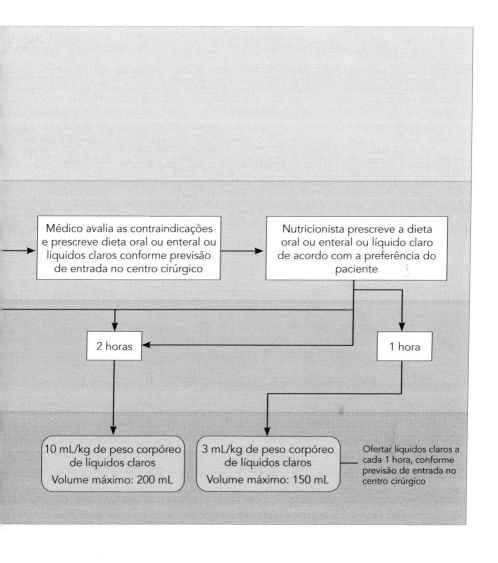

Referências

1. American Society of Anesthesiologists. Practice guidelines for preoperative fasting and the use of pharmacologic agents to reduce the risk of pulmonary aspiration: application to healthy patients undergoing elective procedures: an updated report by the American Society of Anesthesiologists Committee on Standards and Practice Parameters. Anesthesiology. 2011;114:495-511.
2. Brandão JCM, Miranda C de A, Leal P da C, Nunes RR, Mattos SLL, Tardelli MA, Curi EF. Medicina perioperatória e anestesia. Rio de Janeiro: Sociedade Brasileira de Anestesiologia; 2019.
3. Nogueira PLB, Carvalho CALB. Projeto ACERTO em cirurgia pediátrica. In: Aguillar-Nascimento JE, Caporossi C, Salomão AB. ACERTO: acelerando a recuperação total pós-operatória. 3.ed. Rio de Janeiro: Rubio; 2016. p.315-29.
4. Smith I, Kranke P, Murat I, Smith A, O'Sullivan G, Søreide E. Perioperative fasting in adults and children: guidelines from the European Society of Anaesthesiology. Eur J Anesthesiology. 2011;28:556-69.
5. Thomas M, Morrison C, Newton R, Schindler E. Consensus statement on clear fluids fasting for elective pediatric general anesthesia. Pediatric Anesthesia. 2018;1-4.

10

CIRURGIA BARIÁTRICA

Adriana Servilha Gandolfo
Maria Aparecida Carlos Bonfim
Larissa Baldini Farjalla Mattar
Manoel Carlos Prieto Velhote
Ruth Rocha Franco

Introdução

Durante muito tempo a indicação da cirurgia bariátrica na faixa etária pediátrica foi desaconselhada devido ao desconhecimento dos comportamentos fisiológico e emocional no pós-operatório dos pacientes com idade inferior a 18 anos. Em 2004, em reunião de consenso da Sociedade Americana de Cirurgia Metabólica e Bariátrica (American Society for Metabolic and Bariatric Surgery – ASMBS), foi aceita a inclusão de adolescentes como pacientes que também poderiam se beneficiar do tratamento cirúrgico da obesidade. Atualmente as diretrizes do International Pediatric Endosurgery Group (IPEG) preconizam que, em adolescentes obesos, a intervenção cirúrgica deve ser considerada um tratamento, caso eles já estejam próximos da estatura final.

O tratamento da obesidade em adolescentes é clínico e requer mudança de hábitos alimentares, incremento de atividades físicas e, muitas vezes, medicações. Entretanto, em casos extremos, o tratamento clínico medicamentoso tem pouca ou nenhuma resposta e a cirurgia bariátrica é a única opção que consegue reverter o quadro.

Acreditava-se que as técnicas operatórias visavam diminuir a capacidade de ingestão de alimentos por meio da diminuição do volume gástrico e da criação de restrições da absorção. Hoje se sabe que o sucesso dos diferentes tipos de cirurgia bariátrica se deve à alteração de secreção de êntero-hormônios produzidos pelo tubo digestivo relacionados com a saciogênese, principalmente GLP-1 e PYY.

A técnica cirúrgica mais realizada no mundo é o *bypass* gástrico. No Instituto da Criança e do Adolescente da Faculdade de Medicina da Universidade de São Paulo, as técnicas mais utilizadas são a gastrectomia vertical (Figura 3) e a bipartição gástrica (Figura 1), que tem vantagem em relação ao *bypass* (Figura 2) por não apresentar segmento do tubo digestivo excluso e não ter componente restritivo ao trânsito intestinal.

Objetivo do algoritmo: orientar o manejo da alimentação de adolescentes submetidos à cirurgia bariátrica pela técnica de gastrectomia vertical.

Público-alvo: adolescentes obesos que atendam aos critérios de elegibilidade para a realização de cirurgia bariátrica.

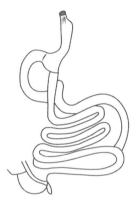

Figura 1 Bipartição gástrica: desenho esquemático da cirurgia de Santoro III: gastrectomia vertical com êntero-omentectomia.

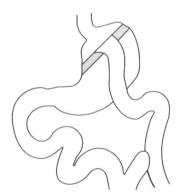

Figura 2 *Bypass* gástrico: gastroplastia com desvio intestinal em "y" de Roux.

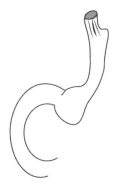

Figura 3. Gastrectomia vertical ou *sleeve*: o estômago é transformado em um tubo com capacidade de 80-100 mL.

Manejo clínico

A equipe interdisciplinar composta por endocrinologista pediátrico, cirurgião, nutrólogo, psiquiatra, nutricionista, psicólogo, educador físico, fisioterapeuta e outros profissionais que forem necessários avalia a indicação da cirurgia bariátrica em adolescentes. A atuação da equipe deve ser coesa e respeitar as particularidades dessa faixa etária.

A nutricionista orienta o paciente e o acompanhante quanto às mudanças na alimentação em relação à qualidade, quantidade, harmonia e adequação na consistência dos alimentos antes, durante e após a cirurgia bariátrica.

ANEXOS

ANEXO 1. CRITÉRIOS PARA INDICAÇÃO DE CIRURGIA BARIÁTRICA EM ADOLESCENTES

- Tratamento clínico por pelo menos 6 meses com boa aderência e sem queda ponderal apreciável.
- Índice de massa corporal (IMC) acima de 40 kg/m^2 independentemente da presença de comorbidades, ou acima de 35 kg/m^2 se houver comorbidades (diabetes tipo 2, esteatose hepática, hipertensão arterial, dislipidemia, apneia do sono).

- Maturidade sexual (estadiamento puberal na escala de Tanner V ou idade óssea ≥ 13 anos para meninas e ≥ 15 anos para meninos).
- O paciente demonstra capacidade decisória e concorda com a cirurgia.
- Presença de um ambiente familiar de apoio e envolvido.
- O paciente está disposto a e é capaz de: fazer as avaliações médicas e psicológicas completas antes e depois da cirurgia; evitar gravidez por 1-2 anos no pós-operatório e aderir às diretrizes nutricionais e de exercícios no pós-operatório.

O preparo antes da cirurgia deve envolver equipe interdisciplinar e avaliação psicológica do paciente e de seus familiares.

ANEXO 2. EXAMES LABORATORIAIS SOLICITADOS ANTES E APÓS A CIRURGIA BARIÁTRICA

Hemograma, glicemia, insulina, perfil de ferro e minerais (cálcio, fósforo, magnésio, zinco, cobre, sódio, potássio, cloro), proteína C reativa, paratormônio (PTH), leptina, cortisol sérico, tiamina, folato, vitamina B12, 25-hidroxivitamina D, ureia, creatinina, transaminases (TGO/TGP), enzimas canaliculares (gama GT), perfil lipídico, proteínas totais e frações, hormônios tireoidianos, ultrassom de abdome (para avaliar esteatose hepática e litíase vesicular), densitometria óssea.

ANEXO 3. ALIMENTAÇÃO APÓS A CIRURGIA BARIÁTRICA

Fase 1 (1° dia após a cirurgia): líquidos claros

Alimento	Quantidade	Horário
Chá de ervas	200 mL	De 3 em 3 horas

- Recomendam-se líquidos claros de baixa caloria, não alcoólicos e sem açúcar, descafeinados.
- Água: incentivar o consumo no decorrer do dia conforme a tolerância (+/− 50 mL a cada 30 minutos). São recomendados 600-900 mL de água por dia.
- O paciente deverá ingerir chá de ervas ou água aos poucos conforme a tolerância. Tomar em goles pequenos, se necessário com o auxílio de canudo.

Fase 2 (2° ao 9° dia): dieta líquida hiperproteica

Refeição	Alimento/preparação/quantidade
Café da manhã	Leite desnatado *acrescido de* leite desnatado em pó (100 mL) ou proteína em pó (1 colher de sopa)
Lanche da manhã	Frutas com acréscimo de alimentos fonte de fibras: aveia, psyllium, banana verde, sementes de mamão, chia, linhaça ou módulo de fibras
Almoço e jantar	• Sopa leve liquidificada (150 mL) • Clara de ovo cozida (1 unidade) • Fruta (1/2 unidade)
Lanche da tarde	Leite desnatado (100 mL) *acrescido de* leite desnatado em pó ou proteína em pó (1 colher de sopa)
Lanche da noite	Leite desnatado (100 mL) *acrescido de* leite desnatado em pó ou proteína em pó (1 colher de sopa)

Fonte: Elaborado pelos autores.

Composição da sopa: a sopa deve ser composta por um cereal ou tubérculo (raízes), uma carne, duas hortaliças (verduras e legumes). Pode ser liquidificada ou amassada. Utilize **1 alimento de cada grupo** do quadro a seguir:

Cereal ou tubérculo	Carnes	Legumes e verduras	
Arroz	Frango	Abóbora	Acelga
Batata	Peixe	Abobrinha	Agrião
Cará	Porco	Berinjela	Alface
Inhame	Proteína de soja	Beterraba	Almeirão
Macarrão	Ovos	Cenoura	Brócolis
Mandioca	Carne de boi	Chuchu	Couve-flor
Mandioquinha		Pepino	Escarola
Milho		Tomate	Espinafre
		Vagem	

Fonte: Elaborado pelos autores.

Fase 3 (10° ao 45° dia): dieta pastosa hiperproteica

Refeição	Alimento/preparação/quantidade
Café da manhã	Leite desnatado (100 mL) *acrescido de* leite desnatado em pó ou proteína em pó (1 colher de sopa)
Lanche da manhã	Frutas com acréscimo de alimentos fonte de fibras: aveia, psyllium, banana verde, sementes de mamão, chia, linhaça ou módulo de fibras

(continua)

102 Nutrição clínica pediátrica em algoritmos

Fase 3 (10º ao 45º dia): dieta pastosa hiperproteica *(continuação)*

Refeição	Alimento/preparação/quantidade
Almoço e jantar	• Clara de ovo cozida (1 unidade). • Carne de vaca ou frango ou peixe ou porco ou proteína de soja (2 colheres de sopa). • Purê de legumes ou legumes bem cozidos refogados (2 colheres de sopa) *com* albumina (1 colher de sopa). • Fruta amassada (1/2 unidade).
Lanche da tarde	Leite desnatado (100 mL) *acrescido de* leite desnatado em pó ou proteína em pó (1 colher de sopa)
Lanche da noite	Leite desnatado (100 mL) *acrescido de leite* desnatado em pó ou proteína em pó (1 colher de sopa)

Fonte: Elaborado pelos autores.

Fase 4 (a partir do 45º dia): dieta hipocalórica

Refeição	Alimento/preparação/quantidade
Café da manhã	• Leite desnatado (100 mL) *acrescido de* leite desnatado em pó ou proteína em pó (1 colher de sopa). • Crepioca (1 unidade pequena).
Lanche da manhã	Frutas com acréscimo de alimentos fonte de fibras: aveia, psyllium, banana verde, sementes de mamão, chia, linhaça ou módulo de fibras
Almoço e jantar	• Carne (2 colheres de sopa). • Clara de ovo cozida (1 unidade). • Arroz integral (2 colheres de sopa). • Feijão (2 colheres de sopa). • Salada de alface (1 pires). • Abobrinha refogada (2 colheres de sopa).
Lanche da tarde	• Leite desnatado (100 mL) *acrescido de* leite desnatado em pó ou proteína em pó (1 colher de sopa). • Milho cozido (1 unidade). • Queijo branco (1 fatia fina).
Lanche da noite	• Leite desnatado (100 mL) *acrescido de* leite desnatado em pó ou proteína em pó (1 colher de sopa). • Mamão (1 fatia fina).

Fonte: Elaborado pelos autores.

ANEXO 4. ORIENTAÇÕES NUTRICIONAIS

Substituições do leite

Leite desnatado batido com fruta ou cacau em pó ou café	Acrescido de 1 colher de sopa de leite desnatado em pó *ou* 1 colher de sopa de proteína em pó (albumina em pó, caseinato de cálcio ou proteína do soro do leite – *whey protein*).
Iogurte natural desnatado	
Coalhada desnatada ou bebida vegetal	

- Realizar as refeições em horários preestabelecido.
- Medir alimentos e bebidas antes de começar a comer para ter certeza de que não comerá demais (observar as quantidades indicadas no plano alimentar).
- Comer em prato pequeno e usar talheres pequenos.
- Mastigar pelo menos 30 vezes e engolir quando o alimento estiver pastoso.
- Comer por 20 minutos ou mais para evitar engasgos e permitir sentir a saciedade.
- Parar de comer ou beber quando se sentir saciado.
- Líquidos devem ser ingeridos antes ou pelo menos 30 minutos após as refeições.
- Nunca comer e beber ao mesmo tempo.
- Comer primeiro os alimentos ricos em proteína (suplemento hiperproteico ou leite / clara de ovo ou carnes).
- Beber no mínimo 600-900 mL de água por dia em goles pequenos.
- Dar preferência a temperos naturais (sal, alho, salsa, cheiro-verde, orégano, folhas de louro, hortelã, manjericão, cebola, vinagre, coentro, limão) e preparações cozidas, refogadas, assadas e grelhadas.
- Retirar toda a gordura visível e a pele das carnes antes do preparo.
- Evitar substituir o almoço e o jantar por lanches.
- Não repetir o prato nas refeições.
- Evitar açúcar, mel, caldo de cana, leite condensado, geleia, chocolate, balas, sorvete, doces em geral.
- Evitar alimentos fritos, empanados, à milanesa, à parmegiana, à *pizzaiolo*, salgadinhos de pacote, maionese, *bacon*, presunto, salame, mortadela, salsicha, linguiça, toucinho, queijo muçarela, queijo prato, queijo parmesão, mostarda, *ketchup*, molhos para salada industrializados.
- Evitar carnes gordurosas: picanha, cupim, carne de porco e vaca com gordura visível, frango com pele.
- Evitar bebidas alcoólicas, refrigerantes, sucos artificiais.
- Se necessário, substituir o açúcar por adoçantes naturais.
- Consumir diariamente polivitamínico e polimineral.

Algoritmo: Cirurgia bariátrica

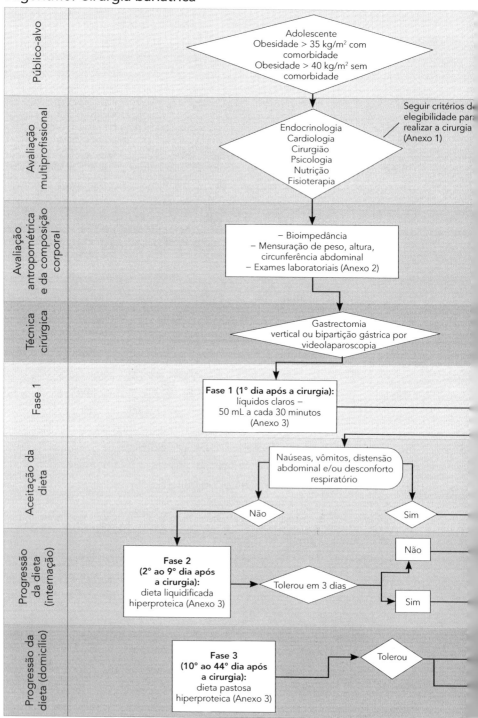

10 ■ Cirurgia bariátrica 105

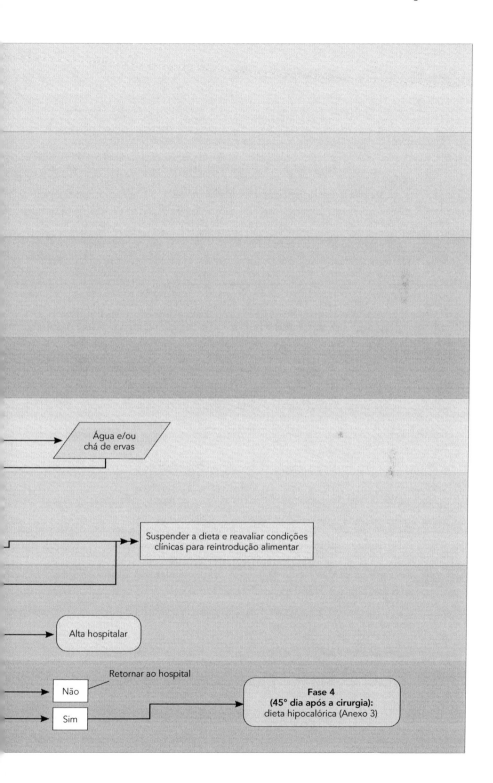

Referências

1. Berti LV, Campos J, Ramos A, Rossi M, Szego T, Cohen R. Position of the SBCBM: nomenclature and definition of outcomes of bariatric and metabolic surgery. ABCD Arq Bras Cir Dig. 2015;28(Supl1):2.
2. Brasil. Conselho Federal de Medicina. Resolução n. 2.131, de 12 de novembro de 2015.
3. Durkin N, Desai AP. What is the evidence for paediatric/adolescent bariatric surgery? Curr Obes Rep. 2017;6:278-85.
4. Franco RR, Ybarra M, Cominato L, Mattar L, Steinmetz L, Damiani D, et al. Laparoscopic sleeve gastrectomy in severely obese adolescents: effects on metabolic profile. Arch Endocrinol Metab. 2017;61:608-13.
5. Fullmer MA, Abrams SH, Hrovat K, Mooney L, Scheimann AO, Hillman JB. Nutritional strategy for adolescents undergoing bariatric surgery: report of a Working Group of the Nutrition Committee of NASPGHAN/NACHI. J Pediatr Gastroenterol Nutr. 2012;54:125-35.
6. Mancini MC. Bariatric surgery: an update for the endocrinologist. Arq Bras Endocrinol Metabol. 2014;58:875-88.
7. Nogueira I, Hrovat K. Adolescent bariatric surgery: review on nutrition considerations. Nutr Clin Pract. 2014;29:740-6.
8. Pratt JSA, Browne A, Browne NT, Bruzoni M, Cohen M, Deasi A, et al. ASMBS pediatric metabolic and bariatric surgery guidelines, 2018. Surg Obes Relat Dis. 2018;14:882-901.
9. Santoro S, Malzoni CE, Velhote MCP, Milleo FQ, Santo MA, Klajner S, et al. Digestive adaptation with intestinal reserve: a neuroendocrine-based procedure for morbid obesity. Obes Surg. 2006;6:1371-9.
10. Sociedade Brasileira de Pediatria – SBP. Departamento de Nutrologia. Manual de orientação: obesidade na infância e adolescência. 3.ed. Rio de Janeiro: Sociedade Brasileira de Pediatria; 2019.
11. Sugerman HJ, Sugerman EL, De Maria EJ, Kellum JM, Kennedy C, Mowery Y, et al. Bariatric surgery for severely obese adolescents. J Gastrointest Surg. 2003;7:102-8.
12. Velhote MCP, Gandolfo AS, Tumas R, Franco RR. Tratamento cirúrgico da obesidade grave e acompanhamento do estado nutricional. In: Delgado AF, Cardoso AL, Zamberlan P, Tumas R. Nutrologia. 2.ed. Barueri: Manole; 2019. p.48-75.
13. Velhote MCP. Tratamento cirúrgico da obesidade na adolescência: resultados iniciais. [Tese de livre-docência]. São Paulo: Faculdade de Medicina da Universidade de São Paulo; 2007.

11

MALFORMAÇÕES DE PAREDE E TRATO DIGESTÓRIO

Mário Cícero Falcão
Patrícia Zamberlan
Vanessa Camargo Trida

Gastrosquise

Introdução

A gastrosquise é uma malformação congênita da parede abdominal que se caracteriza pela herniação dos intestinos e de outros órgãos abdominais em região paraumbilical. Sua incidência varia entre 1-5 por 10 mil nascidos vivos, não havendo predileção por gênero. Má rotação intestinal, atresias e estenoses estão presentes em 25% dos casos. A prevalência da doença vem crescendo em vários países nas últimas décadas, incluindo o Brasil. É possível que esse aumento esteja relacionado com a gestação em adolescentes e o crescimento intrauterino restrito.

As taxas de mortalidade variam entre 3-10%, e a morbidade elevada no período neonatal está associada a fatores relacionados com a lenta adaptação intestinal após a cirurgia, o uso de nutrição parenteral e de cateteres venosos centrais por tempo prolongado, infecções e agressão renal. A gastrosquise pode ser classificada em simples e complexa, estando a complexidade relacionada à presença de atresia intestinal, perfuração, necrose e/ou volvo, o que pode acarretar em alguns casos a síndrome do intestino curto.

Objetivo do algoritmo: orientar o manejo da alimentação de recém-nascidos (RN) e/ou lactentes portadores de gastrosquise.

Público-alvo: RN e/ou lactentes com diagnóstico de gastrosquise.

Manejo clínico

O médico cirurgião é o responsável por corrigir a gastrosquise, e o neonatologista por realizar o acompanhamento clínico durante todo o período pós-operatório (até a alta hospitalar), juntamente com a equipe multiprofissional.

O nutricionista é o responsável por realizar a avaliação nutricional, elaborar a prescrição dietética e verificar a aceitação/tolerância alimentar do RN e/ou lactente, bem como sua evolução, discutindo com a equipe multiprofissional.

Hérnia diafragmática

Introdução

A hérnia diafragmática congênita (HDC) é uma abertura anormal no diafragma que ocorre antes do nascimento, permitindo a migração de órgãos abdominais (estômago, intestino delgado, baço e fígado). Esse defeito embrionário ocorre entre a oitava e a décima semana de gestação.

A prevalência é de 1:4.000 gestações, e em 30% dos casos existe concomitância com outras malformações e/ou anomalias genéticas. Geralmente os defeitos diafragmáticos são unilaterais (97%) e à esquerda (75-90%), havendo uma leve preponderância no sexo masculino. Em 3-4% dos casos são bilaterais, e em 1,5% o diafragma está totalmente ausente. As principais malformações associadas incluem defeitos cardíacos (9-23%), defeitos do tubo neural (28%) e trissomias (18-21%).

No RN, a mais importante é a hérnia de Bochdalek. Decorre do não fechamento dos canais pleuroperitoneais, que resulta em uma grande abertura na região posterolateral do diafragma, tornando as cavidades peritoneal e pleural contínuas. O lado esquerdo é o mais afetado. A protrusão visceral que ocorre precocemente ocasiona hipoplasia pulmonar importante e, após o nascimento, insuficiência respiratória grave. A gravidade da insuficiência respiratória, assim como o prognóstico, dependem diretamente do grau de hipoplasia pulmonar e de hipertensão pulmonar associada (há uma redução no total de ramos arteriais e um aumento do músculo liso das artérias pulmonares, tanto por extensão em direção à periferia quanto na espessura). A incidência desse tipo de hérnia é 1:4.000 nascidos vivos e de 1:2.000 natimortos.

A hérnia de Morgagni é devida a uma abertura no lado direito do diafragma. O fígado e o intestino geralmente se movem para a cavidade torácica por um defeito no espaço retroesternal. É mais rara, ocorre em 3% dos casos, é mais comum do lado direito, aparecendo quase sempre após um aumento da pressão intra-abdominal. Os portadores desse tipo de hérnia de Morgagni são geralmente assintomáticos. A radiografia mostra uma opacificação do seio cardiofrênico.

O ideal é fazer o diagnóstico durante o pré-natal para traçar o plano terapêutico, que inclui: avaliação pormenorizada da anatomia fetal com o objetivo de afastar alterações associadas, estudo do cariótipo fetal, ecocardiografia fetal e programação do parto em centro terciário especializado com equipe multidisciplinar. O diagnóstico ultrassonográfico se baseia na visualização de vísceras abdominais na cavidade torácica e não visualização da cúpula diafragmática em cortes longitudinais do tórax. Outros achados associados são a não caracterização da bolha gástrica, o desvio do mediastino, circunferência abdominal pequena e polidrâmnio. O diagnóstico diferencial deve ser feito com a malformação adenomatoide cística do pulmão (considerar essa possibilidade no caso de os achados radiológicos ocorrerem no lado direito ou quando a posição do estômago estiver abaixo do diafragma).

Atualmente, a relação pulmão/perímetro cefálico fetal (*LHR – lung head ratio*) é o marcador prognóstico mais utilizado. Em um RN com HDC que apresenta *LHR* > 1 (ou seja, o pulmão não é tão pequeno), a taxa de sobrevivência é boa. A mortalidade é elevada quando o pulmão é extremamente pequeno em relação ao perímetro cefálico. *LHR* < 0,6 associa-se a altas taxas de mortalidade; com *LHR* entre 0,6-1,35, a mortalidade situa-se em torno de 60-70% (*LHR* entre 1-1,4 mostra sobrevida de 38% quando associado à utilização de oxigenação com membrana extracorpórea – ECMO).

Os pulmões dos RN com HDC apresentam-se hipoplásicos e com espessamento da parede das arteríolas. Tais alterações causam hipertensão pulmonar, com persistência do padrão fetal de circulação; *shunt* direito-esquerdo pelo canal arterial e forame oval interatrial; além de redução da complacência pulmonar. Adicionalmente, são descritas alterações no sistema de fibras elásticas e do colágeno, que podem ser responsáveis pela menor elasticidade do parênquima pulmonar.

Nas últimas décadas, avanços na terapia da hipertensão pulmonar primária do RN, como ventilação menos agressiva, hipercapnia permissiva, ventilação por oscilação de alta frequência, uso de óxido nítrico, um vasodilatador pulmonar seletivo e oxigenação extracorpórea por ECMO, foram incorporados ao tratamento da hérnia diafragmática congênita.

Objetivo do algoritmo: orientar o manejo da alimentação de RN e/ou lactentes portadores de HDC.

Público-alvo: RN e/ou lactentes com diagnóstico de HDC.

Manejo clínico

O médico cirurgião é o responsável por corrigir a HDC, e o neonatologista por realizar o acompanhamento clínico durante todo o período pós-operatório (até a alta hospitalar), juntamente com a equipe multiprofissional.

O nutricionista é o responsável por realizar a avaliação nutricional, elaborar a prescrição dietética e verificar a aceitação/tolerância alimentar do RN e/ou lactente, bem como sua evolução, discutindo com a equipe multiprofissional.

Onfalocele

Introdução

A onfalocele é um defeito da parede anterior abdominal, que ocorre devido a falha da migração intestinal à cavidade abdominal, com encapsulamento pelo peritônio parietal e consequente herniação do conteúdo abdominal. A incidência é de 1 caso em 4 mil nascidos vivos, com idade materna média de 33,6 anos e frequência de 3:1 em homens. Está associada a outras malformações em 72% dos casos, sendo as mais frequentes as cardíacas, geniturinárias, gastrointestinais, musculoesqueléticas e os defeitos do tubo neural, cabeça e pescoço. A taxa de mortalidade é de 19%, podendo variar em até 80% quando está associada a outras malformações e chegando a atingir 100% nos casos associados a cromossomopatias.

A onfalocele pode ser diagnosticada a partir da 12ª semana de gestação. O diagnóstico pela ultrassonografia tem sucesso no rastreamento pré-natal, variando entre 66-93%, e o exame de ressonância magnética adiciona detalhes anatômicos na avaliação da onfalocele, que pode ter seu volume e conteúdo variáveis: fígado, estômago, baço, cólon. O agente etiológico não está bem definido, no entanto são sugeridos possíveis fatores que podem estar envolvidos no desfecho, como deficiências nutricionais, predisposição genética e exposição a agentes teratogênicos.

Objetivo do algoritmo: orientar o manejo da alimentação de RN e/ou lactentes portadores de onfalocele.

Público-alvo: RN e/ou lactentes com diagnóstico de onfalocele.

Manejo clínico

O tratamento deve primeiro estabilizar o RN e, em seguida, concentrar-se na abordagem cirúrgica, em que o médico cirurgião é o responsável por corrigir a onfalocele, considerando o tamanho do defeito, a capacidade da cavidade abdominal, os órgãos comprometidos e a condição do paciente. O neonatologista deve realizar o acompanhamento clínico durante todo o período pós-operatório (até a alta hospitalar), juntamente com a equipe multiprofissional.

O nutricionista é o responsável por realizar a avaliação antropométrica e nutricional, elaborar a prescrição dietética e verificar a aceitação/tolerância alimentar do RN e/ou lactente, bem como sua evolução, discutindo com a equipe multiprofissional. Ele deve promover e incentivar o aleitamento materno, orientando a mãe para realizar extração de leite materno tanto para alívio como para estímulo e manutenção da produção.

Algoritmo: Gastrosquise

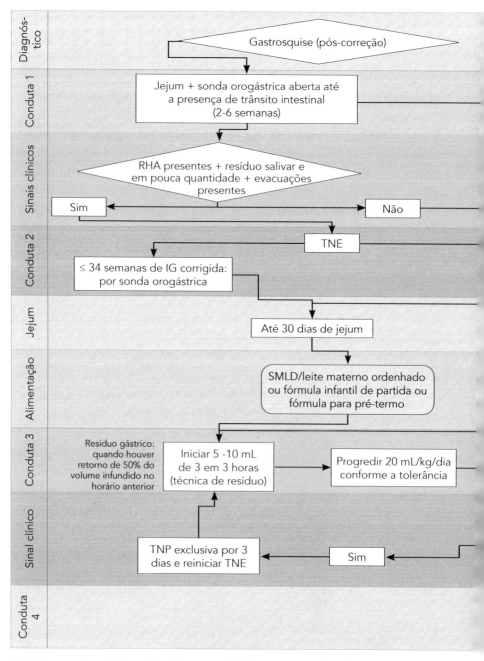

IG: idade gestacional; RHA: ruídos hidroaéreos; SMLD: seio materno livre demanda. TNE: terapia de nutrição enteral; TNP: terapia de nutrição parenteral.

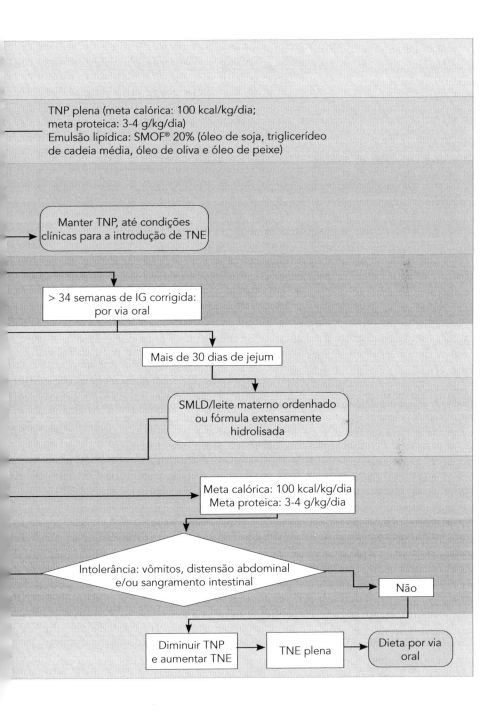

Algoritmo: Hérnia diafragmática

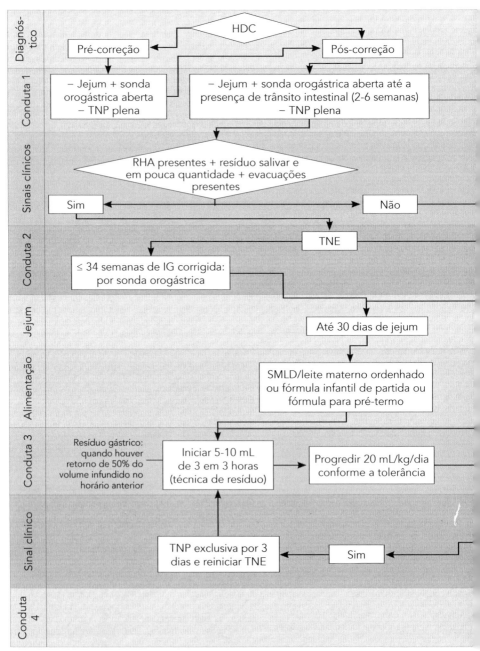

HDC: hérnia diafragmática; IG: idade gestacional; RHA: ruídos hidroaéreos; SMLD: seio materno livre demanda; TNE: terapia da nutrição enteral; TNP: terapia de nutrição parenteral.

11 ■ Malformações de parede e trato digestório 115

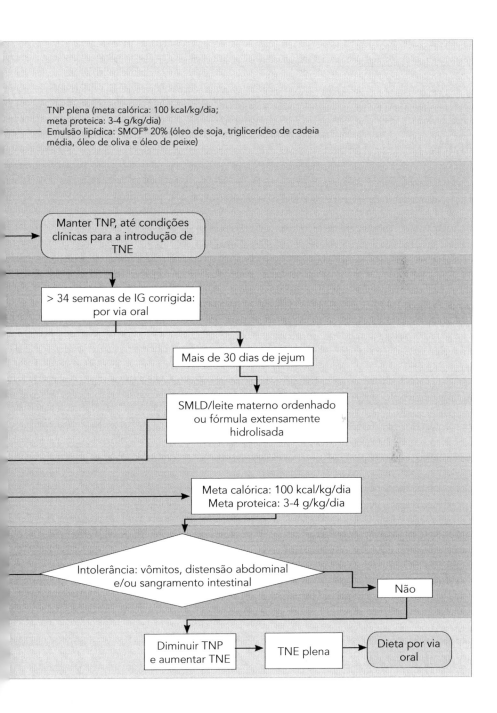

Algoritmo: Onfalocele

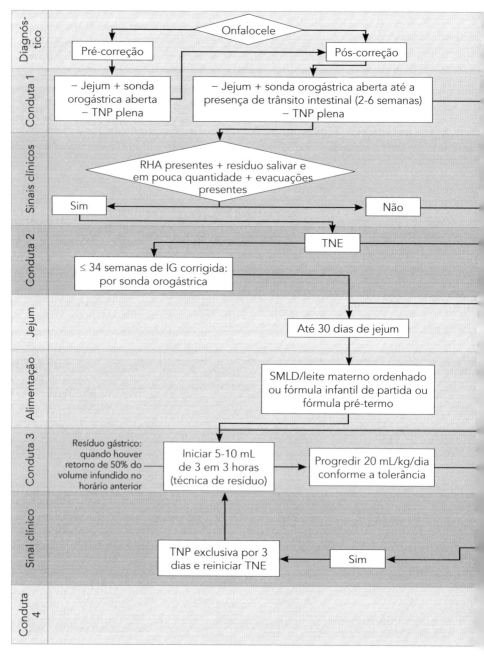

IG: idade gestacional; RHA: ruídos hidroaéreos; SMLD: seio materno livre demanda; TNE: terapia de nutrição enteral; TNP: terapia de nutrição parenteral.

11 ■ Malformações de parede e trato digestório

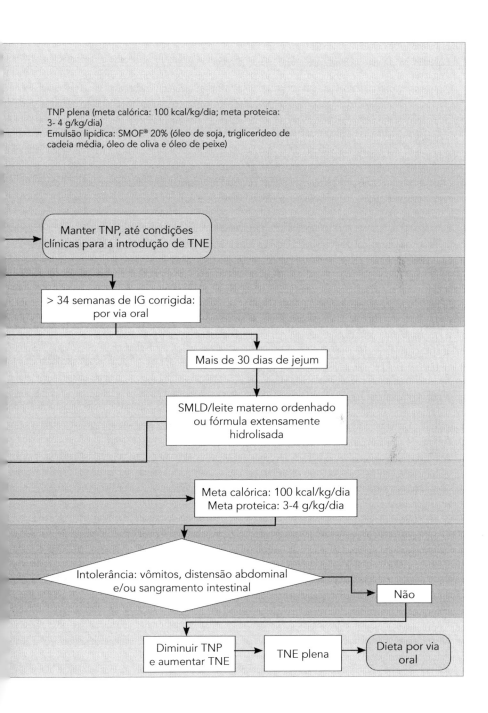

Referências

1. Canadian Congenital Diaphragmatic Hernia Collaborative; Puligandla PS, Skarsgard ED, Offringa M, Adatia I, Baird R, et al. Diagnosis and management of congenital diaphragmatic hernia: a clinical practice guideline. CMAJ. 2018;190:E103-12.
2. Chandrasekharan PK, Rawat M, Madappa R, Rothstein DH, Lakshminrusimha S. Congenital diaphragmatic hernia: a review. Matern Health Neonatol Perinatol. 2017;3:6.
3. Del Rio L, Blanco N, Rodriguez Z. Diagnóstico pré-natal de onfalocele por ultrassonografia. Rev Cubana Obstet Ginecol. 2014;2:265-71.
4. Lund CH, Bauer K, Berrios M. Gastroschisis: incidence, complications, and clinical management in the neonatal intensive care unit. J Perinat Neonatal Nurs. 2007;21:63-8.
5. Mastroiacovo P, Lisi A, Castilla EE. The incidence of gastroschisis: research urgently needs resources. BMJ. 2006;332:423-4.
6. Matos APP, Duarte LB, Castro PT, Daltro P, Werner Júnior H, Araujo Júnior E. Avaliação do abdome fetal por ressonância magnética. Parte 2: malformações da parede abdominal e tumores. Radiol Bras. 2018;3:187-92.
7. McHoney M. Congenital diaphragmatic hernia, management in the newborn. Pediatr Surg Int. 2015;31:1005-13.
8. Nazer J, Cifuentes L, Aguilar A. Defeitos da parede abdominal. Estudo comparativo entre onfalocele e gastrosquise. Rev Chil Pediatr. 2013;4:403-8.
9. Oluyomi-Obi T, Kuret V, Puligandla P, Lodha A, Lee-Robertson H, Lee K, et al. Antenatal predictors of outcome in prenatally diagnosed congenital diaphragmatic hernia (CDH). J Pediatr Surg. 2017;52:881-8.
10. Puligandla PS, Grabowski J, Austin M, Hedrick H, Renaud E, Arnold M, et al. Management of congenital diaphragmatic hernia: a systematic review from the APSA outcomes and evidence based practice committee. J Pediatr Surg. 2015;50:1958-70.
11. Rayner CK, Horowitz M. New management approaches for gastroparesis. Nat Clin Pract Gastroenterol Hepatol. 2005;2:454-62.
12. Snoek KG, Reiss IK, Greenough A, Capolupo I, Urlesberger B, Wessel L, et al. Standardized postnatal management of infants with congenital diaphragmatic hernia in Europe: The CDH EURO Consortium Consensus – 2015 update. Neonatology. 2016;110:66-74.
13. Vargas-Mamani JH, Choque MHC. Defecto de la pared abdominal anterior: onfalocele. Rev Cient Cienc Méd. 2017;2:62-3.

12

INSUFICIÊNCIA INTESTINAL

Fábio de Barros
Maria Aparecida Carlos Bonfim
Patrícia Zamberlan

Definição

A insuficiência intestinal leva a deficiências absortivas de macronutrientes (carboidratos, lipídeos e proteínas) e de micronutrientes (água, eletrólitos, vitaminas e minerais), cujas necessidades diárias não poderão ser atingidas pela alimentação oral ou pela nutrição enteral. Esse estado clínico torna inevitável o uso de terapia nutricional parenteral (TNP) para a manutenção do equilíbrio nutricional, da composição e da função corporal e da saúde, assim como o crescimento e desenvolvimento ideais em crianças.

Na faixa etária pediátrica, a principal causa de insuficiência intestinal é a síndrome do intestino curto (SIC), ocasionada por enterocolite necrotizante e anomalias intestinais congênitas, como volvo intestinal, atresia e gastrosquise.

Objetivo do algoritmo: orientar o manejo da alimentação de crianças e adolescentes com insuficiência intestinal.

Público-alvo: lactentes, crianças e adolescentes com insuficiência intestinal.

Manejo clínico

A reabilitação intestinal é o processo ativo de melhoria da função intestinal na vigência de insuficiência intestinal, utilizando múltiplas estratégias terapêuticas envolvendo nutrição, terapias medicamentosas e hormonais e técnicas cirúrgicas especializadas. Essa abordagem tem como objetivo alcançar as necessidades nutricionais por meio do sistema digestório, e quando isso não for possível, objetiva diminuir a necessidade da nutrição e hidratação parenteral.

Sabe-se que a composição e o momento de início da alimentação enteral podem afetar diretamente a conquista da autonomia enteral. O início imediato da alimentação enteral (em pequenos volumes) e a oferta precoce de alimentos por via oral após a ressecção intestinal foram relacionados com melhores taxas de autonomia enteral e a redução da aversão/seletividade oral.

O leite humano é frequentemente escolhido para nutrição enteral, pois contém fatores de crescimento, aminoácidos, globulinas e outros fatores imunológicos, importantes compostos que podem promover a adaptação intestinal. Foi levantada a hipótese de que o uso de leite humano pode resultar em menos dias de dependência da nutrição parenteral e também pode reduzir o risco de insuficiência hepática associada ao uso prolongado da terapia nutricional parenteral.

Na indisponibilidade de leite materno e/ou humano, iniciar com o uso de fórmula à base de proteína parcialmente hidrolisada, acompanhar a tolerância e realizar a transição para fórmula infantil de partida ou seguimento padrão. A presença de nutrientes íntegros na luz intestinal potencializa os mecanismos de adaptação intestinal.

Oportunamente, a introdução da alimentação complementar ou adequada para a idade deverá ser realizada, considerando as aversões alimentares presentes e a necessidade da oferta de alimentos adequados, com teor lipídico reduzido, considerando o tipo de fibra dietética, e, preferencialmente, isenta de sacarose e lactose. A adoção de hábitos alimentares saudáveis sempre deve ser incentivada.

Uma vez realizada a transição da nutrição parenteral para a nutrição enteral (por via oral, sonda nasogástrica ou gastrostomia), os cuidados devem ser direcionados a evitar a ocorrência das deficiências nutricionais. Como já evidenciado na literatura, a má absorção de gordura predispõe os pacientes a deficiências de vitaminas lipossolúveis, além de zinco, ferro, cálcio e magnésio. Em pacientes com ressecção ileal, a deficiência de cianocobalamina (vitamina B12) pode ocorrer.

O manejo clínico deve ser realizado em centro de reabilitação especializado, e a equipe multiprofissional deve ser composta por cirurgiões, gastroenterologistas clínicos, pediatras, nutrólogos, infectologista, anestesistas, intensivistas, enfermagem, fisioterapia, nutricionista, farmacêutico, fonoaudiólogo e assistente social, permitindo resultados favoráveis e melhora da qualidade de vida.

Algoritmo: Insuficiência intestinal

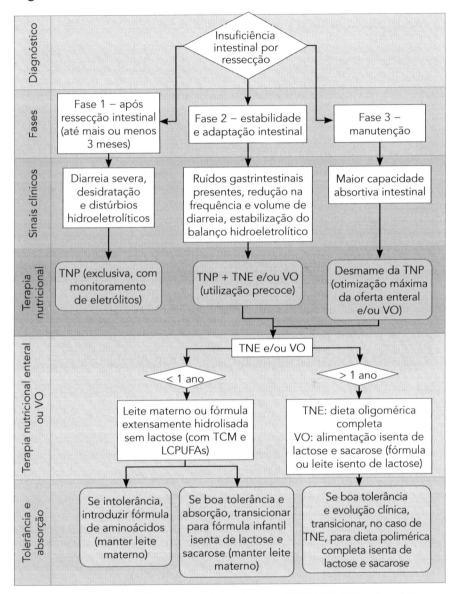

LCPUFAs: ácidos graxos poli-insaturados de cadeia longa; TCM: triglicérides de cadeia média; TNE: terapia nutrição enteral; TNP: terapia nutricional parenteral; VO: via oral.

Referências

1. Barros F. Síndrome do intestino curto e outras insuficiências intestinais. In: Doenças cirúrgicas da criança e do adolescente. 2.ed. Barueri: Manole; 2020.
2. Batra A, Keys SC, Johnson MJ, Wheeler RA, Beattie RM. Epidemiology, management and outcome of ultrashort bowel syndrome in infancy. Arch Dis Child Fetal Neonatal. 2017; 102:F551-6.
3. Chandra R, Kesavan A. Current treatment paradigms in pediatric short bowel syndrome. Clinical Journal of Gastroenterology. 2018;11:103-12.
4. Goulet O, Nader EA, Pigneur B, Lambe C. Short bowel syndrome as the leading cause of intestinal failure in early life: some insights into the management. Pediatr Gastroenterol Hepatol Nutr. 2019;22(4):303-29.
5. Kelly DG, Tappenden KA. Short bowel syndrome: highlights of patient management, quality of life, and survival. Journal of Parenteral and Enteral Nutrition. 2014;38(4):427-37.
6. Matarese LE, O'Keefe SJ, Kandil HM, Bond G, Costa G, Abu-Elmagd K. Short bowel syndrome: clinical guidelines for nutrition management. Nutrition in Clinical Practice. 2005;20(5):493-502.
7. Merritt RJ, Cohran V, Raphael BP, Sentongo T, Volpert D, Warner BW. Intestinal rehabilitation programs in the management of pediatric intestinal failure and short bowel syndrome. JPGN. 2017;65(5):588-96.
8. Olieman JF, Penning C, Spoel M, Jsselstijn HI, Hoonaard TVD, Escher JC, et al. Long-term impact of infantile short bowel syndrome on nutritional status and growth. British Journal of Nutrition. 2012;107:1489-97.
9. Rodríguez-Montes JA. Intestino corto: de la resección al transplante. Nutr Hosp. 2014; 30(5):961-8.
10. Sulkowski JP, Minneci PC. Management of short bowel syndrome. Pathophysiology. 2014; 21:111-8.
11. Tappenden KA. Intestinal adaptation following resection. Journal of Parenteral and Enteral Nutrition. 2014;38:23S-31S.

13

TRANSPLANTE HEPÁTICO

Adriana Servilha Gandolfo
Ananda Castro Vieira Passos
Artur Figueiredo Delgado
Karina Lucio de Medeiros Bastos
Maria Aparecida Carlos Bonfim
Patrícia Zamberlan
Uenis Tannuri

Introdução

O transplante de fígado está indicado nas hepatopatias terminais não passíveis de tratamento clínico e que apresentam deterioração progressiva da função hepática (cirrose).

As principais causas de cirrose hepática na criança e no adolescente são: atresia de vias biliares, síndrome de Alagille, cisto de colédoco, erros inatos do metabolismo (p. ex., tirosinemia tipo I), hepatite autoimune e cirrose criptogênica.

O transplante também está indicado em pacientes com tumores hepáticos restritos ao fígado, não metastáticos, irressecáveis, sendo as principais indicações:

- função hepática comprometida: icterícia progressiva (com ou sem prurido intratável), coagulopatia, desnutrição;
- hepatite fulminante;
- varizes esofagianas e/ou de fundo gástrico, intratáveis por endoscopia;
- encefalopatia hepática;
- *shunt* pulmonar;
- tumorações hepáticas irressecáveis.

Objetivo do algoritmo: direcionar a terapia nutricional (TN) de crianças e/ou adolescentes com indicação de transplante hepático nas fases pré e pós--procedimento.

Público-alvo: crianças e/ou adolescentes com indicação de transplante hepático.

Algoritmo: Nutrição pré-transplante hepático

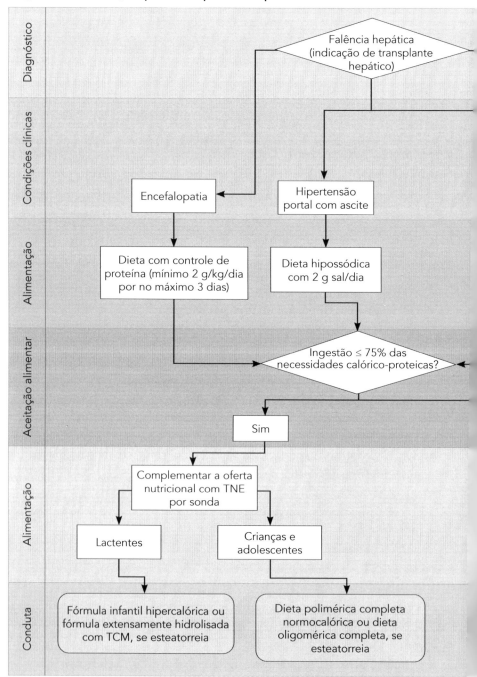

TCM: triglicerídeos de cadeia média; TNE: terapia nutricional enteral.

13 ■ Transplante hepático 125

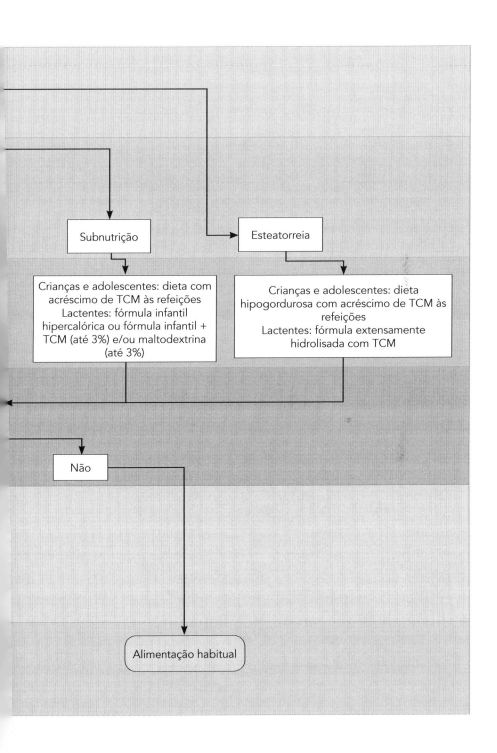

Algoritmo: Nutrição pós-transplante hepático

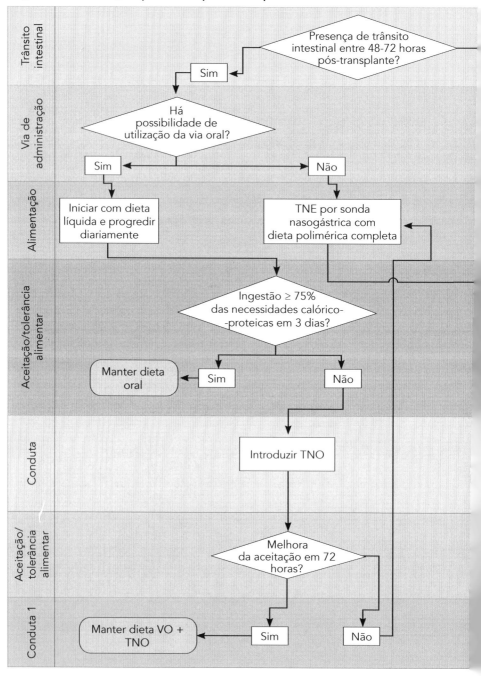

PO: pós-operatório; TNE: terapia nutricional enteral; TNP: terapia nutricional parenteral; TNO: terapia nutricional oral; VO: via oral.

13 ■ Transplante hepático 127

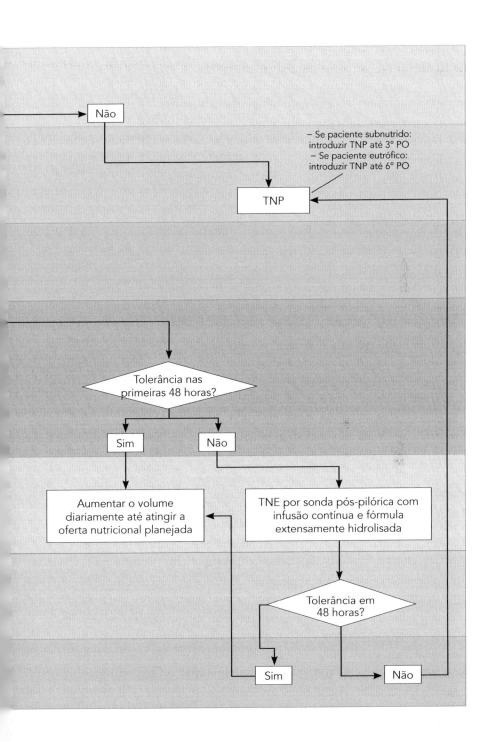

Algoritmo: Nutrição pós-transplante hepático tardio

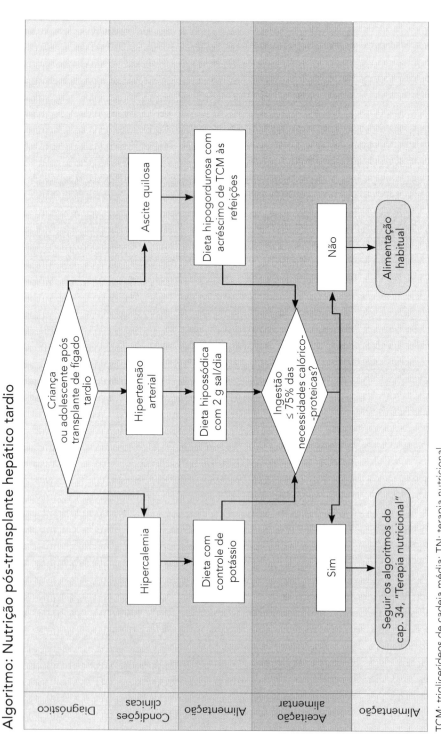

TCM: triglicerídeos de cadeia média; TN: terapia nutricional.

Manejo clínico

A subnutrição, que frequentemente acompanha pacientes com hepatopatias, promove efeito negativo em seu estado clínico, levando ao aumento do tempo de permanência hospitalar, da incidência de infecções, das complicações pós-operatórias e da mortalidade. Sendo assim, a TN apresenta-se como importante terapêutica para esse grupo de pacientes, contribuindo para a melhora da qualidade de vida e para a redução da taxa de complicações e de mortalidade.

A TN ofertada às crianças e adolescentes candidatos a transplante hepático visa prover quantidades adequadas de calorias, proteínas, vitaminas, fluidos e eletrólitos, sem precipitar ou agravar condições clínicas como a encefalopatia hepática e a ascite. Os benefícios dessa abordagem nas fases pré e pós-operatória visam à recomposição das reservas nutricionais, que auxiliam nos processos imunológicos e de cicatrização, contribuindo para desfechos clínicos favoráveis como redução de complicações infecciosas e relacionadas à técnica cirúrgica (como tromboses), menor tempo de internação e mais dias livres de ventilação mecânica.

O nutricionista é o responsável por realizar a avaliação nutricional (procedimento extremamente importante para direcionar a TN mais adequada), elaborar a prescrição dietética e monitorar, juntamente com a equipe multiprofissional, a evolução do paciente, bem como as intervenções nutricionais necessárias.

Referências

1. Anastácio LR, Davisson Correia MI. Nutrition therapy: integral part of liver transplant care. World J Gastroenterol. 2016;22:1513-22.
2. Hammad A, Kaido T, Aliyev V, Mandato C, Uemoto S. Nutritional therapy in liver transplantation. Nutrients. 2017:9. pii: E1126. doi:10.3390/nu9101126.
3. Kohli R, Cortes M, Heaton ND, Dhawan A. Liver transplantation in children: state of the art and future perspectives. Arch Dis Child. 2018;103:192-8.
4. Mouzaki M, Bronsky J, Gupte G, Hojsak I, Jahnel J, Pai N, et al. Nutrition support of children with chronic liver diseases: a Joint Position Paper of the North American Society for Pediatric Gastroenterology, Hepatology, and Nutrition and the European Society for Pediatric Gastroenterology, Hepatology, and Nutrition (ESPGHAN). J Pediatr Gastroenterol Nutr. 2019;69:498-511.
5. Squires RH, Ng V, Romero R, Ekong U, Hardikar W, Emre S, et al. Evaluation of the pediatric patient for liver transplantation: 2014 practice guideline by the American Association for the Study of Liver Diseases, American Society of Transplantation and the North American Society for Pediatric Gastroenterology, Hepatology, and Nutrition. J Pediatr Gastroenterol Nutr. 2014;59:112-31.

6. Sundaram SS, Mack CL, Feldman AG, Sokol RJ. Biliary atresia: indications and timing of liver transplantation and optimization of pretransplant care. Liver Transpl. 2017;23:96-109.
7. Tannuri AC, Tannuri U. Pediatric Liver Transplantation Program at the Instituto da Criança do Hospital das Clínicas da Faculdade de Medicina da Universidade de São Paulo. Clinics (Sao Paulo). 2016;71:185-6.
8. Tannuri U, Tannuri ACA, Gibelli NEM, Santos MM, Ayoub AAR, Maksoud Filho JG, et al. Transplante de fígado na criança. In: Tannuri U. Doenças cirúrgicas da criança e do adolescente. Barueri: Manole; 2010. p.362-73 (Coleção Pediatria. Instituto da Criança HC-FMUSP. Schvartsman BGS, Maluf Jr PT, eds., n. 13).
9. Young S, Kwarta E, Azzam R, Setongo T. Nutrition assessment and support in children with end-stage liver disease. American Society for Enteral and Parenteral Nutrition (ASPEN). Nutr Clin Pract. 2013;28:317-29.

Parte 5
ENDOCRINOLOGIA

14

HIPOGLICEMIA

Adriana Pasmanik Eisencraft
Adriana Servilha Gandolfo
Rosana Tumas

Introdução

Hipoglicemia é a síndrome clínica caracterizada por baixas concentrações de glicose no plasma decorrentes de alterações na produção de glicose, em sua utilização ou em ambas. Considera-se hipoglicemia o nível plasmático da glicose abaixo de 70 mg/dL, com ou sem sintomas.

A hipoglicemia patológica é definida pela baixa concentração de glicose no plasma (< 45 mg/dL), com a presença de sintomas (simpáticos, adrenais ou neurológicos), e a administração de glicose é utilizada para correção. A baixa concentração sérica de glicose significa falta de substrato energético ao sistema nervoso central, podendo, quando não tratada, levar a sequelas neurológicas permanentes e até à morte.

Os sinais e sintomas podem classificados como:

- **Autonômicos (geralmente para glicemias < 60 mg/dL):** fome, sudorese, tremores, palpitação, palidez.
- **Neurológicos (geralmente para glicemias < 50 mg/dL):** cefaleia, olhar vidrado, distúrbio visual e/ou de fala, letargia, irritabilidade, alteração de humor, náusea, fraqueza, confusão mental, sonolência, coma, convulsão.

Caso o paciente não responda à oferta via oral de carboidrato ou à infusão endovenosa de glicose, o hormônio glucagon, antagônico à insulina, pode ser utilizado em alguns casos.

Objetivo do algoritmo: orientar a normalização da concentração plasmática de glicose administrando carboidratos por via oral, enteral ou parenteral.

Público-alvo: lactentes, crianças e adolescentes com hipoglicemia.

Quadro 1 Principais diagnósticos diferenciais relacionados aos sintomas da hipoglicemia

1. Medicamentos: salbutamol, cafeína, isotretinoína, drogas de recreação, tabaco, antigripais e antitussígenos, medicamentos homeopáticos, suplementos dietéticos.
2. Cardiopatias: valvulopatias, miocardiopatias, arritmias cardíacas, febre reumática aguda, prolapso de válvula mitral.
3. Intoxicação exógena: ■ Síndrome anticolinesterásica: inseticidas organofosforados, inseticidas carbamatos, fisostigmina, algumas espécies de cogumelos. ■ Síndrome narcótica: opiáceos, difenoxilato, loperamida. ■ Síndrome depressiva: barbitúricos, benzodiazepínicos, etanol. ■ Síndrome simpatomimética: cocaína, anfetamínicos, derivados e análogos, descongestionantes nasais, cafeína, teofilina. ■ Síndrome extrapiramidal: fenotiazínicos, butirofenonas, fenciclidina, lítio.
4. Doenças psiquiátricas (ansiedade, pânico, hiperventilação).
5. Distúrbios do metabolismo: hipertireoidismo, feocromocitoma.
6. Outros: febre, anemia, exercício físico, excitação, síndrome pós-prandial, síndrome da taquicardia postural ortostática (principalmente em adolescentes do sexo feminino).

Fonte: Mattar, 2018.

Manejo clínico

O médico, com base em sinais e sintomas, diagnostica a hipoglicemia e realiza a prescrição do que será ofertado ao lactente, criança ou adolescente.

O enfermeiro administra o prescrito pelo médico.

O nutricionista fornece o alimento fonte de carboidrato (CHO) conforme a prescrição médica, podendo ser ofertados:

- Fruta ou suco de fruta ou glicose a 50% ou água com açúcar.
  - considerar, para correção da hipoglicemia, 0,3 g de CHO/kg de peso corpóreo (Smart et al., 2018); *ou*
  - quantidade de CHO conforme a faixa etária, sendo; crianças: < 5 anos: 5 g de CHO, 5-10 anos: 10 g de CHO, a partir de 10 anos: 15 g de CHO (SBD, 2019/2020).

Algoritmo: Hipoglicemia

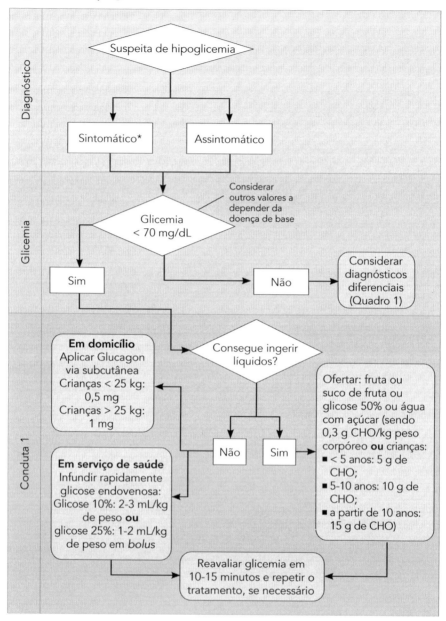

* Sinais e sintomas de hipoglicemia:
Autonômicos: fome, sudorese, tremores, palpitação, palidez.
Neurológicos: cefaleia, olhar vidrado, distúrbio visual, de fala, letargia, irritabilidade, alteração de humor, náusea, fraqueza, confusão mental, sonolência, coma e convulsão.
CHO: carboidratos.

Referências

1. Abraham MB, Jones TW, Naranjo D, Karge B, Oduwole A, Tauschmann M, et al. ISPAD clinical practice consensus guidelines 2018: assessment and management of hypoglycemia in children and adolescents with diabetes. Pediatric Diabetes. 2018 Oct;19(Suppl.27):178-92.
2. Mattar APL, Castelo GB. Hipoglicemia na infância e na adolescência. In: Schvartsman C, Reis AG, Farhat SCL. Pronto-socorro. 3.ed. Barueri: Manole; 2018.
3. Ng SM, Williams E, Ackland F, Burren C, Edge J, Hind E, et al. Management of hypoglycaemia in children and young people with type 1 diabetes. Clinical Guideline Version 3, Sept 2016, review 2019.
4. Smart CE, Annan F, Higgins LA, Jelleryd E, Lopez M, Acerini CL. ISPAD clinical practice consensus guidelines 2018: nutritional management in children and adolescents with diabetes. Pediatr Diabetes. 2018;19(Suppl.27):136-54. https://doi.org/10.1111/pedi.12738.
5. Sociedade Brasileira de Diabetes – SBD. Princípios gerais da orientação nutricional no diabetes mellitus. Diretrizes da Sociedade Brasileira de Diabetes 2019/2020.
6. Thornston OS, Stanley CA, De Leon DD, Harris D, Haymond MW, Hussain K, et al. Recommendations from the Pediatric Endocrine Society for Evaluation and Management of Persistent Hypoglycemia in Neonates, Infants, and Children. J Pediatr. 2015;167(2):238-45.

15

DIABETES MELLITUS

Adriana Servilha Gandolfo
Larissa Baldini Farjalla Mattar

Introdução

Diabetes mellitus (DM) é um distúrbio metabólico complexo caracterizado por hiperglicemia crônica resultante de defeitos na secreção de insulina, na ação da insulina ou de ambos, podendo levar a anormalidades do metabolismo de carboidratos, gorduras e proteínas.

A maioria dos casos de diabetes é classificada em duas categorias: diabetes tipo 1 (DM1) e diabetes tipo 2 (DM2).

O *diabetes mellitus* tipo 1 (DM1) é uma doença crônica e autoimune, decorrente da destruição das células beta pancreáticas, que ocasiona deficiência completa na produção de insulina predominante na faixa etária pediátrica.

O tratamento do DM1 tem como objetivo manter um bom controle glicêmico, que permita o crescimento e o desenvolvimento adequados, promova o bem-estar psicossocial do paciente e da família, bem como evite complicações agudas e em logo prazo da doença. Consiste em realizar insulinoterapia (aplicação de insulina basal e *bolus* de insulina para correção e/ou alimentação), monitorização de glicemia e educação, incluindo alimentação saudável com controle de carboidratos, gorduras e proteínas, atividade física com regularidade e orientação para os pacientes e suas famílias.

O *diabetes mellitus* tipo 2 caracteriza-se como uma doença poligênica, com forte herança familiar, ainda não completamente esclarecida, na qual a influência ambiental contribui significativamente para sua ocorrência. Hábitos dietéticos e inatividade física, que podem levar à obesidade, destacam-se como os principais fatores de risco. Em pelo menos 80-90% dos casos a doença está associada ao excesso de peso e a outros componentes da síndrome metabólica. O tratamento de DM2 e resistência à insulina em crianças, adolescentes e adultos jovens tem por objetivo manter níveis normais de hemoglobina glicada, prevenir o ganho de peso quando o índice de massa corporal (IMC) estiver entre percentis 85-95 e promover perda de peso quando o percentil de IMC for maior que 95 para manutenção de crescimento normal linear.

Alimentação

A alimentação de crianças e adolescentes com DM segue as mesmas recomendações da alimentação saudável desse público sem a doença, adequada em qualidade e quantidade e composta por grupos alimentares presentes na pirâmide alimentar (cereais, massas, raízes, tubérculos, leguminosas, verduras, legumes, frutas, carnes, ovos, lácteos, óleos e açúcar).

A distribuição dos macronutrientes recomendada para DM é de 45-60% de carboidrato (CHO) do valor energético total (VET), com moderado consumo de açúcar (cerca de 5-10% do VET), de 30-35% do VET em lipídeos, sendo < 10% sob a forma de gordura saturada e isenta de gorduras *trans*, e 15-20% do VET em proteínas.

O principal diferencial na alimentação dos indivíduos com DM1 é a necessidade de treinamento para realizar a contagem de CHO, gorduras e proteínas, uma vez que esses nutrientes têm efeito na glicemia. Portanto, é necessário identificar como eles se comportam, e a partir daí administrar insulina em dose adequada para garantir um bom controle glicêmico.

Contagem de carboidratos

A contagem de CHO é recomendada como estratégia para individualizar e flexibilizar a ingestão alimentar, sem comprometer o bom controle glicêmico.

As informações da qualidade e quantidade de CHO a serem consumidas devem acontecer simultaneamente.

O método relaciona a quantidade de CHO (em gramas ou substituições/ trocas) consumida com a dose de insulina adequada para sua absorção. Essa estratégia nutricional tem como objetivo reduzir as variações de glicemia pós--prandial, resultantes da variação, do tipo e da quantidade dos alimentos ingeridos.

Os CHO são os nutrientes que mais afetam a glicemia, com quase 100% do consumido sendo convertido em glicose, em um tempo que pode variar de 15 minutos a 2 horas. De 35-60% das proteínas são convertidas em glicose em 3-4 horas, e somente 10% das gorduras, em aproximadamente 5 horas ou mais.

A contagem de CHO por gramas consiste em somar os gramas de CHO de cada alimento ingerido por refeição e ajustar a dose de insulina ultrarrápida necessária para a refeição. As informações podem ser obtidas em aplicativos, tabelas e rótulos de alimentos.

A monitorização da glicemia pré (antes das refeições) e pós-prandial (2 horas após o início da refeição), bem como a aplicação de insulina para cobrir o CHO (*bolus* alimentação) e/ou corrigir a hiperglicemia (*bolus* correção), são importantes para realizar os ajustes necessários e promover o bom controle glicêmico.

Índice glicêmico

Em DM1 o índice glicêmico (IG) não pode ser usado de forma isolada. É consenso que a qualidade e a quantidade dos CHO consumidos afetam a resposta glicêmica. O IG pode trazer benefícios adicionais quando o total de CHO da refeição é contabilizado, sendo utilizado na prática clínica como uma ferramenta para minimizar elevações de glicemia pós-prandial e melhorar a qualidade da dieta.

Contagem de gorduras e proteínas

Desde 2017, as recomendações da American Diabetes Association (ADA) para o tratamento nutricional de pessoas em terapia insulínica foram adaptadas para incluir também a contagem de proteínas e gorduras em adição à de CHO para alguns pacientes. Existem evidências de que esses nutrientes aumentam o risco de hiperglicemia tardia, 2-8 horas após a refeição.

Para as pessoas em uso de bomba de infusão contínua de insulina, as doses extras para a contagem de proteínas e gorduras tornam-se seguras. É possível o uso de *bolus* de insulina diferenciado, como o estendido ou o duplo.

Pankowska et al. (2012; 2017) criaram um algoritmo que considera 10 g de carboidratos para cada 100 kcal provenientes de gordura e proteína consumidas.

Outra forma de contabilizar gorduras e proteínas seria adicionar para as refeições ricas em gorduras ($\geq$ 40 g) cerca de 30-35% na dose de insulina prandial, usando *bolus* duplo com 50% imediatamente, e 50% estendido em 2-2,5 horas para os pacientes em uso de bomba de insulina. Para pessoas em terapia de múltiplas injeções diárias, deve-se considerar a insulina adicional 1 hora após a refeição, equivalente a 30-35% da dose pré-prandial.

Apesar dos avanços nas pesquisas para otimizar as doses de insulinas prandiais, ainda se fazem necessários mais estudos para alcançarmos um algoritmo de maior segurança para o uso de forma ampla, e evidenciado cientificamente. O nutricionista, o médico e o educador em DM devem, juntamente com o paciente, estabelecer o algoritmo que melhor o atenda, estudando seu controle glicêmico, o tipo de tratamento e a disponibilidade deste de forma individual.

Objetivo do algoritmo: orientar o manejo da alimentação de crianças e/ou adolescentes com DM1.

Público-alvo: crianças e/ou adolescentes com DM1.

Manejo clínico

O médico é o responsável pelo diagnóstico do DM1 a partir de sinais clínicos e exames laboratoriais.

O nutricionista é o responsável por realizar a avaliação nutricional, orientar a alimentação saudável conforme a evolução, orientar a contagem de carboidratos, gorduras e proteínas (Anexos 1 e 2) e avaliar o conhecimento de contagem de carboidratos para que seja realizado o *bolus* alimentação (relação insulina x carboidratos), para auxiliar no controle glicêmico.

ANEXOS

ANEXO 1. ORIENTAÇÕES PARA TREINAMENTO DE CONTAGEM DE CARBOIDRATOS NA ALIMENTAÇÃO

- Realizar registro alimentar, com informações em medidas caseiras e quantidades de carboidratos e calorias.
- Treinar o olhar para o tamanho das porções (medidas caseiras, tamanho das porções).
- Ensinar a leitura de rótulos de produtos industrializados, o uso de aplicativos e de tabelas.
- Monitorar a glicemia capilar pré-prandial (antes das refeições) e pós-prandial (2 horas após o início da refeição).
- Aplicar insulina para cobrir o carboidrato e/ou corrigir hiperglicemia.
- Checar se os valores de glicemia encontram-se de acordo com as metas sugeridas pré e pós-prandial.

Exemplo de registro alimentar na prática de contagem de carboidratos.

Horário	Alimento/preparação	Quantidade de carboidratos (medidas caseiras)	Quantidade de carboidratos (g)
8 h	Leite integral	1 copo grande (240 mL)	12
	Pão francês	1 unidade	29
	Manteiga	1 ponta de faca	0
	Banana-prata	1 unidade	9
	Aveia	1 colher de sopa	10
	Total de carboidratos		60

Fonte: Serviço de Nutrição do Instituto da Criança e do Adolescente – HCFMUSP.

Nesse exemplo, o paciente utiliza 1 unidade de insulina para cada 15 g de carboidratos no café da manhã.

Cálculo de *bolus* alimentação para cobrir o café da manhã: 60 g de CHO/15 = 3 unidades de insulina.

ANEXO 2. EXEMPLO DE REGISTRO ALIMENTAR PARA TREINAMENTO DE CONTAGEM DE GORDURAS E PROTEÍNAS NA ALIMENTAÇÃO

Horário	Alimento/ preparação	Quantidade de carboidratos (medida caseira)	Peso (g/mL)	Calorias (kcal)	Quantidade de carboidratos (g)
12 h	Pastel de carne	1 unidade	70	177	18
	Água de coco	1 copo	240	1	10
	Total			178	28

Fonte: Serviço de Nutrição do Instituto da Criança e do Adolescente – HCFMUSP.

Nesse exemplo, o paciente utiliza 1 unidade de insulina para cada 15 g de carboidratos nas refeições.

Cálculos a serem realizados para *bolus* alimentação:

a) Para correção do carboidrato:

28 g de CHO/15 = 1,8 unidade de insulina (arredonda-se para 2 unidades).

b) Para correção de gorduras e proteínas:

$$1 \text{ g CHO} - 4 \text{ kcal}$$
$$28 \text{ g CHO} - x$$
$$x = 112 \text{ kcal provenientes de carboidratos}$$

Total de calorias provenientes das proteínas e gorduras: 177 – 112 = **66 kcal**.

A cada 100 kcal provenientes de gordura e proteína, considerar 10 g de carboidratos.

$$100 \text{ kcal} - 10 \text{ g de CHO}$$
$$66 \text{ kcal} - x$$
$$x = 6,6 \text{ g de CHO}$$
$$6,6 \text{ g de CHO/15} = 0,44 \text{ UI (arredonda-se para 0,5 unidade).}$$

ANEXO 3. SINAIS E SINTOMAS DE HIPERGLICEMIA

- Aumento da sensação de sede.
- Aumento do apetite.
- Aumento da micção.
- Fadiga e cansaço.
- Perda de peso.
- Respiração acelerada.
- Pele e mucosa da boca seca.

ANEXO 4. SINAIS E SINTOMAS DE HIPOGLICEMIA

- Sudorese.
- Fraqueza.
- Sonolência.
- Fome.
- Tremor.
- Tontura.
- Confusão mental.
- Visão turva.
- Dor de cabeça.

ANEXO 5. ALIMENTOS PARA CORREÇÃO DE HIPOGLICEMIA

Em situação de hipoglicemia, sugere-se a oferta de alimentos fonte de CHO, conforme diretriz da Sociedade Brasileira de Diabetes SBD, 2019/2020):

- Crianças < 5 anos: 5 g de CHO [1/2 unidade de banana ou maçã ou laranja ou frutas maduras (mamão, manga, melancia etc.) ou 50 mL de suco de fruta].
- Crianças 5-10 anos: 10 g de CHO [1 unidade pequena de banana ou maçã ou laranja ou frutas maduras (mamão, manga, melancia etc.) ou 100 mL de suco de fruta].
- Crianças a partir de 10 anos: 15 g de CHO [1 unidade média de banana ou maçã ou laranja ou frutas maduras (mamão, manga, melancia etc.) ou 150 mL de suco de fruta].
- Outras opções: sachê de mel ou água com açúcar ou sachê de glicose.

A quantidade de carboidratos para correção de hipoglicemia sugerida pela International Society for Pediatric and Adolescent Diabetes (Smart et al., 2018) é de 0,3 g de CHO de rápida ação/kg de peso corpóreo.

Alimentos que não devem ser utilizados para correção de hipoglicemia: leite, chocolates, leite condensado, doce de leite, entre outros alimentos ricos em gordura ou proteína, pois esses nutrientes podem retardar a absorção da glicose.

Algoritmo: *Diabetes mellitus* tipo 1

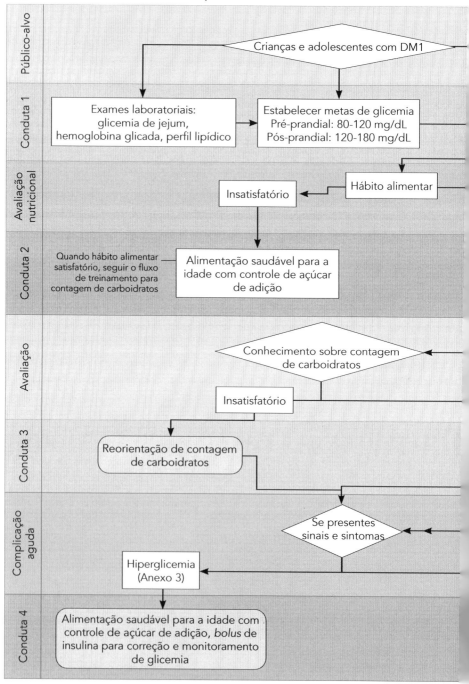

DM1: *diabetes mellitus* tipo 1; HBA1C: hemoglobina glicada A1C.

15 ■ *Diabetes mellitus* 145

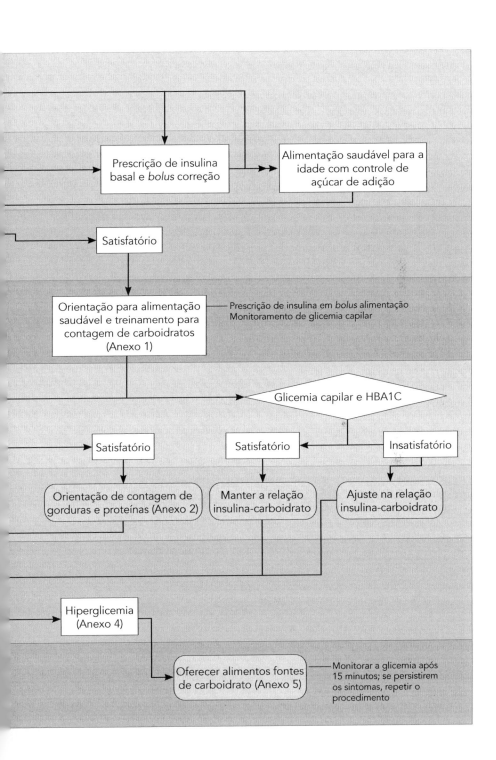

Referências

1. Abraham MB, Jones TW, Naranjo D, Karge B, Oduwole A, Tauschmann M, et al. ISPAD clinical practice consensus guidelines 2018: assessment and management of hypoglycemia in children and adolescents with diabetes. Pediatric Diabetes October. 2018;19(Suppl.27):178-92.
2. Bell KJ, Smart CE, Steil GM, Brand-Miller JC, King B, Wolpert HA, et al. Impact of fat, protein and glycemic index on postprandial glucose control in type 1 diabetes: implications for intensive diabetes management in the continuous glucose monitoring era. Diabetes Care. 2015;38:1008-15.
3. Koontz MB, Cuttler L, Palmert MR, O'Riordan M, Borawski EA, McConnell J, et al. Development and validation of a questionnaire to assess carbohydrate and insulin-dosing knowledge in youth with type 1 diabetes. Diabetes Care. 2010;33:457-62.
4. Kordonouri O, Hartmann R, Remus K, Bläsig S, Sadeghian E, Danne T. Benefit of supplementary fat plus protein counting as compared with conventional carbohydrate counting for insulin bolus calculation in children with pump therapy. Pediatr Diabetes. 2012;13:540-4.
5. Mayer-Davis EJ, Kahkoska AR, Jefferies C, Dabelea D, Balde N, Gong CX, et al. ISPAD clinical practice consensus guidelines 2018: definition, epidemiology, and classification of diabetes in children and adolescents. Pediatr Diabetes. 2018;19(Suppl.27):7-19. https://doi.org/10.1111/pedi.12773.
6. Pankowska E, Blazik M, Groele L. Does the fat-protein meal increase postprandial glucose level in type 1 diabetes patients on insulin pump: the conclusion of a randomized study. Diabetes Technol Ther. 2012;14:16-22.
7. Pankowska E, Ladyzynski, P, Foltynski P, Mazurczak K. A randomized controlled study of an insulin dosing application that uses recognition and meal bolus estimations. J Diabetes Sci Technol. 2017;11:43-9.
8. Peters AL, Davidson MB. Protein and fat effects on glucose responses and insulin requirements in subjects with insulin dependent diabetes mellitus. Am J Clin Nutr. 1993;58:555-60.
9. Smart CE, Annan F, Higgins LA, Jelleryd E, Lopez M, Acerini CL. ISPAD clinical practice consensus guidelines 2018: nutritional management in children and adolescents with diabetes. Pediatr Diabetes. 2018;19(Suppl.27):136-54. https://doi.org/10.1111/pedi.12738.
10. Smart CE, Evans M, O'Connell SM, McElduff P, Lopez PE, Jones TW, et al. Both dietary protein and fat increase postprandial glucose excursions in children with type 1 diabetes, and the effect is additive. Diabetes Care. 2013;36:3897-902.
11. Sociedade Brasileira de Diabetes – SBD – Gestão 2018-2019. Departamento de Nutrição da SBD Gestão 2018-2019. Terapêutica nutricional no diabetes conversão de ingestão de proteínas e gorduras para bolus alimentar. São Paulo: Sociedade Brasileira de Diabetes; 2018.
12. Sociedade Brasileira de Diabetes – SBD. Princípios gerais da orientação nutricional no diabetes mellitus. Diretrizes da Sociedade Brasileira de Diabetes 2019/2020. Sociedade Brasileira de Pediatria – SBP. Departamento de Nutrologia. Manual de alimentação: orientações para alimentação do lactente ao adolescente, na escola, na gestante, na prevenção de doenças e segurança alimentar. 4.ed. São Paulo: SBP; 2018.

Parte 6
GASTROENTEROLOGIA

16

ALERGIA ÀS PROTEÍNAS DO LEITE DE VACA

Glauce Hiromi Yonamine
Ana Paula Beltran Moschione Castro

Introdução

Alergia às proteínas do leite de vaca (APLV) corresponde à reação adversa ao leite, não tóxica e com envolvimento do sistema imunológico. Pode ser subdividida, de acordo com o mecanismo imunológico envolvido, em imunoglobulina E (IgE) mediada, mista e não IgE mediada.

Em geral, as manifestações IgE mediadas são imediatas, isto é, ocorrem em minutos até 2 horas da exposição ao alimento. Já as manifestações mistas e não IgE mediadas podem demorar horas até dias para se tornarem clinicamente evidentes (Quadro 1).

Quadro 1 Manifestações de alergia alimentar segundo o mecanismo imunológico envolvido

	Mediada por IgE	Mediada por IgE e célula (mista)	Não mediada por IgE
Pele	Urticária, angioedema, *rash* eritematoso morbiliforme, rubor	Dermatite atópica	• Dermatite herpetiforme • Dermatite de contato
Respiratório	• Rinoconjuntivite alérgica • Broncoespasmo agudo	Asma	Hemossiderose induzida por alimento (síndrome de Heiner)
Gastrointestinal	• Síndrome de alergia oral • Espasmo intestinal agudo	• EoE • Gastrite eosinofílica • Gastroenterite eosinofílica	• FPIES • FPIPS • Síndrome de enteropatia induzida por proteína alimentar

(continua)

Quadro 1 Manifestações de alergia alimentar segundo o mecanismo imunológico envolvido *(continuação)*

	Mediada por IgE	Mediada por IgE e célula (mista)	Não mediada por IgE
Cardiovascular	Tontura e desmaio		
Miscelânea	• Cólicas e contrações uterinas • Sentimento de "morte iminente"		
Sistêmicas	• Anafilaxia • Anafilaxia por exercício dependente de alimento		
EoE: esofagite eosinofílica; FPIES: síndrome da enterocolite induzida por proteína alimentar; FPIPS: síndrome da proctocolite induzida por proteína alimentar; IgE: imunoglobulina E.			

Fonte: Consenso Brasileiro de Alergia Alimentar, 2018.

Objetivo do algoritmo: orientar o manejo da alimentação de crianças e/ou adolescentes portadores de alergia às proteínas do leite de vaca.

Público-alvo: crianças e/ou adolescentes com diagnóstico de alergia às proteínas do leite de vaca.

Manejo clínico

O médico é o responsável por avaliar a suspeita clínica, confirmar o diagnóstico e determinar o mecanismo imunológico envolvido.

O nutricionista é o responsável por realizar a avaliação nutricional, elaborar a prescrição dietética e verificar a aceitação alimentar da criança e/ou adolescente, discutindo com a equipe multiprofissional sua evolução.

Na suspeita de alergia alimentar, é importante avaliar a história clínica, em conjunto com exames laboratoriais (nos casos IgE mediados), e, se necessário, realizar dieta de eliminação seguida de teste de provocação oral. A melhora com a retirada do leite de vaca e derivados só confirma a suspeita da alergia. O diagnóstico só é confirmado pelo retorno dos sintomas com a introdução de leite e derivados. Após a confirmação do diagnóstico da APLV, o paciente deverá ser submetido a dieta isenta de leite de vaca e derivados.

Nos casos de lactentes amamentados, o aleitamento materno deve ser mantido, e é necessário avaliar a necessidade de dieta materna isenta de leite de vaca e derivados. Essa orientação só é necessária se a criança manifesta sintomas pelo leite de vaca veiculado pelo leite materno. Se a mãe consumir leite de vaca e a criança não apresentar reação ao ser amamentada, não é preciso fazer restrições em sua dieta. O aleitamento materno exclusivo deve ser mantido até os 6 meses de idade, com introdução da alimentação complementar após os 6 meses.

Se houver necessidade de fórmula infantil para necessidades especiais, existem três tipos de fórmulas indicadas para o tratamento da APLV: fórmulas à base de soja, fórmulas extensamente hidrolisadas e fórmulas de aminoácidos. A escolha dependerá da idade da criança e do tipo de manifestação clínica (Quadro 2).

Quadro 2 Escolha de fórmulas substitutas em diferentes apresentações da alergia às proteínas do leite de vaca

Apresentação clínica	Opção		
	Primeira	Segunda	Terceira
Anafilaxia	FAA	FEH	FS
Alergia gastrointestinal imediata	FEH	FAA/FS	
Enterocolite induzida por proteína alimentar	FAA	FEH	
Urticária aguda ou angioedema	FEH	FAA/FS	
Dermatite atópica	FEH	FAA/FS	
Doença do refluxo gastroesofágico	FEH	FAA	
Esofagite eosinofílica alérgica	FAA		
Enteropatia induzida pela proteína do LV	FEH	FAA	
Gastroenterite e proctocolite induzidas por proteína do LV	FEH	FAA	
Doença pulmonar crônica induzida pelo LV (síndrome de Heiner)	FAA	FS	FEH

FAA: fórmula à base de aminoácidos; FEH: fórmula extensamente hidrolisada; FS: fórmula de soja; LV: leite de vaca.

Fonte: Consenso Brasileiro de Alergia Alimentar, 2018.

Em crianças maiores de 2 anos, não necessariamente está indicado o uso de fórmulas infantis. O paciente deve ser orientado a seguir dieta geral isenta de leite de vaca e derivados, devendo-se avaliar a necessidade de suplementação, especialmente de cálcio e vitamina D.

É importante a educação para a adesão ao tratamento, que envolve a leitura adequada de rótulos, cuidados com o contato cruzado e substituições adequadas nutricionalmente. Existe uma legislação que obriga a indústria a indicar a presença de alérgenos nos produtos industrializados, mas é importante conhecer os termos sinônimos (Quadro 3). Em relação ao contato cruzado, é importante orientar a utilizar apenas utensílios adequadamente higienizados e sem resíduos de proteína do leite de vaca.

Quadro 3 Termos sinônimos do leite em rótulos de produtos industrializados

- Caseína
- Caseinato
- Galactose
- Lactose
- Lactulose
- Lactoglobulina
- Lactoalbumina
- Lactoferrina
- Proteína do soro do leite (*whey protein*)
- Proteína hidrolisada (leite, soro, caseína)
- Simplesse® (substituto de gordura)

Fonte: Orientação nutricional Instituto da Criança e do Adolescente – HCFMUSP.

A APLV é transitória; as manifestações não IgE mediadas costumam se resolver nos primeiros anos de vida, e as manifestações IgE mediadas podem persistir, mas tendem a se resolver até a adolescência. Reavaliações periódicas por meio de teste de provocação oral são necessárias. Quando a alergia estiver resolvida, o paciente poderá seguir dieta geral adequada para a idade.

Algoritmo: Alergia às proteínas do leite de vaca

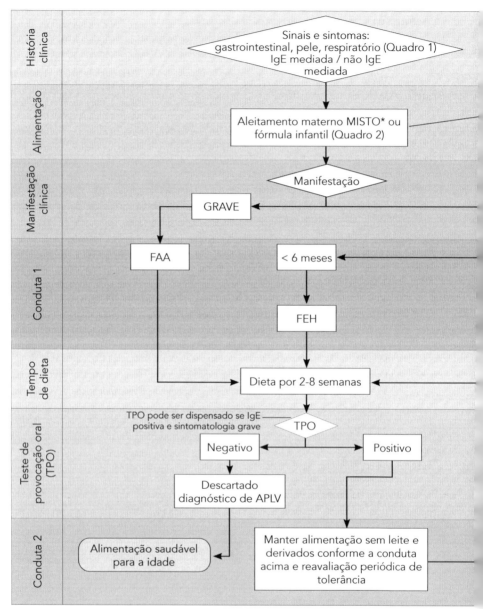

APLV: alergia às proteínas do leite de vaca; FAA: fórmula à base de aminoácidos; FEH: fórmula extensamente hidrolisada; FS: fórmula de soja; IgE: imunoglobulina E; TPO: teste de provocação oral.

* Estimular a reversão do aleitamento materno misto para exclusivo.

16 ■ Alergia às proteínas do leite de vaca 153

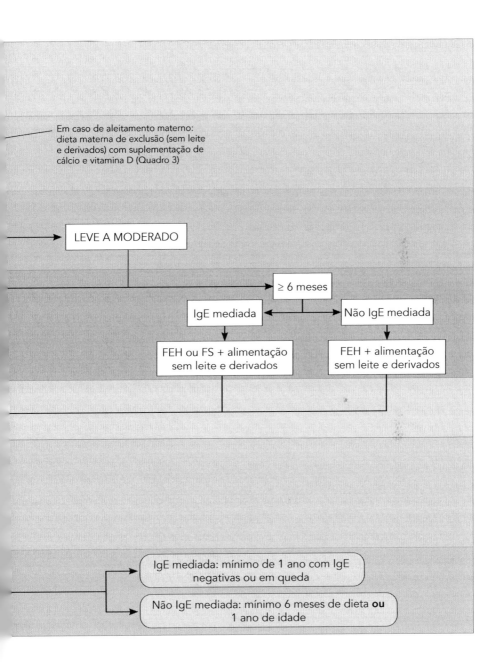

Referências

1. Boyce JA, Assaad A, Burks W, Jones SM, Sampson HA, Wood RA, et al. Guidelines for the diagnosis and management of food allergy in the United States: summary of the NIAID-Sponsored Expert Panel Report. Nutr Res. 2011;31(1):61-75. 4.
2. Bruijnzeel-Koomen C, Ortolani C, Aas K, Bindslev-Jensen C, Björkstén B, Moneret-Vautrin D, et al. Adverse reactions to food. European Academy of Allergology and Clinical Immunology Subcommittee. Allergy. 1995 Aug;50(8):623-35.
3. Fox A, Brown T, Walsh J, Venter C, Meyer R, Nowak-Wegrzyn A, et al. An update to the milk allergy in primary care guideline. Clin Transl Allergy. 2019 Aug 12;9:40.
4. Manuyakorn W, Tanpowpong P. Cow milk protein allergy and other common food allergies and intolerances. Paediatr Int Child Health. 2018 Jul 17:1-9.
5. Muraro A, Werfel T, Hoffmann-Sommergruber K, Roberts G, Beyer K, Bindslev-Jensen C; EAACI Food Allergy and Anaphylaxis Guidelines. Diagnosis and management of food allergy. Allergy. 2014;69:1008-25.
6. Solé D, Silva LR, Cocco RR, Ferreira CT, Sarni ROS, Oliveira LC, et al. Consenso Brasileiro sobre Alergia Alimentar: 2018 – Parte 1 – Etiopatogenia, clínica e diagnóstico. Documento conjunto elaborado pela Sociedade Brasileira de Pediatria e Associação Brasileira de Alergia e Imunologia. Arq Asma Alerg Imunol. 2018;2(1):7-38.
7. Solé D, Silva LR, Cocco RR, Ferreira CT, Sarni ROS, Oliveira LC, et al. Consenso Brasileiro sobre Alergia Alimentar: 2018 – Parte 2 – Diagnóstico, tratamento e prevenção. Documento conjunto elaborado pela Sociedade Brasileira de Pediatria e Associação Brasileira de Alergia e Imunologia. Arq Asma Alerg Imunol. 2018;2(1):7-38.

17

DOENÇA CELÍACA

Glauce Hiromi Yonamine
Ricardo Katsuya Toma

Introdução

A doença celíaca acomete indivíduos geneticamente predispostos e se apresenta como uma enteropatia crônica do intestino delgado, de caráter autoimune, desencadeada pela exposição ao glúten. Existem duas formas: a clássica, cujos principais sintomas são os gastrointestinais (diarreia ou constipação crônica e dor abdominal) e a falha no crescimento; e a atípica, da qual decorrem manifestações extraintestinais, como anemia, artralgia, ataxia, hipoplasia do esmalte dentário, atraso puberal, dermatite herpetiforme e elevação de enzimas hepáticas.

Os pacientes de risco para a doença celíaca são aqueles que apresentam parente de primeiro grau portador da entidade, diabetes tipo 1, tireoidite autoimune, hepatite autoimune, síndrome de Down, síndrome de Turner e síndrome de Williams.

Objetivo do algoritmo: orientar o manejo da alimentação de crianças e/ou adolescentes com doença celíaca.

Público-alvo: crianças e/ou adolescentes com diagnóstico de doença celíaca.

Manejo clínico

O médico, com base na história clínica, avalia sinais e sintomas clínicos. Na suspeita de doença, solicita exames para confirmar ou descartar o diagnóstico.

O nutricionista é o responsável pela orientação de alimentação sem glúten, que é a principal fração proteica presente no trigo, centeio e cevada.

Devido à atrofia das vilosidades intestinais, alguns pacientes podem apresentar deficiência na produção das dissacaridases. Nesses casos ocorre intolerância temporária à lactose e, com menor frequência, à sacarose, devendo ser instituída uma alimentação sem lactose e sem sacarose por período limitado de tempo, até a recuperação dessas vilosidades e a melhora dos sintomas clínicos.

A dieta isenta de glúten deve ser seguida por toda a vida, e o paciente deve ser orientado quanto aos riscos relacionados à não adesão ao tratamento, como o aumento do risco de osteoporose, a esterilidade, distúrbios neurológicos e psiquiátricos, além de doenças malignas.

Os cuidados com a dieta envolvem a leitura adequada de rótulos, cuidados com o contato cruzado e substituições adequadas nutricionalmente (Quadros 1 e 2). Atualmente existe uma legislação que obriga a indústria a indicar a presença de glúten nos produtos industrializados. Em relação ao contato cruzado, é importante orientar a utilizar apenas utensílios adequadamente higienizados e sem resíduos de glúten. Deve-se atentar para a escolha de substitutos que contribuam com a oferta proteica, de vitaminas e minerais, e que não forneçam grandes quantidades de gorduras, açúcar e sal.

Quadro 1 Farinhas substitutas do glúten

- Farinha de arroz
- Amido de milho (tipo Maisena)
- Fubá
- Farinha de mandioca
- Fécula de batata
- Farinha de soja
- Polvilho
- Araruta
- Flocos de arroz e milho
- Amaranto
- Quinoa

Fonte: Impresso de orientação nutricional Instituto da Criança e do Adolescente – HCFMUSP.

Quadro 2 Lista de produtos permitidos e proibidos

Grupo de alimentos	Proibidos (contêm glúten)	Permitidos (isentos de glúten)
Grãos e farinhas	Trigo, centeio, cevada, aveia e malte, farinha, farelo e gérmen de trigo, farelo de aveia, farinha de rosca, trigo para quibe.	Arroz (e farinha de arroz, creme de arroz), milho (e Maisena), quinoa, amaranto, feijão, ervilha, grão-de--bico, lentilha, trigo-sarraceno.
Tubérculos e farinhas	Farofa industrializada.	Batata, batata-doce, aipim (mandioca), inhame, cará, polvilho (doce e azedo), goma de tapioca, fécula de batata, sagu, araruta.

(continua)

Quadro 2 Lista de produtos permitidos e proibidos (continuação)

Grupo de alimentos	Proibidos (contêm glúten)	Permitidos (isentos de glúten)
Pães, biscoitos e massas	Pão francês, pão integral, pão de forma, pão doce, tortas, empadão, salgadinhos, croissant, pizza, macarrão e massas à base de trigo, sêmola ou semolina, quibe.	Pães sem glúten, pão de queijo, biscoito de polvilho, biscoitos de soja, de arroz, de milho, massas isentas de glúten, tapioca. Atenção: cuidado com o risco de contato cruzado.
Bebidas	Cerveja, uísque.	Água, água de coco, suco de fruta, café com selo de pureza ABIC (sem cevada).
Leite e derivados	Achocolatados contendo malte, Ovomaltine, mingau de aveia, iogurtes contendo aveia.	Iogurtes, leite com baixo teor/zero lactose, queijos, leites vegetais (coco, castanhas, gergelim, arroz, soja).
Condimentos	Molho shoyu contendo trigo (a maioria das marcas), molhos industrializados.	Alho, cebola, tomate, pimentão, pimenta em grão, alecrim, salsa, cebolinha, tomilho, orégano, manjericão.
Proteínas (carnes e ovos)	Bife de glúten, proteína vegetal, nuggets, bife à milanesa, empanados.	Carnes (boi, peixe, frango, porco, rã, cabrito, cordeiro etc.), ovo.
Doces	Bolos, tortas, docinhos de festa, chocolate contendo malte, pavê, torta alemã.	Chocolate amargo, geleia de frutas sem adição de açúcar, alfarroba. Consumir com moderação.
Frutas in natura		Todas.
Hortaliças (legumes e verduras)	Tempurá, legumes empanados, tortas e empadões de hortaliças.	Todas in natura.
Sementes e oleaginosas	Amendoim japonês.	Castanhas, amendoim, nozes, amêndoas, avelã, macadâmia, pistache, amêndoas de cacau, gergelim, linhaça, chia, semente de girassol, semente de abóbora Atenção: cuidado com produtos vendidos a granel com outras farinhas.
Gorduras	Óleo reutilizado de frituras anteriores.	Azeite de oliva, óleo de abacate, de coco, manteiga, margarina, creme vegetal, óleos de grãos (soja, milho, girassol, arroz), óleo de canola, banha de porco. Consumir com moderação.

ABIC: Associação Brasileira da Indústria de Café.
Fonte: Adaptado de Federação Nacional das Associações de Celíacos do Brasil (Fenacelbra).
Fonte: Impresso de orientação nutricional Instituto da Criança e do Adolescente – HCFMUSP.

Algoritmo: Doença celíaca

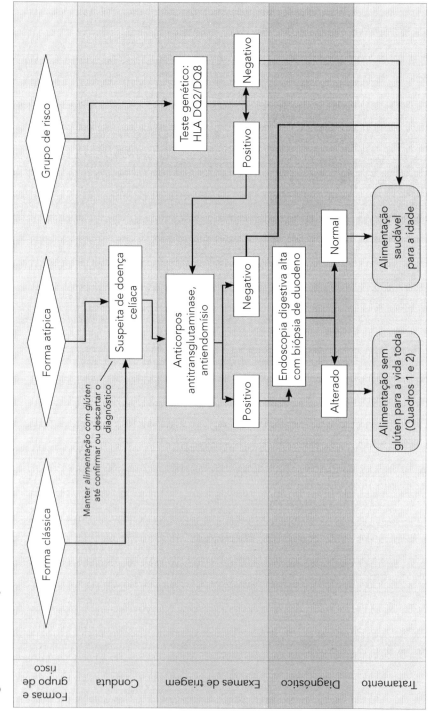

Referências

1. Bascuñán KA, Vespa MC, Araya M. Celiac disease: understanding the gluten-free diet. Eur J Nutr. 2017;56:449-59.
2. Brasil. Ministério da Saúde. Secretaria de Atenção à Saúde. Portaria n. 1.149, de 11 de novembro de 2015, que aprova o protocolo clínico e diretrizes terapêuticas da doença celíaca.
3. Case S. The gluten-free diet: how to provide effective education and resources. Gastroenterology. 2005;128(Suppl.1):S128-34.
4. Federação Nacional das Associações de Celíacos do Brasil – Fenacelbra. Disponível em: http://www.fenacelbra.com.br/fenacelbra/alimentos-proibidos-e-permitidos/. Acesso em: 19/3/2020.
5. Melini V, Melini F. Gluten-free diet: gaps and needs for a healthier diet. Nutrients. 2019;11. pii: E170.
6. Penagini F, Dilillo D, Meneghin F, Mameli C, Fabiano V, Zuccotti GV. Gluten-free diet in children: an approach to a nutritionally adequate and balanced diet. Nutrients. 2013;5:4553-65.

18

DOENÇA INFLAMATÓRIA INTESTINAL

Beatriz Polisel Mazzoni
Mariana Deboni

Introdução

A doença inflamatória intestinal (DII) é composta principalmente por três subtipos:
1. doença de Crohn (DC);
2. retocolite ulcerativa inespecífica (RCUI); e
3. colite não classificada.

Sua patogênese não é completamente compreendida, mas acredita-se que seja multifatorial, envolvendo fatores como predisposição genética, desregulação imune, alterações da microbiota intestinal e gatilhos ambientais. Caracteristicamente, tem comportamento surto-remissivo, a despeito de tratamento. As DII constituem doenças crônicas incuráveis, exceto em pacientes com RCUI, que são submetidos à proctocolectomia total.

Possuem potencial envolvimento multissistêmico, acometendo praticamente todos os órgãos e sistemas em maior ou menor grau. Os pacientes com DII costumam ter apresentações distintas, com espectros de gravidade variáveis.

A principal diferença entre as DII é que a RCUI corresponde a uma inflamação e ulceração das camadas superficiais na mucosa do cólon (intestino grosso), com padrão contínuo e acometimento microscópico obrigatório do reto, estendendo-se proximalmente por uma distância variável. A DC, por sua vez, é caracterizada por inflamação transmural (pode afetar toda a espessura da parede intestinal), com padrão não contínuo (*skip lesions*), podendo acometer qualquer local do trato gastrointestinal, ou seja, da boca até o ânus.

A nutrição na DII é considerada parte fundamental do tratamento e apresenta nuances específicas a depender do subtipo da doença e da fase de atividade (Quadro 1) em que se encontra.

Quadro 1 Orientações alimentares para a fase de atividade (retocolite ulcerativa inespecífica ou doença de Crohn)

1. Adequar os macronutrientes e aumentar a ingestão de proteínas.
2. Fracionar as refeições e ofertar proteínas em todas as refeições (alimentos proteicos líquidos tendem a ser mais bem tolerados pelos pacientes inapetentes).
3. Evitar alimentos potencialmente irritantes de mucosa gastrointestinal: álcool, cafeína, excesso de fibras, lactose (para os intolerantes), sacarose em excesso, adoçantes, pimenta e condimentos picantes.

Fonte: Orientação nutricional Instituto da Criança e do Adolescente – HCFMUSP.

Objetivo do algoritmo: orientar o manejo da alimentação de crianças e/ou adolescentes com DII.

Público-alvo: crianças e/ou adolescentes com diagnóstico de DII.

Manejo clínico

O médico, com base na história clínica, avalia sinais, sintomas e resultados de exames complementares para definição das fases de atividade *versus* remissão, bem como sua gravidade.

Classicamente, crianças com DC costumam apresentar os seguintes sintomas: perda de peso, diarreia e dor abdominal. Já as crianças com RCUI iniciam o quadro com diarreia sanguinolenta.

O nutricionista é o responsável pela avaliação nutricional e pela orientação da alimentação, sendo ambas as partes fundamentais no tratamento das DII.

A avaliação nutricional consiste em verificar mudanças recentes de peso, a estatura atual *versus* a estatura pré-doença (velocidade de crescimento) e o estágio de maturação sexual, uma vez que este pode estar alterado e/ou atrasado por consequência da subnutrição e da inflamação (devido à liberação de citocinas pró-inflamatórias). Além disso, deve-se analisar a presença de sinais de subnutrição e/ou deficiência especifica de nutrientes, além de avaliar mudanças no apetite (uso de corticosteroides) e a presença de edema.

A aplicação de um diário alimentar pode ser útil na tentativa de avaliar quais alimentos podem estar piorando os sintomas ou causando maior desconforto, de modo a adequar o plano alimentar individualmente.

A subnutrição pode estar presente em qualquer estágio da DII, especialmente na DC, e tem múltiplas causas, incluindo baixa ingestão alimentar, comprometimento na digestão e absorção de nutrientes, vitaminas e minerais e aumento da demanda metabólica devido a inflamação crônica e a alterações no metabolismo.

As necessidades nutricionais podem estar aumentadas em função da presença de má absorção, perdas entéricas associadas à diarreia e ao custo metabólico obrigatório do crescimento e inflamação. Crianças com DC geralmente apresentam maior necessidade de nutrientes, com base na idade, gênero e peso, do que crianças com RCUI.

Recomenda-se que pacientes pediátricos com DII tenham uma alimentação balanceada, de acordo com as recomendações para crianças saudáveis, na fase de remissão, e que, na fase da doença em atividade, essa dieta seja adaptada, podendo haver uma demanda maior de proteínas. Além disso, atenção especial deve ser dada aos micronutrientes, principalmente ferritina, cobre, folato, selênio, zinco, cálcio e vitamina D. Caso haja inflamação extensa ou ressecção do íleo terminal, uma atenção à suplementação da vitamina B12 via parenteral pode ser necessária.

Na fase da atividade da doença, pode ser útil a realização de refeições pequenas e mais frequentes, evitando o excesso de açúcares, doces e bebidas gaseificadas e adoçadas, além de se evitarem alimentos ricos em fibras insolúveis, pimentas e condimentos picantes. Cabe ressaltar que restrições dietéticas devem ser evitadas, exceto quando há obstrução intestinal ou alterações digestivas específicas, por exemplo, intolerância à lactose.

Especificamente no caso da DC, a nutrição enteral exclusiva (NEE) é a primeira linha de tratamento em pediatria, e representa uma terapia para corrigir ou evitar a subnutrição, promover o crescimento e o desenvolvimento, além de induzir a manutenção ou remissão dos sintomas da doença. Cabe enfatizar que não há evidências do uso de NEE para o tratamento da RCUI.

Em comparação com o uso de corticosteroides, a NEE entra como uma opção mais vantajosa por apresentar mínimos efeitos colaterais e melhor recuperação/cicatrização da mucosa intestinal, além de taxas de remissão equivalentes às dos corticosteroides sistêmicos.

Destaca-se a recomendação do uso de NEE de 6-8 semanas, com dieta polimérica completa, a menos que a alergia à proteína do leite de vaca (APLV) coexista, sendo indicada nesse caso uma dieta oligomérica. No entanto, deve-se ter cautela com os pacientes gravemente subnutridos, de modo a evitar a síndrome de realimentação. Além disso, recomenda-se avaliar a eficácia do tratamento após 14 dias de intervenção. Caso, nesse período, não se obtenham os resultados esperados, indica-se suspender a NEE e iniciar a terapia farmacológica.

Após 8 semanas, o retorno à alimentação oral deve ser feito de forma gradativa, com concomitante redução da dieta enteral, por 2-3 semanas. Indica-se iniciar a dieta via oral com baixo teor de gorduras e fibras, além de avaliar constantemente se os alimentos introduzidos causam algum tipo de desconforto ou sintoma.

A fase de remissão consiste em um retorno gradativo à dieta normal, ou seja, à dieta adequada para idade, com foco na recuperação do peso perdido e na manutenção de hábitos alimentares e estilo de vida saudáveis.

Em alguns casos mais graves, por exemplo, casos de obstrução intestinal, hemorragia colônica, perfuração intestinal ou síndrome do intestino curto, associados a DC, pode ser necessário o uso de nutrição parenteral para alcançar a oferta nutricional necessária.

Em virtude dos argumentos e fatos mencionados, a TN de forma geral tem como objetivos prevenir ou tratar a perda de peso e/ou o déficit de crescimento, contribuir para o alívio dos sintomas digestivos, preservar e recuperar saúde óssea. Contudo, para que tais objetivos sejam alcançados, a atuação multiprofissional torna-se essencial.

Algoritmo: Doença de Crohn

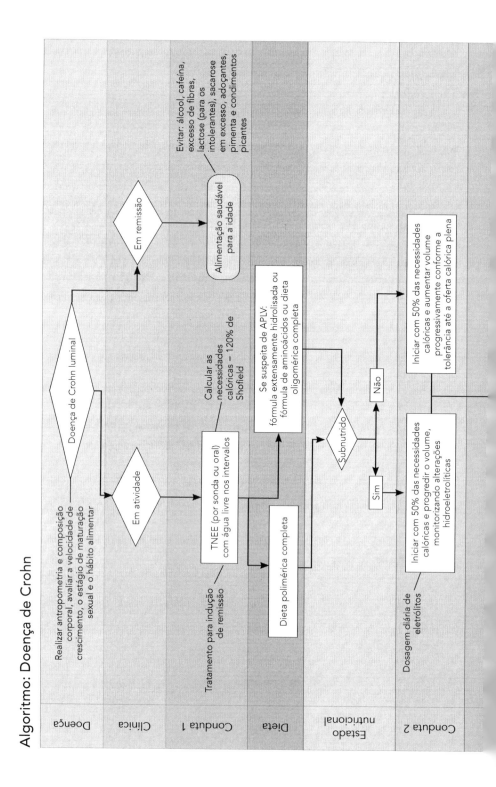

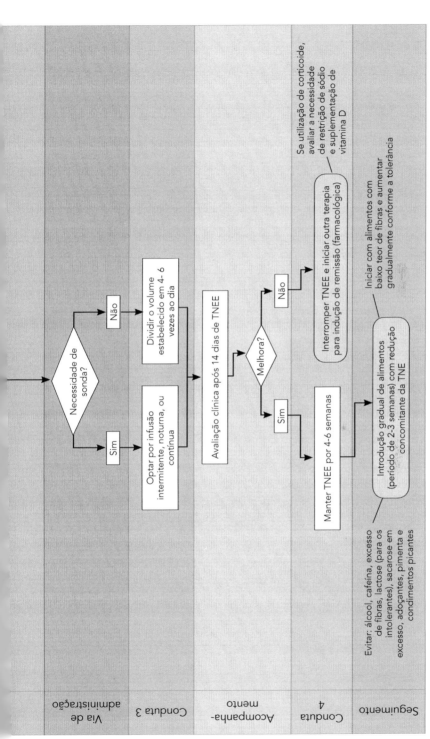

APLV: alergia às proteínas do leite de vaca; TNE: terapia nutricional enteral; TNEE: terapia nutricional enteral exclusiva.

Algoritmo: Retocolite ulcerativa

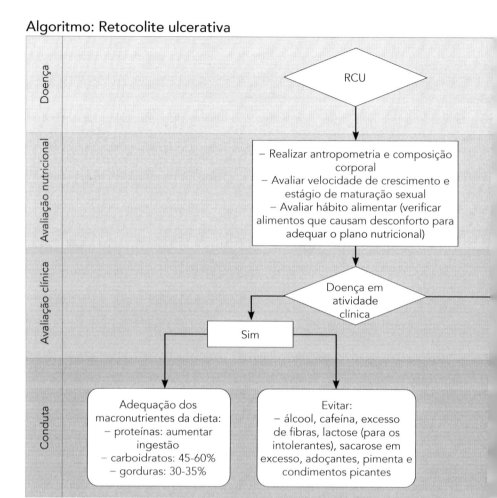

DRI: *Dietary reference intakes*; RCU: retocolite ulcerativa.

18 ■ Doença inflamatória intestinal 167

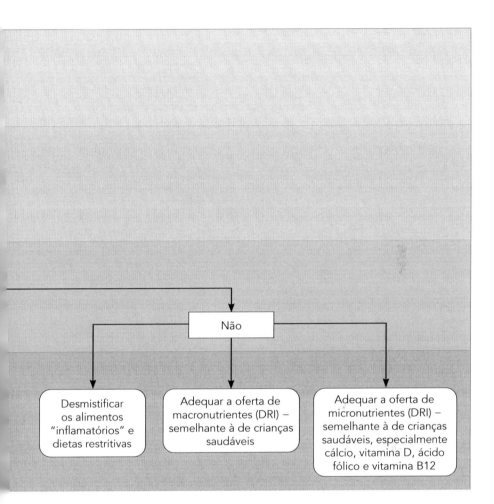

Referências

1. Ferreira PVALS, Cavalcanti AS, Silva GAP. Linear growth and bone metabolism in pediatric patients with inflammatory bowel disease. J Pediatr. 2019;95(S1):S59-S65.
2. Forbes A, Escher J, Hébuterne X, Kłęk S, Krznaric Z, Schneider S, et al. ESPEN guideline: clinical nutrition in inflammatory bowel disease. Cin Nutr. 2017;36:321-47.
3. Gerasimidis K, McGrogan P, Edwards CA. The aetiology and impact of malnutrition in paediatric inflammatory bowel disease. J Hum Nutr Diet. 2011;24:31326.
4. Kleinman RE, Baldassano RN, Caplan A, Griffiths AM, Heyman MB, Issenman RM, et al. Nutrition support for pediatric patients with inflammatory bowel disease: a clinical report of the North American Society for Pediatric Gastroenterology, Hepatology and Nutrition. J Pediatr Gastroenterol Nutr. 2004;39:15-27.
5. Lane ER, Lee D, Suskind DL. Dietary therapies in pediatric inflammatory bowel disease: an evolving inflammatory bowel disease paradigm. Gastroenterol Clin North Am. 2017;46:731-44.
6. Lewis JD, Abreu MT. Diet as a trigger or therapy for inflammatory bowel diseases. Gastroenterology. 2017;152:398-414.e6.
7. Miele E, Shamir R, Aloi M, Assa A, Braegger C, Bronsky J, et al. Nutrition in pediatric inflammatory bowel disease: a position paper on behalf of the Porto Inflammatory Bowel Disease Group of the European Society of Pediatric Gastroenterology, Hepatology and Nutrition. J Pediatr Gastroenterol Nutr. 2018;66:687-708.
8. Schulman JM, Pritzker L, Shaoul R. Maintenance of remission with partial enteral nutrition therapy in pediatric Crohn's disease: a retrospective study. Can J Gastroenterol Hepatol. 2017;2017:5873158.
9. Shamir R. Nutritional aspects in inflammatory bowel disease. J Pediatr Gastroenterol Nutr. 2009;48(Suppl.2):S86-8.
10. Torres J, Mehandru S, Colombel JF, Peyrin-Biroulet L. Crohn's disease. Lancet. 2017;389(10080):1741-55.

19

INTOLERÂNCIA ALIMENTAR

Glauce Hiromi Yonamine

Introdução

A intolerância alimentar corresponde à reação adversa a alimentos, não tóxica e sem envolvimento do sistema imunológico. Pode ser subdividida em enzimática, farmacológica e indefinida.

- **Enzimática:** corresponde a uma reação adversa a alimento em decorrência de um defeito enzimático no trato gastrointestinal. O exemplo mais comum é a intolerância à lactose.
- **Farmacológica:** é causada por aminas vasoativas e outras substâncias presentes nos alimentos, que exercem atividade farmacológica. Na maioria dos casos, existe uma relação dose e efeito. Exemplos incluem cafeína, histamina e tiramina. A histamina é um mediador químico das alergias. Acredita-se que alimentos com altas quantidades de histamina podem provocar sintomas semelhantes à de uma reação alérgica.
- **Indefinida:** intolerâncias resultantes de mecanismos não identificados, como aos aditivos alimentares, entram neste grupo. Alguns indivíduos predispostos podem apresentar reações de intolerância principalmente a sulfitos, nitritos, nitratos, glutamato monossódico e corantes.

170 Nutrição clínica pediátrica em algoritmos

Quadro 1 Exemplos de alimentos relacionados à intolerância alimentar

Intolerância a	Alimentos a serem controlados/evitados
Aditivos (corantes e conservantes)	Gelatina, suco artificial em pó, bala, refrigerantes, bolacha recheada, chiclete, embutidos, molhos industrializados, congelados industrializados
Cafeína	Café, chá-preto, chá-mate, refrigerantes à base de cola, energéticos
Histamina	Peixes e frutos do mar (camarão, lula, mariscos, siri, entre outros), embutidos (salsicha, presunto, linguiça, mortadela etc.), carne de porco, coalhada, queijos fermentados, berinjela, tomate, espinafre, repolho, abacaxi, banana, morango, kiwi, mamão, broto de feijão, chocolate (cacau), amendoim, castanhas, conservas (palmito, picles etc.), *ketchup*, canela, vinagre, bebidas alcoólicas, alimentos fermentados
Tiramina	Queijos, produtos fermentados, peixes, álcool
Lactose	Leite, leite condensado, sorvete, *milk-shake* e preparações com leite (p. ex., pudim, bolo, purê)
Sacarose	Açúcar e doces em geral

Fonte: Orientação nutricional Instituto da Criança e do Adolescente – HCFMUSP.

Alguns indivíduos são intolerantes a carboidratos altamente fermentáveis (frutose, lactose, oligossacarídeos e polióis), os denominados *fermentable oligosaccharides, disaccharides, monosaccharides and polyols* (FODMAP). A identificação dos desencadeantes de sintomas é individual, com a instituição de uma dieta de restrição por aproximadamente 4 semanas, seguida de uma fase de reintrodução de alimentos para identificação dos possíveis causadores de sintomas (Quadro 2).

Quadro 2 Exemplos de alimentos com alto e baixo teor de FODMAP

Categoria de FODMAP	Alimentos com alto teor	Alimentos com baixo teor
Frutose (em excesso à glicose)	• Frutas: maçã, pera, pêssego, melancia, manga. • Mel. • Adoçantes: frutose, xarope de milho com alto teor de frutose. • Doses altas: concentrados de frutas, porções excessivas de frutas, frutas secas, sucos de frutas.	• Frutas: banana, mirtilo, carambola, uva, melão, kiwi, limão, laranja, maracujá, morango. • Xarope de bordo. • Adoçantes: todos, exceto polióis.

(continua)

19 ■ Intolerância alimentar 171

Quadro 2 Exemplos de alimentos com alto e baixo teor de FODMAP *(continuação)*

Categoria de FODMAP	Alimentos com alto teor	Alimentos com baixo teor
Lactose	▪ Leite: vaca, cabra, ovelha. ▪ Sorvete. ▪ Iogurte. ▪ Queijos: macios e frescos (como ricota e *cottage*).	▪ Leite: sem lactose, bebidas de arroz. ▪ Queijos: *brie, camembert*, sem lactose. ▪ Iogurte sem lactose. ▪ *Sorbet*. ▪ Manteiga.
Oligossacarídeos (frutanos e/ou galactanos)	▪ Vegetais: cebola, alho, aspargos, alcachofra, couve-de-bruxelas, brócolis, repolho, alho-poró, beterraba. ▪ Cereais: trigo, centeio, cevada (quando consumidos em grandes quantidades). ▪ Leguminosas: grão-de-bico, lentilha, feijão, ervilha. ▪ Frutas: melancia, fruta-do-conde, caqui.	▪ Vegetais: brotos de bambu, acelga chinesa, cenoura, salsão, pimentão, chuchu, milho, berinjela, vagem, alface, cebolinha (parte verde), tomate. ▪ Cereais: sem glúten.
Polióis	▪ Frutas: maçã, pera, cereja, lichia, damasco, pêssego, nectarina, ameixa, abacate, abóbora, *champignon*, couve-flor, leite de coco. ▪ Adoçantes: sorbitol, manitol, xilitol, isomalte, maltitol.	▪ Frutas: banana, mirtilo, carambola, uva, melão, kiwi, limão, laranja, maracujá, morango. ▪ Adoçantes: açúcar (sacarose), glicose, outros adoçantes que não terminem em "ol".

FODMAP: *fermentable oligosaccharides, disaccharides, monosaccharides and polyols.*

Fonte: Khan et al., 2015; Gibson e Shepherd, 2010.

Objetivo do algoritmo: orientar o manejo da alimentação de crianças e/ou adolescentes portadores de intolerância alimentar

Público-alvo: crianças e/ou adolescentes com diagnóstico de intolerância alimentar.

Manejo clínico

O médico é o responsável por avaliar e classificar o tipo de intolerância alimentar.

O nutricionista é o responsável por realizar a avaliação nutricional, elaborar a prescrição dietética e verificar a aceitação alimentar da criança e/ou adolescente, discutindo com a equipe multiprofissional sua evolução.

Algoritmo: Intolerância alimentar

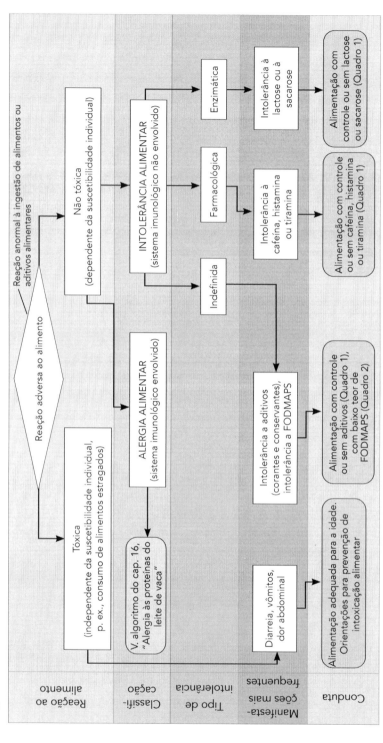

FODMAPS: *fermentable oligosaccharides, disaccharides, monosaccharides and polyols* (oligossacarídeos, dissacarídeos, monossacarídeos e polióis fermentáveis).

Referências

1. Afify SM, Pali-Schöll I. Adverse reactions to food: the female dominance. A secondary publication and update. World Allergy Organ J. 2017;10:1-8.
2. Boyce JA, Assaad A, Burks W, Jones SM, Sampson HA, Wood RA, et al. Guidelines for the diagnosis and management of food allergy in the United States: summary of the NIAID – Sponsored Expert Panel Report. Nutr Res. 2011;31:61-75.
3. Bruijnzeel-Koomen C, Ortolani C, Aas K, Bindslev-Jensen C, Björkstén B, Moneret-Vautrin D, et al. Adverse reactions to food. European Academy of Allergology and Clinical Immunology Subcommittee. Allergy. 1995;50:623-35.
4. Gibson PR, Shepherd SJ. Evidence-based dietary management of functional gastrointestinal symptoms: the FODMAP approach. J Gastroenterol Hepatol. 2010;25:252-8.
5. Khan MA, Nusrat S, Khan MI, Nawras A, Bielefeldt K. Low-FODMAP diet for irritable bowel syndrome: is it ready for prime time? Dig Dis Sci. 2015;60:1169-77.
6. Manuyakorn W, Tanpowpong P. Cow milk protein allergy and other common food allergies and intolerances. Paediatr Int Child Health. 2018;17:1-9.
7. Muraro A, Werfel T, Hoffmann-Sommergruber K, Roberts G, Beyer K, Bindslev-Jensen C. EAACI food allergy and anaphylaxis guidelines: diagnosis and management of food allergy. Allergy. 2014;69:1008-25.
8. Ortolani C, Pastorello EA. Food allergies and food intolerances. Best Pract Res Clin Gastroenterol. 2006;20(3):467-83.
9. Skypala I. Other causes of food hypersensitivity. In: Skypala I, Venter C. Food hypersensitivity: diagnosing and managing food allergies and intolerance. 1.ed. First Oxford: Wiley-Blackwell; 2009. p.210-40.
10. Skypala IJ, Williams M, Reeves L, Meyer R, Venter C. Sensitivity to food additives, vaso-active amines and salicylates: a review of the evidence. Clin Transl Allergy. 2015;5:1-11.

20

REFLUXO GASTROESOFÁGICO

Viviane Maria de Carvalho Matos
Nathália Gimenes Escudeiro
Beatriz Polisel Mazzoni
Maria Tereza Galvão Guiotti

Introdução

O refluxo gastroesofágico (RGE) é fisiológico, sendo um evento pós-prandial natural, caracterizado pelo retorno do conteúdo gástrico em direção ao esôfago, que não traz grandes repercussões à saúde e à qualidade de vida. Porém, na população pediátrica, principalmente nos lactentes, o RGE é mais evidente e pode ser acompanhado de episódios de regurgitação, tornando-se uma situação ansiogênica para a família.

A imaturidade do trato gastrointestinal (TGI) do recém-nascido (RN) justifica os episódios mais frequentes de RGE, uma vez que a pressão do esfíncter esofagiano inferior (EEI) aumenta gradativamente até os 2 meses, quando atinge o valor pressórico de um adulto. Além disso, a extensão do EEI aos 3 meses é de 1 cm, aos 12 meses chega a 1,6 cm e na fase adulta atinge 4 cm. É importante, portanto, tranquilizar as famílias quanto aos episódios fisiológicos de RGE e acompanhar de maneira segura o desenvolvimento e o crescimento do lactente, que, na maioria dos casos (90-95%), terá esses episódios reduzidos no segundo semestre de vida.

Por outro lado, a doença do refluxo gastroesofágico (DRGE) é uma patologia que ocorre quando os episódios de RGE repercutem em sintomas incômodos (*troublesome symptoms*) e/ou em complicações como esofagite e estenoses. A sintomatologia nessa situação é variada, sendo comuns vômitos recorrentes, recusa alimentar, déficit pôndero-estatural e regurgitação excessiva, além de sinais e sintomas extraesofágicos, como irritabilidade, tosse, distúrbio do sono, pneumonia, otite de repetição e apneia.

A DRGE pode ser classificada em primária, quando há disfunção ao nível esofagogástrico (dismotilidade do esôfago e do duodeno, esvaziamento gástrico retardado e inadequação dos mecanismos antirrefluxo), e secundária, quando há causas subjacentes que predispõem ao RGE, como infecções, malformações congênitas do trato gastrointestinal, distúrbios metabólicos, lesões no sistema nervoso central, obstruções duodenogástricas, alergia à proteína do leite de vaca (APLV), obesidade, colagenoses, hérnia de hiato, exposição ao álcool e tabagismo, entre outros.

A distinção entre a condição funcional e a patológica dá-se por meio da anamnese e do exame físico. A presença de sinais de alarme deve despertar a suspeição para outras condições que não a DRGE.

No RGE fisiológico, as regurgitações são passivas, com ausência de náuseas ou sinais de desconforto, e sem complicações do estado nutricional. Sendo assim, não interferem na aceitação alimentar e no ganho ponderal do lactente, que muitas vezes é caracterizado como "bebê regurgitador feliz".

De acordo com os critérios listados no Roma IV, considerando um lactente saudável entre 3 semanas e 12 meses de vida, para que, de fato, seja diagnosticado RGE fisiológico, é necessário que ocorram 2 ou mais episódios diários de regurgitação, por pelo menos 3 semanas, sem a presença de náuseas, hematêmese, aspiração, apneia, déficit de ganho ponderal, dificuldade para alimentação ou deglutição e postura anormal.

Já a DRGE (condição patológica) ocorre quando o RGE se dá de forma crônica e persistente, com complicações clínicas e/ou laboratoriais. As manifestações clínicas são diversas, podendo ser divididas em esofágicas (náuseas, vômitos, irritabilidade, choro excessivo, pirose, disfagia, dor epigástrica, retroesternal em queimação; além de má aceitação alimentar e déficit pôndero--estatural)) e extraesofágicas (faringites/laringites/otites de repetição, sibilância/asma crônica, tosse crônica, broncopneumonia de repetição, rouquidão, erosão do esmalte dentário e alterações de sono).

Objetivo do algoritmo: orientar o manejo da alimentação de crianças e/ou adolescentes com RGE.

Público-alvo: lactentes, crianças e/ou adolescentes com RGE.

Manejo clínico

Os principais objetivos do tratamento do RGE/DRGE são resolver e atenuar os sintomas, melhorar a qualidade de vida e prevenir complicações. As medidas terapêuticas devem ser individualizadas, sendo propostas, além de medidas medicamentosas, orientações posturais, comportamentais e alimentares, conforme a idade e os sintomas clínicos.

Para RN e lactentes em aleitamento materno exclusivo (AME), recomenda-se manter o aleitamento, verificar a postura e a técnica da amamentação de forma a evitar deglutição excessiva de ar e permitir a eructação pós-prandial, além de fracionar as mamadas de modo a diminuir a distensão abdominal e a favorecer o esvaziamento gástrico. Nos casos de suspeita de DRGE, deve-se ajustar a dieta materna com exclusão de leite de vaca e derivados, por 2-4 semanas, para excluir a hipótese de APLV, uma vez que os sintomas podem confundir os diagnósticos.

Para aqueles que recebem fórmula infantil, há a alternativa de trocar para fórmulas antirregurgitação (FAR), que são indicadas para crianças de 0-12 meses de idade e são pré-espessadas, com o objetivo de promover maior viscosidade e, consequentemente, reduzir os episódios de regurgitação. Os espessantes mais utilizados nas FAR são: fibra alimentar goma jataí e os amidos de arroz ou milho pré-gelatinizados, além de amido de batata, farinha de sementes de alfarroba e carboximetilcelulose.

Existe ainda o espessamento caseiro, sendo mais indicado para crianças maiores de 12 meses ou na impossibilidade de uso/aquisição das FAR. Tal espessamento pode ser realizado até os 6 meses de idade com amido de milho ou de arroz, e a partir dos 6 meses pode-se acrescentar amido de batata, farinha de cereais ou aveia. É de extrema importância que sejam consultados profissionais qualificados (médico, nutricionista, fonoaudiólogo) para a indicação do espessamento caseiro, bem como para as orientações sobre preparo e diluição da fórmula e do espessante, uma vez que o uso indiscriminado e incorreto pode alterar os hábitos intestinais do paciente, bem como afetar seu ganho de peso, aumentar a densidade calórica e a distribuição dos carboidratos da dieta ofertada.

Para crianças maiores e adolescentes, orienta-se adequar o peso corporal, uma vez que o excesso de peso aumenta a pressão abdominal, e controlar a ingestão de alimentos que reduzem o tônus do EEI e/ou aumentam a acidez gástrica (Quadro 1).

De forma geral, os medicamentos (antagonistas de receptores H2, inibidores de bomba de prótons, procinéticos) e intervenções cirúrgicas são propostos pelo gastropediatra quando o paciente não responde adequadamente às medidas comportamentais e alimentares, nos casos de encefalopatia crônica/neuropatias ou em casos específicos onde há riscos de aspiração e estenose cicatricial péptica.

Vale ressaltar que cabe ao médico identificar sinais clínicos de RGE ou DRGE e diagnosticar o paciente. O nutricionista é o responsável por orientar a alimentação mais adequada para a atenuação dos sintomas.

O Quadro 1 traz, de forma resumida, as principais estratégias a serem adotadas para o manejo do RGE em lactentes, crianças e adolescentes.

Quadro 1 Orientações alimentares e comportamentais para recém-nascidos, lactentes, crianças e adolescentes com DRGE/RGE

RN e lactentes em AME	• Manter o leite materno em livre demanda (com mamadas mais frequentes de menor volume para favorecer o esvaziamento gástrico). • Verificar postura e técnica: após as mamadas, manter o lactente em posição vertical por pelo menos 30 minutos, sem balançar. • Permitir a eructação pós-prandial. • Evitar a deglutição excessiva de ar. • Trocar a fralda antes de amamentar, evitando manusear a criança após a mamada; evitar fraldas e roupas apertadas. • Elevar a cabeceira da cama entre 30-40 graus. • Orientar dieta de exclusão de leite de vaca e derivados para a mãe, por 2-4 semanas (DGRE).
RN e lactentes em uso de fórmula infantil	• Considerar o uso de FAR ou fórmula infantil espessada (até os 6 meses com amido de milho ou de arroz, e a partir dos 6 meses com amido de batata, farinha de cereais ou aveia). • Diminuir o volume ofertado e aumentar a frequência das mamadas (orientado por um nutricionista e/ou pediatra). • Trocar a fralda antes de amamentar, evitando manusear a criança após a mamada; evitar roupas e fraldas apertadas. • Manter o lactente em posição vertical por pelo menos 30 minutos, sem balançar, após as mamadas. • Elevar a cabeceira da cama entre 30-40 graus. • Se não houver melhora com a FAR, substituir por fórmula extensamente hidrolisada ou de aminoácidos, conforme orientações do pediatra ou nutricionista (DGRE).
Crianças e adolescentes	• Comer devagar e mastigar bem os alimentos. • Aumentar o fracionamento da dieta, com refeições mais frequentes e menos volumosas. • Evitar alimentos muito quentes ou muito gelados, que podem retardar o esvaziamento gástrico. • Não ingerir líquidos durante as refeições. • Observar a tolerância individual aos alimentos, evitando os que pioram os sintomas. • Evitar alimentos muito gordurosos e condimentados/apimentados, chocolate, café, refrigerante, tomate e frutas cítricas, que reduzem o tônus do EEI e aumentam a acidez gástrica. • Adequar o peso corporal em casos de sobrepeso/obesidade. • Evitar realizar exercícios ou grandes esforços físicos por 2 horas após as refeições. • Realizar a última refeição 3 horas antes de deitar-se. • Elevar a cabeceira da cama entre 30-40 graus. • Evitar roupas apertadas, bebidas alcoólicas e fumo. • No caso dos lactentes na introdução alimentar: evitar o consumo de sopas líquidas, dando preferência para a consistência de cremes e purês.

AME: aleitamento materno exclusivo; DRGE: doença do refluxo gastroesofágico; EEI: esfíncter esofagiano inferior; FAR: fórmulas antirregurgitação; RGE: refluxo gastroesofágico; RN: recém-nascidos.

Fonte: Orientação nutricional Instituto da Criança e do Adolescente – HCFMUSP.

Algoritmo: Refluxo gastroesofágico

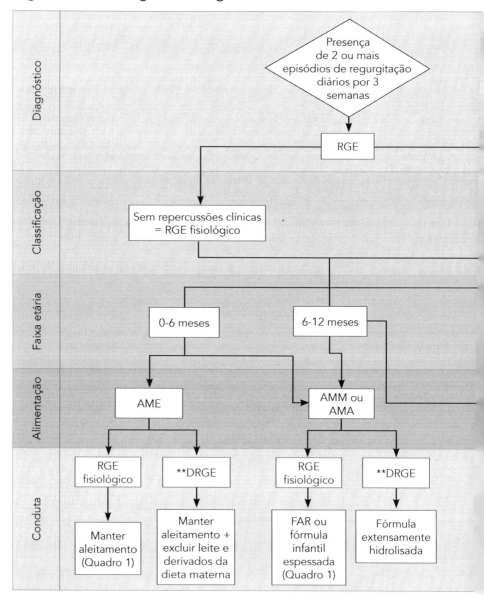

AMA: aleitamento artificial; AME: aleitamento materno exclusivo; AMM: aleitamento materno misto; DRGE doença do refluxo gastroesofágico; FAR: fórmula antirregurgitação; RGE: refluxo gastroesofágico.

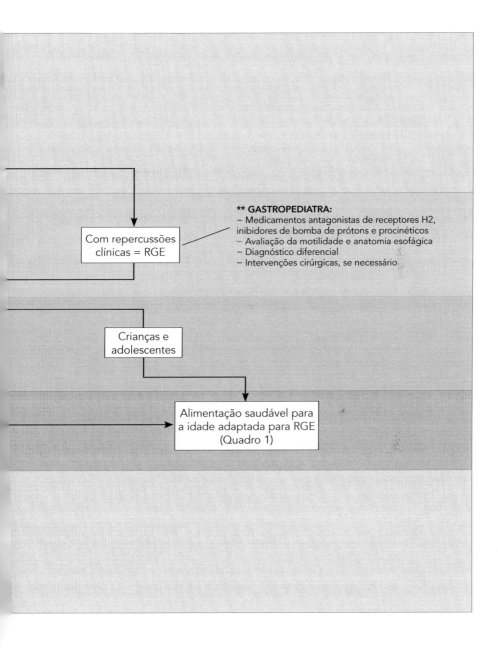

Referências

1. Chen PL, Ramírez NS, Zhang H, Karmaus W. Association between infant feeding modes and gastroesophageal reflux: a repeated measurement analysis of the infant feeding practices study II. J Hum Lact. 2017;33(2):267-77.
2. Crump C, Winkleby MA, Sundquist J, Sundquist K. Gestational age at birth and risk of gastric acid-related disorders in young adulthood. Ann Epidemiol. 2012;22(4):233-8.
3. Drossman DA et al. Functional gastrointestinal disorders: disorders of gut-brain interaction. 4.ed. North Carolina: Roma Foundation; 2017.
4. Hegar B, Dewanti NR, Kadim M, Alatas S, Firmansyah A, Vandenplas Y. Natural evolution of regurgitation in health infants. Acta Paediatr. 2019;98(7):1189-93.
5. Hua S, Peters RL, Allen KJ, Dharmage SC, Tang ML, Wake M, et al. Medical intervention in parent reported infant gastro-oesophageal reflux: a population-based study. J Paediatr Child Health. 2014;51:515-23.
6. Jadcherla SR, Slaughter JL, Stenger MR, Klebanoff M, Kelleher K, Gardner W. Practice variance, prevalence, and economic burden of premature infants diagnosed with GERD. Hosp Pediatr. 2013;3(4):335-41.
7. Machancoses JV, Hernández CR, Carpi JM, Pisón PS. A systematic review with meta-analysis of the prevalence of gastroesophageal reflux in congenital diaphragmatic hernia pediatric survivors. Dis Esophagus. 2018;31(6):1-12.
8. Martin AJ, Pratt N, Kennedy JD, Ryan P, Ruffin RE, Miles H, et al. Natural history and familial relationships of infant spilling to 9 years of age. Pediatrics. 2002;109:1061-7.
9. Moon RY. SIDS and other sleep-related infant deaths: expansion of recommendations for a safe infant sleeping environment. Pediatrics. 2011;128(5):e1341-67.
10. Morais MB, et al. Regurgitação do lactente (refluxo gastroesofágico fisiológico) e doença do refluxo gastroesofágico em pediatria. São Paulo: Sociedade Brasileira de Pediatria (Departamento Científico de Gastroenterologia). 2017. Documento científico n. 2.
11. Nelson SP, Chen EH, Syniar GM, Christoffel KK. Prevalence of symptoms of gastroesophageal reflux during infancy: a pediatric practice-based survey. Pediatric Practice Research Group. Arch Pediatr Adolesc Med. 1997;151:569-72.
12. Nelson SP, Chen EH, Syniar GM, Christoffel KK. Prevalence of symptoms of gastroesophageal reflux during childhood: a pediatric practice-based survey. Pediatric Practice Research Group. Arch Pediatr Adolesc Med. 2000;154:150-4.
13. Neves CMAF, Medeiros AQ, Lima GH. Refluxo gastroesofágico. In: Barbosa JM, Neves CMAF, Araújo LL, Silva EMC. Guia ambulatorial de nutrição materno-infantil. Rio de Janeiro: Medbook; 2013. p.177-81.
14. Poddar U. Gastroesophageal reflux disease (GERD) in children. Paediatrics and International Child Health [revista em internet], 2018 [12 de junho de 2020], 39(1). doi:10.1080/20469047 .2018.1489649.
15. Saavedra MA. Intercorrências clínicas no lactente. In: Carvalho MR, Gomes CF. Amamentação: bases científicas. 4.ed. Rio de Janeiro: Guanabara Koogan; 2017. p.217-29.
16. Singendonk M, Goudswaard E, Langendam M, van Wijk M, van Etten-Jamaludin F, Benninga M, et al. Prevalence of gastroesophageal reflux disease symptoms in infants and children: a systematic review. J Pediatr Gastroenterol Nutr. 2019;68(6):811-7.
17. Toporovski MS. Doença do refluxo gastroesofágico. In: Hessel G, Ribeiro AF. Gastroenterologia e hepatologia pediátrica. São Paulo: Sarvier; 2011. p.90-103.
18. Valle J, Accioly E. Refluxo gastroesofágico na infância. In: Accioly E, Sauderns C, Lacerda EMA. Nutrição na obstetrícia e pediatria. 2.ed. Rio de Janeiro: Guanabara Koogan; 2009. p.473-8.
19. Zeevenhooven J, Koppen IJ, Benninga MA. The New Rome IV Criteria for Functional Gastrointestinal Disorders in Infants and Toddlers. Pediatr Gastroenterol Hepatol Nutr. 2017;20(1):1-13.

21

DIARREIA

Beatriz Polisel Mazzoni
Adriana Servilha Gandolfo
Rosana Tumas

Introdução

A diarreia é uma doença prevalente em todo o mundo, responsável por parte da mortalidade infantil, especialmente em países em desenvolvimento, podendo acometer os indivíduos de forma aguda ou crônica.

Tanto os casos de diarreia aguda como os de diarreia crônica trazem efeitos deletérios às crianças, sobretudo àquelas previamente subnutridas, agravando seu estado nutricional. Sendo assim, pode representar tanto a causa como a consequência da subnutrição.

Objetivo do algoritmo: orientar o manejo da alimentação de crianças e/ou adolescentes com diarreia.

Público-alvo: lactentes, crianças e/ou adolescentes com diarreia.

Manejo clínico

Cabe ao médico e/ou enfermeiro identificar sinais clínicos de diarreia e desidratação, bem como indicar terapia de reposição oral ou venosa, a depender da gravidade do caso.

O nutricionista é o responsável por orientar a alimentação saudável adequada para a idade e/ou a restrição ou suplementação de algum nutriente ou alimento, se necessária.

Diarreia aguda

A diarreia aguda (DA) é definida pela diminuição da consistência das fezes e pelo aumento do volume fecal e do número de evacuações, muitas vezes com presença de muco e sangue (disenteria), que levam à perda de nutrientes, água e eletrólitos. Apresenta-se com início abrupto e evolução autolimitada, de duração média de 5-7 dias, podendo estender-se até 14 dias.

De acordo com a Organização Mundial da Saúde (OMS), cerca de 1/3 das crianças com DA nos países em desenvolvimento infelizmente continuam sendo mantidas em jejum ou com uma quantidade muito reduzida de alimentos durante o quadro agudo de diarreia, o que pode agravar ainda mais a desidratação, a subnutrição e a perda de nutrientes.

Para evitar essas consequências, o tratamento da DA deve seguir dois pilares:

1. Reposição das perdas fecais de água e eletrólitos, feita por hidratação venosa ou terapia de reposição oral.

2. Manutenção do aporte proteico e calórico adequado, por intermédio da realimentação precoce, evitando a deterioração do quadro e, em alguns casos, a instalação da subnutrição.

A recomendação é que a alimentação seja reiniciada de acordo com o hábito do paciente, evitando alimentos ricos em açúcares, bebidas gaseificadas e frituras em geral, sendo uma oportunidade para a correção de eventuais erros alimentares.

Caso a diarreia persista, pode ocasionar na criança um prejuízo na capacidade digestiva e absortiva, levando a má absorção de nutrientes, acúmulo de substratos osmóticos no lúmen intestinal, maior influxo de água e volume de perdas fecais, assim como à promoção da disbiose na microbiota intestinal.

Com o epitélio intestinal danificado, enzimas como a lactase (encontrada na borda em escova dos enterócitos) deixam de ser produzidas em quantidades adequadas, o que compromete a digestão de carboidratos como a lactose, impedindo sua absorção e causando sobrecarga com potente ação osmótica no lúmen intestinal, com piora do quadro de diarreia. A intolerância à lactose (IL) secundária à DA pode ser um problema para lactentes, uma vez que a dieta nessa faixa etária é predominantemente láctea.

Diarreia crônica

A diarreia crônica (DC) inicia-se na maioria das vezes de forma insidiosa, sem sinais e sintomas graves, e com duração maior que 4 semanas. Nesses casos ocorre aumento da permeabilidade intestinal, o que pode predispor ao desenvolvimento de IL e até mesmo de alergia à proteína do leite de vaca (APLV).

O diagnóstico e o tratamento são complexos, uma vez que diferentes etiologias podem estar envolvidas, por exemplo, doenças disabsortivas, alérgicas, infecciosas, inflamatórias, neoplásicas e imunes. O acompanhamento individualizado é fundamental até que se estabeleça o diagnóstico e, então, se defina a estratégia terapêutica de acordo com a doença de base.

A reposição de água e eletrólitos causada pelas perdas fecais que levam à desidratação segue a mesma conduta de casos de DA. No entanto, na DC devem-se considerar possíveis alterações na digestão e absorção dos nutrientes, que normalmente ocorrem com a persistência do quadro. O suporte nutricional adequado com o objetivo de reestabelecer a função intestinal, após a agressão, constitui a base para o tratamento.

O jejum prolongado e a dieta hipocalórica são contraindicados, uma vez que não contribuem para a resolução do estado catabólico nem aceleram a recuperação da mucosa intestinal. Podem agravar o estado nutricional do paciente, comprometendo a regeneração da mucosa, prolongando o tempo de recuperação e favorecendo a disbiose.

Assim, deve-se proceder à prescrição de alimentação saudável para a idade, adequada em macro e micronutrientes, conforme o hábito alimentar da criança, evitando o consumo de alimentos industrializados, ricos em açúcares e bebidas gaseificadas. Além de considerar as alterações digestivas e absortivas presentes, é importante lembrar que a retirada de alimentos com lactose e restrição de proteínas alergênicas deve ser indicada de acordo com a gravidade do quadro, não sendo, portanto, aconselhável proceder à retirada abrupta de nenhum alimento sem justificativa clínica. Cada caso deve ser avaliado individualmente.

Não há evidências de que a restrição de fibras contribua para a redução de episódios diarreicos. Além disso, existe um potencial efeito benéfico da ingestão de fibras sobre a microbiota intestinal, contribuindo para o tratamento da disbiose. Por esse motivo, a manutenção de uma ingestão adequada de fibras durante o tratamento é recomendada.

Quando houver sintomas sugestivos de IL, deve ser considerada a indicação de fórmula / leite sem lactose. Casos mais graves podem evoluir para a destruição do epitélio intestinal, o que pode exigir a indicação temporária de fórmulas extensamente hidrolisadas até a recuperação da mucosa.

Aleitamento materno

As diretrizes são unânimes no sentido de que o aleitamento materno deve ser mantido e incentivado durante o episódio diarreico independentemente do tipo de diarreia. O leite materno, apesar de ser rico em lactose, é também em oligossacarídeos, que exercem efeito prebiótico e, portanto, protetor da microbiota intestinal.

No caso de complementação com fórmula infantil ou de preparação láctea, elas não devem ser oferecidas diluídas. Não há recomendação para o uso de fórmula sem lactose para lactentes, e, no caso da DC, as restrições dietéticas devem ser avaliadas individualmente conforme o quadro clínico.

Para crianças subnutridas recomenda-se a suplementação de micronutrientes, após avaliação clínica. No caso da vitamina A, deve-se seguir as recomendações do MS, principalmente em locais onde a hipovitaminose A é endêmica.

Zinco

Atualmente se recomenda a suplementação de zinco para casos de diarreia, uma vez que reduz a duração e a gravidade do quadro diarreico, inclusive quadros de DP. Para crianças subnutridas, esse é o principal efeito da suplementação de zinco. Alguns estudos mostram haver diminuição na ocorrência de novos episódios de DA nos 3 meses subsequentes à suplementação.

No Brasil são comercializados produtos como o soro de reidratação oral com gluconato de zinco ou sulfato de zinco, por exemplo, para serem administrados em casos de diarreia conforme as recomendações da OMS e do MS.

A suplementação de zinco está indicada em crianças menores de 5 anos por 10-14 dias, iniciando a partir do diagnóstico da diarreia. As doses se baseiam na idade da criança: menores de 6 meses podem receber uma dose de zinco elementar de 10 mg/dia, e as crianças maiores, 20 mg/dia, em dose única diária.

Probióticos

O desequilíbrio na microbiota intestinal (disbiose), com a invasão de enteropatógenos ou o crescimento exagerado de bactérias residentes do intestino, predispõe a um aumento de bactérias patogênicas na luz intestinal. A utilização de probióticos auxilia na prevenção e/ou tratamento da disbiose.

Os probióticos são microrganismos vivos que interagem com a microbiota, proporcionando efeito benéfico para a saúde do indivíduo, quando consumidos em quantidades adequadas.

As recomendações atuais evidenciam o efeito benéfico do uso de probióticos como coadjuvante no tratamento, devendo ser empregado juntamente com alimentação e hidratação.

De acordo com o documento da Sociedade Brasileira de Pediatria (SBP), as doses dos principais probióticos que têm efeito comprovado para reduzir a duração da DA estão descritas no Quadro 1.

Mais estudos são necessários para determinar outros tipos de cepas e seus efeitos na diarreia, garantindo, assim, o uso seguro nas diferentes faixas etárias e a ocorrência de possíveis efeitos colaterais.

Quadro 1. Probióticos com efeito benéfico no tratamento da diarreia aguda

Cepa (probiótico)	Dose	Tempo de uso
Saccharomyces boulardii	250-750 mg/dia	5-7 dias
Lactobacillus GG	$\geq 10^{10}$ CFU/dia	5-7 dias
Lactobacillus reuteri	10^8 a 4×10^8 CFU/dia	5-7 dias
Lactobacillus acidophilus LB	Mínimo: 5 doses de 10^{10} CFU	> 48 horas
	Máximo: 9 doses de 10^{10} CFU	4-5 dias
CFU: unidades formadoras de colônia.		

Fonte: SBP, 2017.

Desidratação

A primeira opção para a correção da desidratação é o soro de reidratação oral (SRO), cujos volume e frequência são avaliados e prescritos conforme o grau de desidratação, a critério médico.

Hoje são disponibilizados sachês de sais para RO em hospitais, unidades básicas de saúde e farmácias.

Água, água de coco, chás de ervas naturais, limonada e suco de maracujá podem ser utilizados em quadros leves, assim como bebidas açucaradas como refrigerantes, sucos e chás industrializados devem ser evitados.

As bebidas isotônicas indicadas para uso antes, durante ou após a atividade física e/ou a prática esportiva não são indicadas para correção da desidratação, pois possuem alta osmolaridade e concentração de glicose (que podem acentuar o quadro de diarreia) e, muitas vezes, corante e conservante, itens não indicados na alimentação infantil.

Algoritmo: Diarreia

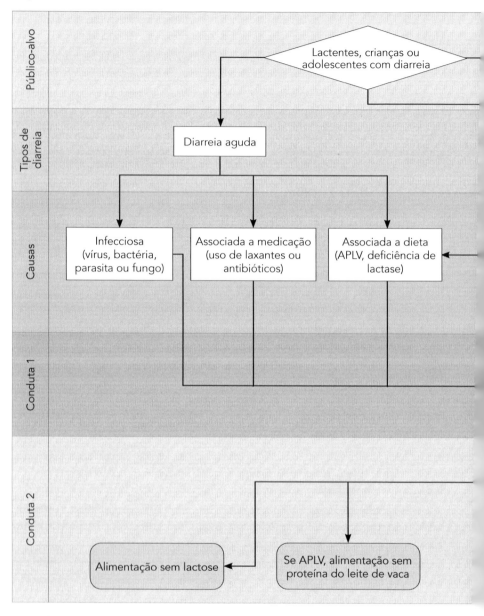

APLV: alergia à proteína do leite de vaca; SRO: soro de reidratação oral.

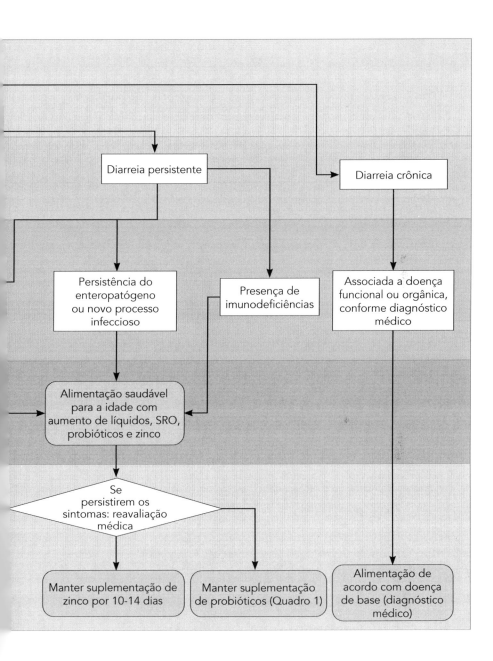

Referências

1. Benninga MA, Nurko S, Faure C, Hyman PE, Roberts IS, Schechter NL. Childhood functional gastrointestinal disorders: neonate/toddler. Gastroenterology. 2016;150(16):1443-55.
2. Guarino A, Ashkenazi S, Gendrel D, et al. European Society for Pediatric Gastroenterology, Hepatology, and Nutrition/European Society for Pediatric Infectious Diseases evidence-based guidelines for the management of acute gastroenteritis in children in Europe: update 2014. J Pediatr Gastroenterol Nutr. 2014;59(1):132-152.
3. Ministério da Saúde do Brasil. Manejo do paciente com diarreia. Disponível em: https://bvsms.saude.gov.br/bvs/cartazes/manejo_ paciente_diarreia_cartaz.pdf.
4. Moore SR. Update on prolonged and persistent diarrhea in children. Curr Opin Gastroenterol. 2011;27(1):19-23
5. Rocha MS, Tesh C, Pestana D. Diarreia viral e bacteriana. In: Pércope S, Pércope F, Gracia J. Gastroenterologia pediátrica. Rio de Janeiro: Guanabara Koogan; 2012. p.27-42.
6. Rodrigues M. Suporte nutricional específico em crianças com diarreia. In: Barbieri D, Kotze LMS, Rodrigues M, Romaldini CC. Atualização em doenças diarreicas da criança e do adolescente. São Paulo: Atheneu; 2010.
7. Saker SA, Ahmed T, Brussow H. Persistent diarrhea: a persistent infection with enteropathogens or a gut commensal dysbiosis? Environ Microbiol. 2017;19(10):3789-801.
8. Salazar-Lindo E, Polanco-Allué I, Gutiérrez-Castrellón P, Grupo Ibero-Latinoamericano sobre el Manejo de la Diarrea Aguda (GILA). Guía de práctica clínica ibero-latinoamericana sobre el manejo de la gastroenteritis aguda en menores de 5 años: tratamiento farmacológico E. An Pediatr (Barc). 2014;80(Supl 1):15-22.
9. Silva LR, Ferreira CT, de Carvalho E. Manual de residência em gastroenterologia pediátrica. Barueri: Manole; 2018.
10. Sociedade Brasileira de Pediatria (SBP). Guia prático de atualização. Diarreia aguda: diagnóstico e tratamento. Departamento de Gastroenterologia. 2017.
11. Szajewska H, Guarino A, Hojsak I, Indrio F, Kolacek S, Shamir R, et al. Use of probiotics for management of acute gastroenteritis: a position paper by the ESPGHAN Working Group for Probiotics and Prebiotics. J Pediatr Gastroenterol Nut. 2014;58:531-9.
12. World Health Organization / Fundo das Nações Unidas para a Infância (WHO/Unicef). Diarrhoea. Why children are still dying and what can be done? Genebra: Unicef/WHO; 2009.
13. World Health Organization. Ending preventable child deaths from pneumonia and diarrhoea by 2005. Geneva, 2013.
14. World Health Organization. The treatment of diarrhoea – a manual for physicians and other senior health workers. Geneva: World Health Organization; 2005.
15. World Health Organization / Organización Panamericana de la Salud. Tratamiento de la diarrea: manual clínico para los servicios de salud. Washington, DC: OMS/OPAS; 2008.

22

CONSTIPAÇÃO INTESTINAL

Nathália Gimenes Escudeiro
Viviane Maria de Carvalho Matos
Beatriz Polisel Mazzoni
Maria Tereza Galvão Guiotti
Nicolly Cristina Queiroz Valim Augusto

Introdução

A constipação não é considerada uma doença, mas sim um sintoma devido ao hábito intestinal irregular, que leva à inibição dos reflexos normais da evacuação. Como evacuar é um reflexo condicionado, a criança, nos primeiros anos de vida, deve ser educada a responder e controlar os reflexos da defecação. Uma criança que adia frequentemente o momento de evacuar, por exemplo, acaba inibindo os reflexos naturais, o que causa um processo de má adaptação, com consequências emocionais, que pode perdurar por boa parte da infância e adolescência.

Associando os fatores supracitados a uma alimentação com baixa ingestão de fibras, ou seja, baixa oferta principalmente de frutas, legumes e verduras, elevado consumo de alimentos ultraprocessados (pobres em fibras), pouca ou nenhuma prática de atividade física e tempo prolongado em telas sem movimentação, a possibilidade de a criança/adolescente apresentar constipação se torna ainda maior.

Em pediatria, a constipação se caracteriza pela presença de uma das seguintes manifestações, independentemente do intervalo entre as evacuações: eliminação de fezes endurecidas (formato de cíbalos, seixos ou com rachaduras), eliminação esporádica de fezes muito calibrosas que entopem o sanitário, dor ou dificuldade para evacuar ou frequência de evacuação inferior a 3 vezes na semana (exceto para crianças em aleitamento materno exclusivo). Os critérios de Roma IV (Quadros 1 e 2) ainda mencionam a presença de massa fecal no reto, escape fecal e histórico comportamental de retenção das fezes como critérios para diagnóstico de constipação. As diferenças entre os critérios para lactentes e crianças maiores podem ser vistas nos Quadros 1 e 2.

Quadro 1 Critério de Roma IV (para lactentes e crianças até 4 anos)

Para o diagnóstico de constipação a criança deve apresentar, por 1 mês ao menos, duas das seguintes condições:
- Duas ou menos defecações por semana.
- História de retenção excessiva de fezes.
- História de evacuações dolorosas ou duras.
- História de fezes de grande diâmetro.
- Presença de uma grande massa fecal no reto.

Quando a criança já é treinada, adicionar:
- Pelo menos 1 episódio/semana de incontinência após já ter adquirido habilidade de ir ao banheiro.
- História de fezes de grande diâmetro que podem obstruir o banheiro.

Fonte: Adaptado de Zeevenhooven et al., 2017.

Quadro 2 Critérios de Roma IV (para crianças maiores de 4 anos e adolescentes)

Para o diagnóstico de constipação, a criança ou adolescente deve apresentar dois ou mais dos critérios, pelo menos 1 vez por semana, por pelo menos 1 mês:
- Duas ou menos evacuações por semana.
- Pelo menos 1 episódio de incontinência por semana.
- História de comportamento de retenção.
- História de evacuações dolorosas.
- História de fezes de grosso calibre que obstruem o vaso sanitário.
- Presença de grande massa fecal no reto.
- Após avaliação adequada, não pode ser explicado por outra condição médica.

Fonte: Zeevenhooven et al., 2017.

Embora a constipação possa ter várias etiologias, na maioria das crianças é de caráter funcional, ou seja, não existe causa orgânica subjacente nem doença metabólica ou endócrina associada que a justifique.

Nos casos de cronicidade, outras complicações, como escape fecal, dor abdominal, enurese e infecção urinária, podem surgir. A sensação de esvaziamento retal incompleto é referida com maior frequência pelos adolescentes.

Objetivo do algoritmo: orientar o manejo da alimentação de crianças e/ou adolescentes com queixa de constipação intestinal.

Público-alvo: crianças e/ou adolescentes com constipação intestinal.

Manejo clínico

O médico, com base na história clínica, avalia sinais e sintomas clínicos e diagnostica o quadro de constipação intestinal (funcional ou não). Em conjunto com a família, define-se a melhor estratégia, medicamentosa e/ou não medicamentosa. Segundo consenso de especialistas, é recomendada a desmistificação, explicação e orientação para o treinamento esfincteriano (em crianças com neurodesenvolvimento compatível com 4 anos ou mais), no tratamento da constipação infantil.

O nutricionista é o responsável pelas orientações relacionadas à alimentação.

O principal objetivo do tratamento da constipação é garantir a defecação indolor, até que a criança se sinta confortável para evacuar. O sucesso do tratamento está diretamente relacionado ao tempo. Cerca de 80% dos casos costumam ser resolvidos já no primeiro ano de intervenção.

O principal objetivo da orientação dietética (Quadro 3) é gerar um processo de educação alimentar e nutricional, não só do paciente, mas também de toda a família. Criar hábitos saudáveis na família constitui um fator importante para a prevenção e o tratamento da constipação, assim como para a manutenção da saúde intestinal.

Quadro 3 Orientação dietética na constipação intestinal

Alimentação	Conduta Adequada para a idade
Líquidos	Seguir DRI: • 0-6 meses: 700 mL (leite materno). • 7-12 meses: 800 mL. • 1-3 anos: 900 mL. • 4-8 anos: 1.200 mL. • 9-13 anos: 1.600-1.800 mL. • 14-18 anos: 1.800-2.600 mL.
Fibras	Idade + 5 g = total de fibras (g).
Prebióticos/probióticos/simbióticos	Necessários mais estudos. Ausência de evidências seguras, havendo discrepância entre os estudos para o tratamento da constipação.

Fonte: DRI, 2004; Williams et al., 1995.

Para lactentes, recomenda-se manter o aleitamento materno e orientar a mãe quanto a uma dieta saudável e a uma boa hidratação. Para aqueles que estão em uso de fórmula infantil, orientar quanto ao preparo e à diluição, bem como, se necessário, substituir a fórmula infantil em uso por outra fórmula infantil, à qual o organismo da criança se adapte melhor.

Para crianças maiores, manter uma rotina de atividade física regular é benéfico ao funcionamento intestinal, pois facilita o peristaltismo. Além disso, designar um período de tempo na rotina da criança para a realização de treinamento evacuatório é essencial para o tratamento, no qual é recomendado que a criança permaneça por 10-15 minutos no banheiro, sentada no vaso sanitário, preferencialmente mantendo os pés elevados sob apoio, inclinando-se levemente para a frente com os cotovelos apoiados sobre o joelho, e os joelhos acima do quadril (não ficar em posição de 90 graus), de modo a relaxar o músculo puborretal e a facilitar a evacuação, realizando força semelhante a soprar uma bexiga.

Deve ser orientada uma alimentação diária variada e equilibrada, rica em fibras (auxilia na manutenção da microbiota intestinal saudável, no aumento do volume do bolo fecal e na motilidade intestinal), com todos os grupos alimentares (frutas, hortaliças, leguminosas, raízes e tubérculos, cereais, carnes e ovos, leites e queijos) nas refeições, conforme o guia alimentar para a população brasileira. Alimentos à base de cereais refinados e farináceos refinados devem ser evitados ou consumidos com moderação devido ao baixo teor de fibras, podendo ser substituídos por suas versões integrais, que possuem maior quantidade de fibras. O nutricionista deve estar atento à hidratação e a possíveis excessos proteicos, geralmente relacionados ao grande volume lácteo em crianças de até 2 anos, que pode agravar os sintomas.

O *Psyllium* e outras fibras que são pouco degradadas no intestino, como o farelo de trigo, por exemplo, mostram efeitos benéficos em pacientes constipados, principalmente em relação ao aumento do volume das fezes. No entanto, é necessário orientar quanto a sua dosagem. Dados sugerem que fibras mal fermentadas devem ser ofertadas para crianças maiores de 2 anos dentro das faixas de segurança, entre 0,5-1,5 g/dia, para minimizar os riscos de formação de gel no início no trato gastrointestinal superior, flatulência e dor abdominal. O excesso de fibras pode causar efeito contrário ao desejado, diminuindo a absorção de vitaminas e minerais e agravando ainda mais o quadro de constipação.

Outra opção é o uso da biomassa de banana verde. Estudo randomizado realizado envolvendo 80 crianças e adolescentes com constipação crônica mostrou que a porção de 30 g/dia, ou 2 colheres de sopa/dia, foi benéfica na melhora da consistência das fezes e como opção de terapia adjuvante, reduzindo o uso de laxantes na população estudada.

Ainda podem ser utilizados módulos de fibras (seguindo a recomendação para a idade) e fibras sintéticas com efeito osmótico, sendo o polietilenoglicol (PEG) a mais utilizada pelos pediatras atualmente.

Em casos de fecaloma (fezes ressecadas, endurecidas e retidas na porção final do cólon) e/ou complicações relacionadas, podem ser indicados pelo pediatra clister ou laxantes. Exclusivamente nesses casos, somente após a efetivação dessas medidas é que será iniciada a dieta, conforme mencionado anteriormente.

No que se refere ao uso de probióticos, prebióticos e simbióticos de forma geral, na população adulta, muitos estudos evidenciam que um ambiente disbiótico está na maioria das vezes presente nos indivíduos constipados, e que o uso de algumas bactérias, como as bifidobactérias, pode ser benéfico no tratamento, uma vez que são capazes de promover modificação da microbiota intestinal e motilidade, além de incrementar a fermentação bacteriana intestinal, regulando o ambiente intraluminal. Além disso, algumas cepas podem atuar na frequência das evacuações, mas não impactam na incontinência fecal e na dor abdominal. No entanto, quando se trata exclusivamente da população pediátrica, ainda são necessários ensaios clínicos, visto que não há determinação de dosagens para o tratamento, bem como cepas específicas eficazes na terapêutica, não sendo, ainda, a suplementação respaldada por evidências científicas seguras.

Cabe ressaltar quem no tratamento da constipação, a abordagem deve ser personalizada (*tailoring treatment*). Muitas vezes o medicamento já é instituído como primeira escolha. Tudo vai depender das queixas, do impacto na qualidade de vida e também da preferência da família.

Algoritmo: Constipação intestinal

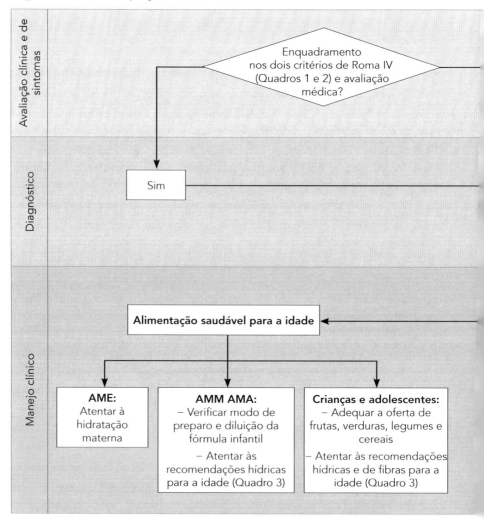

AMA: aleitamento materno artificial; AME: aleitamento materno exclusivo; AMM: aleitamento materno misto; CICF: constipação intestinal crônica funcional; PEG: polietilenoglicol.

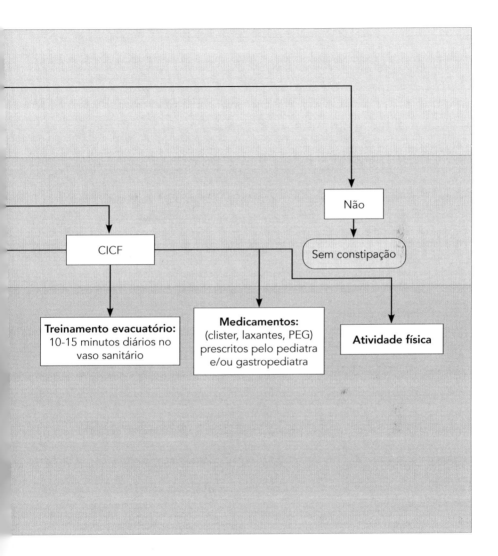

Referências

1. American Academy of Pediatrics. Manual de nutrição pediátrica. 3.ed. São Paulo: Pharmapress Edições; 1999. p.102-4.
2. Cardoso AL. Constipation and colics in infancy: causes and therapeutic management. Ped Moderna. 2013;49(4).
3. Cassettari, Machado NC, Lourenção PLTA, Carvalho MA, Ortolan EVP. Combinations of laxatives and green banana biomass on the treatment of functional constipation in children and adolescents: a randomized study. J Pediatr (Rio J). 2019;95:27-33.
4. Ceresola ER, Ferrarese R, Preti A, Canducci F. Targeting patients' microbiota with probiotics and natural fibers in adults and children with constipation. Eur Rev Med Pharmacol Sci. 2018;22(20):7045-57.
5. Ciampo IRLD, Galvão LC, Ciampo LAD, Fernandes MIM. Prevalência de constipação intestinal crônica em crianças atendidas em unidade básica de saúde. J Pediatr. 2002;78(6):497-502.
6. Chmielewska A, Szajewska H. Systematic review of randomised controlled trials: probiotics for functional constipation. World J Gastroenterol. 2010;16:69-75.
7. Clayden GS, Keshtgar AS, Carcani-Rathwell I, Abhyankar A. The management of chronic constipation and related faecal incontinence in childhood. Arch Dis Child Educ Pract. 2005;90:58-67.
8. Cury MTF. Constipação intestinal. In: Accioly E, Sauderns C, Lacerda EMA. Nutrição na obstetrícia e pediatria. 2.ed. Rio de Janeiro: Guanabara Koogan; 2009. p.479-83.
9. Dimidi E, Christodoulides S, Fragkos KC, Scott SM, Whelan K. The effect of probiotics on functional constipation in adults: a systematic review and meta-analysis of randomized controlled trials. Am J Clin Nutr. 2014;100:1075-84.
10. Gomes DAVS, Morais MB. Gut microbiota and the use of probiotics in constipation in children and adolescents: systematic review. Rev Paul Pediatr. 2020;38:e2018123.
11. Institute of Medicine. Dietary reference intakes [DRI] for water, potassium, sodium, chloride, and sulfate. Washington, DC: The National Academies; 2004.
12. Issenman RM, Hewson S, Pirhonen D, Taylor W, Tirosh A. Are chronic digestive complaints the result of abnormal dietary patterns? Diet and digestive complaints in children at 22 and 40 months of age. Am J Dis Child. 1987;141:679-82.
13. Koppen IJN, Vriesman NH, Saps M, Rajindrajith S, Shi X, Etten-Jmaludin FSV. Prevalence of functional defecation disorders in children: a systematic review and meta-analysis. J Pediatr. 2018;198:121-30.
14. Machado NC, Carvalho MA. Constipação crônica na infância: quanto estamos consultando em gastroenterologia pediátrica? Rev Paul Pediatr. 2007;25(2):114-8.
15. Maffei HVL, Morais MB, Silva JMBS. Constipação intestinal crônica. In: Hessel G, Ribeiro AF. Gastroenterologia e hepatologia pediátrica. São Paulo: Sarvier; 2011. p.276-311.
16. Morais MB, Freitas KC. Importância clínica da fibra alimentar em gastroenterologia pediátrica. In: Silva SMCS, Mura JDP. Tratado de alimentação, nutrição e dietoterapia. 2.ed. São Paulo: Roca; 2010. p.401-7.
17. Morais MB, Jacob CMA. The role of probiotics and prebiotics in pediatric practice. J Pediatr (Rio J). 2006;82(Suppl.5):189-97.
18. Padovani RM, Amaya-Farfan J, Colugnati FAB, Domene SMA. Dietary reference intakes: aplicabilidade das tabelas em estudo. Rev Nutr. 2006;19(6):741-60.
19. Saavedra MA. Intercorrências clínicas no lactente. In: Carvalho MR, Gomes CF. Amamentação: bases científicas. 4.ed. Rio de Janeiro: Guanabara Koogan; 2017. p.217-29.
20. SantAnna AMGA, Calçado AC. Constipation in school-aged children at public schools in Rio de Janeiro, Brazil. J Pediatr Gastroenterol Nutr. 1999;29:190-3.

21. Tabbers MM, Boluyt N, Berger MY, Benninga MA. Nonpharmacologic treatments for childhood constipation: systematic review. Pediatrics. 2011;128(4):753-61.
22. Tabbers C, DiLorenzo MY, Berger C, Faure MW, Langendam S, Nurko A, et al. Evaluation and treatment of functional constipation in infants and children: evidence-based recommendations from ESPGHAN and NASPGHAN M.M. JPGN. 2014;58: 258-74.
23. Vandenplas Y, Savino F. Probiotics and prebiotics in pediatrics: what is new? Nutrients. 2019;1(2):431.
24. Williams CL, Bollella M, Wynder EL. A new recommendation for dietary fiber in childhood. Pediatrics. 1995;96:985-8.
25. Wojtyniak K, Szajewska H. Systematic review: probiotics for functional constipation in children. European Journal of Pediatrics. 2017 Aug 1;176(9):1155-62.
26. Yong D, Beattie RM. Normal bowel habit and prevalence of constipation in primary-school children. Ambul Child Health. 1998;4:277-82.
27. Zeevenhooven J, Koppen IJ, Benninga MA. The New Rome IV Criteria for functional gastrointestinal disorders in infants and toddlers. Pediatr Gastroenterol Hepatol Nutr. 2017; 20(1):1-13.

Parte 7
NEFROLOGIA

23

DOENÇA RENAL CRÔNICA

Carla Aline Fernandes Satiro
Andreia Watanabe

Introdução

A doença renal crônica (DRC) é caracterizada pelo declínio irreversível e progressivo da função renal, associada a anormalidades renais funcionais e/ou estruturais presentes por um período superior a 3 meses. O grau de comprometimento da função renal é determinado pela taxa de filtração glomerular (TFG), e é classificada em estágios de evolução.

A TFG pode ser estimada por meio da equação de Schwartz (Quadro 1), e para tanto é preciso considerar a creatinina sérica, a idade, o sexo e a estatura. A TFG também pode ser avaliada pelo clareamento de cistatina C.

Quadro 1 Estágios da doença renal crônica

Estágio	Descrição	TFG (mL/min/1,73 m^2)
1	Lesão renal com TFG normal ou aumentada	> 90
2	Lesão renal com redução leve do TFG	60-89
3	Lesão renal com redução moderada do TFG	30-59
4	Lesão renal com redução grave do TFG	15-29
5	Falência renal	< 15

TFG: taxa de filtração glomerular.
* Fórmula modificada de Schwartz para estimar TFG em crianças e adolescentes = 0,413 x estatura (cm)/creatinina (sérica).

Fonte: KDIGO, 2012.

Objetivo do algoritmo: orientar o manejo da alimentação de crianças e/ou adolescentes com DRC.

Público-alvo: crianças e adolescentes com doença renal crônica.

Manejo clínico

O médico é o responsável por avaliar a etiologia e o estágio da DRC, e por manter o seguimento clínico do paciente. O nutricionista é o responsável por realizar a avaliação nutricional, elaborar a prescrição dietética e verificar a aceitação alimentar da criança e/ou adolescente, discutindo com a equipe multiprofissional sua evolução.

A atuação multidisciplinar é fundamental para proporcionar a melhor assistência ao paciente.

Avaliação antropométrica

As medidas antropométricas e os referenciais são os mesmos utilizados para crianças saudáveis (ver o cap. 1, "Triagem nutricional e avaliação antropométrica"). Pela ausência de padrões específicos para DRC, a análise longitudinal desses pacientes para o acompanhamento da evolução nutricional é essencial. Considerações importantes na avaliação antropométrica de pacientes com DRC são assinaladas a seguir:

- Sempre considerar o estado de hidratação do paciente quando avaliar o peso:
  - Para pacientes em diálise peritoneal: descontar, quando houver, o volume de líquido infundido na cavidade abdominal (conhecido como *last bag* ou última infusão), ou seja, considerar o peso com a cavidade peritoneal vazia.
  - Para pacientes em hemodiálise: considerar o "peso seco". Idealmente, o peso seco é aquele em que o paciente encerra a sessão de hemodiálise (HD) e permanece normotenso até a próxima sessão sem anti-hipertensivos e sem sinais clínicos de sobrecarga hídrica (como edema periférico, congestão pulmonar e outros).
- Estatura: no caso de pacientes com deformidades ósseas, sempre que possível utilizar o estadiômetro horizontal mesmo após os 2 anos.

Oferta calórica

As necessidades energéticas não diferem das recomendadas para crianças e adolescentes sadios, de acordo com os estabelecidos pelas *Dietary reference intakes* (DRI) (ver o capítulo 5, "Cálculo das necessidades nutricionais"). Recomenda-se que esses pacientes tenham uma ingestão calórica média de 100% das necessidades. Se necessário, a oferta deve ser ajustada.

Oferta proteica

O cálculo da oferta proteica é realizado com base na idade e no estágio de função renal, sendo expresso em porcentagem do valor energético total (VET), como descrito no Anexo 1 e nos Quadros 2 e 3.

Oferta de eletrólitos

Sódio
A dieta com restrição de sódio não é indicada para todos os pacientes da faixa etária pediátrica com DRC. De maneira geral, pacientes poliúricos podem necessitar de quantidades aumentadas de sódio (sendo necessário sal de adição).

Para pacientes com diurese reduzida, com hipertensão arterial e outras alterações laboratoriais (como proteinúria, hipercalciúria etc.), o controle e/ou restrição de sódio na alimentação pode ser adotado. A recomendação adequada para a idade está descrita no Quadro 4.

Fósforo
A orientação dietética inicial para pacientes com hiperfosfatemia deve ser direcionada para a redução de alimentos industrializados com aditivos à base de fósforo. O fósforo inorgânico presente nesses alimentos tem alta biodisponibilidade e por esse motivo deve ser evitado na alimentação.

No caso de pacientes com hiperfosfatemia, o cálculo da oferta proteica deve considerar também a restrição de fósforo, pois alimentos proteicos são também fontes de fósforo. A biodisponibilidade de fósforo é diferente entre alimentos proteicos de origem animal e vegetal.

Após análise bioquímica, antes de definir a prescrição nutricional, deve-se verificar o uso de reposição ou quelante de fósforo. A recomendação máxima de ingestão de fósforo para crianças e adolescentes com DRC está descrita no Quadro 5.

Potássio

A prescrição é sempre individualizada, por isso a avaliação bioquímica periódica é indispensável para nortear a conduta nutricional e identificar a necessidade de restrição ou suplementação de potássio.

A restrição de potássio não deve ser indicada de maneira preventiva para os pacientes com DRC com exames laboratoriais dentro do esperado para a idade. Nos casos de risco de hipercalemia (valores limítrofes) e de hipercalemia, a dieta com controle/restrição de potássio deve ser indicada, sendo o seguimento essencial para sua melhor adequação.

Antes da orientação dietética é importante avaliar e discutir com a equipe médica sobre as causas não dietéticas que podem contribuir para a hipercalemia: acidose metabólica, desidratação, constipação, medicamentos que podem afetar o nível sérico de potássio (como os betabloqueadores, inibidores da enzima conversora de angiotensina, bloqueador do receptor de angiotensina, bloqueador de aldosterona) e a adequação da diálise no caso de pacientes dialíticos.

A orientação dietética inicial para pacientes com hipercalemia deve ser direcionada para a redução de alimentos com baixo valor nutricional, favorecendo os alimentos frescos e não processados. A redução de alimentos industrializados, principalmente com aditivos à base de potássio, deve ser a etapa inicial do tratamento. Depois disso, se necessário, a orientação deve contemplar os alimentos *in natura* e minimamente processados de acordo com as informações descritas no Anexo 2.

ANEXOS

ANEXO 1. CONSIDERAÇÕES IMPORTANTES PARA A ADEQUAÇÃO PROTEICA PELA PORCENTAGEM DO VALOR ENERGÉTICO TOTAL (VET) EM CRIANÇAS E ADOLESCENTES COM DRC

- Avaliar o estágio de função renal (atual e progressão recente da doença).
- Verificar exames, principalmente ureia, creatinina, paratormônio (PTH) e fósforo.

204 Nutrição clínica pediátrica em algoritmos

- Sempre avaliar a ingestão do paciente:
  - Consumo proteico.
  - Adequação no consumo de calorias não proteicas.
  - Ingestão hídrica.
- Considerar o estado nutricional do paciente:
  - No caso de pacientes com excesso de peso (ZIMC/I > 1 e estatura adequada para a idade), calcular o VET utilizando o peso ideal.
  - Para menores de 2 anos, considerar ideal o peso correspondente ao ZP/I = 0, de acordo com o preconizado pela OMS 2006/2007.
  - Para maiores de 2 anos, considerar ideal o peso correspondente ao ZIMC/I = 0, de acordo com o preconizado pela OMS 2006/2007.

Quadro 2 Recomendação calórica e proteica (g/kg/dia) para crianças e adolescentes com DRC classes 2 a 5 em diálise

Mês	SDI energia (kcal/kg/dia)		SDI proteína (g/kg/dia)	SDI proteína (g/dia)	
0	93-107		1,52-2,5	8-12	
1	93-120		1,52-1,8	8-12	
2	93-120		1,4-1,52	8-12	
3	82-98		1,4-1,52	8-12	
4	82-98		1,3-1,52	9-13	
5	72-82		1,3-1,52	9-13	
6-9	72-82		1,1-1,3	9-14	
10-11	72-82		1,1-1,3	9-15	
12	72-120		0,9-1,14	11-14	
Anos	SDI energia (kcal/kg/dia)		SDI proteína (g/kg/dia)	SDI proteína (g/dia)	
	Masculino	Feminino			
2	81-95	79-92	0,9-1,05	11-15	
3	80-82	76-77	0,9-1,05	13-15	
4-6	67-93	64-90	0,85-0,95	16-22	
7-8	60-77	56-75	0,9-0,95	19-28	
9-10	55-69	49-63	0,9-0,95	26-40	
11-12	48-63	43-57	0,9-0,95	34-42	
13-14	44-63	39-50	0,8-0,9	34-50	
15-17	40-55	36-46	0,8-0,9	Feminino: 52-65 Masculino: 45-49	

DRC: doença renal crônica; SDI: ingestão dietética sugerida.

Fonte: Shaw et al., 2020.

Quadro 3 Protocolo de prescrição calórica e proteica do ICrA-HCFMUSP

Tratamento conservador				
Estágio	1-3 anos	4-6 anos	7-10 anos	11-18 anos
I e II	20% VET	Adequada para a idade (sem excessos)	Adequada para a idade (sem excessos)	Adequada para a idade (sem excessos)
III	15-20% VET	15-20% VET	20-25% VET	20-25% VET
IV e V	10-15% VET	10-15% VET	15-20% VET	15-20% VET
Hemodiálise*				
Estágio	1-3 anos	4-6 anos	7-10 anos	11-18 anos
IV e V	20%	20-25%	25%	25%
Diálise peritoneal				
Estágio	1-3 anos	4-6 anos	7-10 anos	11-18 anos
IV e V	15% VET (em média 3-3,5 g/kg/dia)	15-20% VET	20-25% VET	25% VET
VET: valor energético total.				
* Considerando o padrão de hemodiálise do ICrA-HCFMUSP.				

Fonte: Unidade de Nefrologia/Serviço de Nutrição do Instituto da Criança e do Adolescente – HCFMUSP.

Quadro 4 Recomendação de ingestão adequada de sódio (g/dia) segundo a DRI

Idade	Sódio (g/dia)
0-6 meses	0,12
7-12 meses	0,37
1-3 anos	1
4-8 anos	1,2
9-18 anos	1,5
DRI: *Dietary reference intakes*.	

Fonte: DRI, 2019.

Quadro 5. Recomendação máxima de ingestão de fósforo (mg/dia) para crianças e adolescentes com DRC

Idade	Sem DRC	PTH aumentado e P normal*	PTH e P aumentados**
0-6 meses	100	≤ 100	≤ 80
7-12 meses	275	≤ 275	≤ 220
1-3 anos	460	≤ 460	≤ 370
4-8 anos	500	≤ 500	≤ 400
9-18 anos	1.250	≤ 1.250	≤ 1.000

DRC: doença renal crônica; DRI: Dietary reference intakes; P: fósforo; PTH: paratormona.
* ≤ 100% DRI;
** ≤ 80% DRI.

Fonte: KDOQI, 2008.

ANEXO 2. ORIENTAÇÕES PARA A RESTRIÇÃO DE POTÁSSIO NA ALIMENTAÇÃO

Para pacientes menores de 1 ano ou com menos de 10 kg de peso:

- Orientar inicialmente frutas, verduras e legumes cozidos em água.
- Orientar fórmula infantil com menor teor de potássio para menores de 1 ano, ou seja, se necessário manter o uso de fórmula infantil de partida mesmo após os 6 meses de idade.

Obs.: monitorar o caso e, assim que possível, aumentar a oferta de potássio gradativamente (começar com frutas e hortaliças com baixo teor de potássio/dia).

Para pacientes maiores de 1 ano ou com mais de 10 kg de peso:

- **Pacientes que NÃO utilizam resina de troca (Poliestirenossulfonato de cálcio ou Poliestirenossulfonato de sódio):**
  - Orientar a oferta de legumes cozidos (em água) de acordo com a recomendação para alimentação saudável.
  - Orientar vegetais folhosos com baixo teor de potássio de acordo com a recomendação para alimentação saudável (1-2 porções/dia).
  - Orientar a oferta de frutas cruas (1-3 porções/dia de acordo com a aceitação do paciente e o nível sérico de potássio) com menor teor de potássio (≤ 5 mEq/100 g) ou cozidas (em água) de 3-4 porções/dia.
  - Se necessário, orientar a substituição de leite de vaca por fórmula infantil (para crianças < 1 ano de idade) ou composto lácteo com menor teor de potássio.
- **Pacientes que utilizam resina de troca (Poliestirenossulfonato de cálcio ou Poliestirenossulfonato de sódio):**
  - Orientar a oferta de legumes cozidos (em água) de acordo com a recomendação para alimentação saudável.
  - Orientar vegetais folhosos com baixo teor de potássio de acordo com a recomendação para alimentação saudável (se possível, 1-2 porções/dia).
  - Orientar a oferta de frutas cruas (se possível, 1 porção/dia) com menor teor de potássio ou cozidas (em água) de 3-4 porções/dia.
  - Se necessário, orientar a substituição de leite de vaca por fórmula infantil (para crianças de 1-3 anos) ou composto lácteo com menor teor de potássio.

Quadro 6 Cálculo de superfície corpórea (m²) em crianças

Peso < 10 kg	SC = [(peso × 4) + 9]/100
Peso entre 10-20 kg	SC = [(peso × 4) + 7]/(90 + peso)
Peso > 20 kg	SC = [(peso × 2) + 40]/100
SC: superfície corpórea.	

Fonte: Kiegman, 2007.

Algoritmo: Doença renal crônica

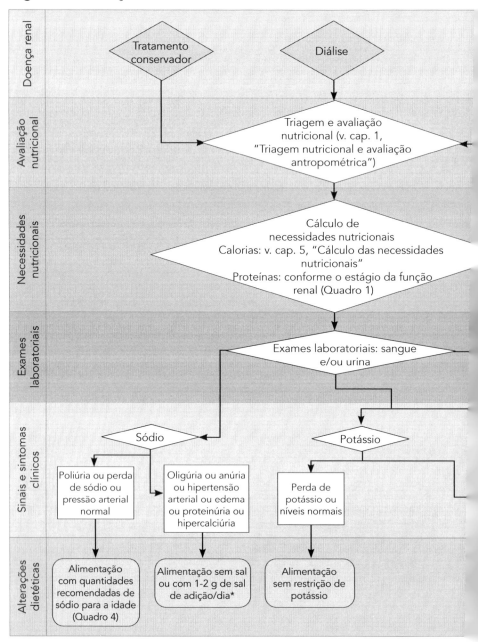

DRI: *Dietary reference intakes*; P: fósforo; PTH: paratormônio.
* 1 g de sal = 400 mg de sódio.

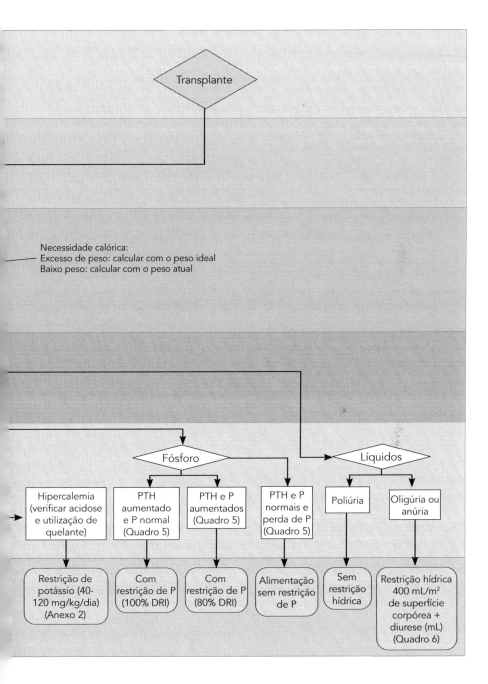

Referências

1. Desloovere A, Renken-Terhaerdt J, Tuokkola J, Shaw V, Greenbaum LA, Haffner D, et al. The dietary management of potassium in children with CKD stages 2-5 and on dialysis: clinical practice recommendations from the Pediatric Renal Nutrition Taskforce. Pediatric Nephrology. 2021;36:1331-46.
2. Foster BJ, McCauley L, Mak RH. Nutrition in infants and very young children with chronic kidney disease. Pediatr Nephrol. 2012;27(9):1427-39.
3. KDOQI Work Group. KDOQI clinical practice guideline for nutrition in children with CKD: 2008 update. Executive summary. Am J Kidney Dis. 2009;53(3 Suppl.2):S11-104.
4. Kidney disease: improving global outcomes (KDIGO) CKD Work Group. KDIGO 2012 Clinical Practice Guideline for the Evaluation and Management of Chronic Kidney Disease. Kidney Int. 2013;3(Suppl):1-150.
5. Kiegman RM. Pathophysiology of body fluids and fluid therapy. In: Kiegman RM, Behrman RE, Jenson HB, Stanton BF. Nelson textbook of pediatrics. 18.ed. Philadelphia: Saunders Elsevier; 2007. p.267-312.
6. McAlister L, Pugh P, Greenbaum L, Haffner D, Rees L, Anderson C, et al. The dietary management of calcium and phosphate in children with CKD stages 2-5 and on dialysis: clinical practice recommendation from the Pediatric Renal Nutrition Taskforce. Pediatric Nephrology. 2020;35:501-18.
7. National Academies of Sciences, Engineering, and Medicine; Health and Medicine Division; Food and Nutrition Board; Committee to Review the Dietary Reference Intakes for Sodium and Potassium; Editors: Maria Oria, Meghan Harrison, and Virginia A. Stallings. Washington (DC). 2019. p.237. Disponível em: http://www.nap.edu/.
8. Shaw V, Polderman N, Renken-Terhaerdt J, Paglialonga F, Oosterveld M, Tuokkola J, et al. Energy and protein requirements for children with CKD stages 2-5 and on dialysis: clinical practice recommendations from the Pediatric Renal Nutrition Taskforce. Pediatric Nephrology. 2020;35:519-31.
9. Schwartz GJ, Muñoz A, Schneider MF, Mak RH, Kaskel F, Warady BA, et al. New equations to estimate GFR in children with CKD. J Am Soc Nephrol. 2009;20(3):629-37.

Parte 8
NEUROLOGIA

24

EPILEPSIA FÁRMACO-RESISTENTE

Cristina Yuri Takakura
Letícia Pereira de Brito Sampaio
Beni Morgenstern

Introdução

A dieta cetogênica (DC) constitui-se em um tratamento não farmacológico indicado na maioria dos centros especializados para pacientes epiléticos com refratariedade a pelo menos duas drogas de primeira linha. A base do tratamento da epilepsia consiste no uso de drogas antiepiléticas; no entanto, 20-30% das crianças acometidas têm crises epiléticas refratárias a essas drogas. Inúmeros trabalhos demonstram os benefícios da DC, com redução acima de 50% das crises, o que é considerado clinicamente relevante, além da redução efetiva do uso de drogas antiepiléticas.

A DC é composta basicamente de gordura (aproximadamente 90% do valor calórico total), adequada em proteínas e com baixo teor de carboidratos. Os mecanismos de ação e suas propriedades anticonvulsivantes ainda não estão claros, mas é provável que os corpos cetônicos produzidos a partir da oxidação de ácidos graxos estejam envolvidos no mecanismo terapêutico de controle de convulsões.

Na evidência de resultados positivos, é de 2 anos o tempo médio de tratamento com a DC, que deve ser descontinuada após esse período.

Objetivo do algoritmo: sistematizar o atendimento do paciente com indicação de dieta cetogênica para tratamento de epilepsia fármaco-resistente durante a internação, e ambulatorialmente.

Público-alvo: crianças e/ou adolescentes com epilepsia fármaco-resistente, com indicação de dieta cetogênica.

Manejo clínico

O médico é o responsável por avaliar e indicar a dieta cetogênica para o paciente, de acordo com os critérios preestabelecidos.

O nutricionista é o responsável por calcular a dieta cetogênica de acordo com a avaliação nutricional e com o estágio de dieta em que o paciente se encontra. Também deverá avaliar a via de administração e a aceitação alimentar, discutindo com a equipe sobre a evolução do paciente e propondo alterações necessárias.

ANEXOS

ANEXO 1. EXAMES LABORATORIAIS SOLICITADOS ANTES DO INÍCIO E NO SEGUIMENTO DA DIETA CETOGÊNICA

- TANDEM (defeitos da beta-oxidação, deficiência de carnitina, deficiência de piruvato carboxilase, porfiria).
- Hemograma completo.
- Glicose.
- Cálcio.
- Fósforo.
- Magnésio.
- Sódio.
- Potássio.

- Ureia.
- Creatinina.
- Amônia.
- Lactato.
- Enzimas hepáticas.
- Corpos cetônicos na urina.
- Triglicerídeos.
- Colesterol total e frações.
- Ácido úrico.
- Proteína total e frações.
- Gasometria venosa.
- Nível sérico dos antiepiléticos.
- Urina I.
- Ultrassonografia renal, quando história familiar de litíase renal

ANEXO 2. COMO CALCULAR A DIETA CETOGÊNICA

Para o cálculo da DC, deve-se considerar faixa etária, peso, estatura e estado nutricional do paciente. O aporte calórico é calculado segundo Freeman et al., 1988 (Tabela 1). O fornecimento de proteína é de 1 g/kg/dia de peso. Todas as refeições devem ter a mesma proporção de macronutrientes e a mesma quantidade de calorias. Podem-se oferecer 5-6 refeições por dia, porém o mais comum são 4 refeições. A elaboração é baseada no cálculo das unidades dietéticas (Tabela 2).

Como a dieta não atende às recomendações diárias de vitaminas e minerais, principalmente pela baixa quantidade de alimentos ingerida, faz-se necessária a suplementação de 100% das *Dietary reference intakes* (DRI), tomando cuidado com complexos que contenham açúcar em sua composição. O ideal é que sejam manipulados de acordo com a necessidade individual de cada paciente.

Tabela 1 Aporte calórico diário segundo a faixa etária

Idade (anos)	Calorias/kg
< 1	80
1-3	75
4-6	68
7-10	60
11 ou mais	40-50 ou menos

Fonte: Freeman et al., 1998.

Tabela 2 Cálculo da unidade dietética

Proporção	Gorduras	Calorias	Carboidrato + proteína	Calorias por unidade dietética
2:1	2 g × 9 kcal/g	18	1 g × 4 kcal/g = 4	18 + 4 = 22
3:1	3 g × 9 kcal/g	27	1 g × 4 kcal/g = 4	27 + 4 = 31
4:1	4 g × 9 kcal/g	36	1 g × 4 kcal/g = 4	36 + 4 = 40

Fonte: Van der Louw et al., 2016.

Exemplo de cálculo:

Criança de 3 anos e 6 meses, do sexo masculino, que iniciará o tratamento com DC 3:1.

P: 15,5 kg

Estatura: 101 cm

Estado nutricional: eutrófico

1. Aporte calórico diário segundo a faixa etária: 75 kcal/kg/dia (1.162,5 kcal/dia).
2. Composição calórica por unidade de dieta: 31 calorias [(3 × 9) + (1 × 4)].
3. Número total de unidade dietética por dia.

   Divide-se o valor total de calorias por dia pelo teor calórico de cada unidade dietética (no exemplo de dieta 3:1, será 31):

   1.162,5 ÷ 31 calorias = 37,5 unidade dietética por dia
4. Teor de gordura.

   Multiplica-se o número de unidades dietéticas pela quantidade de gordura da proporção, no caso 3 (dieta 3:1):

   37,5 x 3 = **112,5 g**
5. Teor de carboidrato + proteína.

   Multiplica-se o número de unidades dietéticas pela quantidade de carboidrato + proteína da proporção, no caso (dieta 3:1):

   37,5 x 1 = **37,5 g**
6. Proteína.

   No mínimo 1 g/kg/dia, para garantir o crescimento e o desenvolvimento:

   1 g x 15,5 = **15,5 g**

7. Carboidrato.

Se carboidrato + proteína = 37,5 e a proteína = 15,5, então:

37,5 − 15,5 = **22 g**

Logo, a dieta fica assim:

	Gordura	Proteína	Carboidrato
Gramas por dia	112,5	15,5	22
Gramas por refeição (4 refeições/dia)	28,13	3,88	5,5

Fonte: Serviço de Nutrição do Instituto da Criança e do Adolescente – HCFMUSP.

ANEXO 3. EXEMPLOS DE DIETAS

Caseira

Alimento	Quantidade (g)	Lipídeos	Proteínas	Carboidratos	Carboidratos + proteínas
		113,99	15,60	20,41	
Desjejum/ merenda					
Creme de leite 35%	200	70	4,60	4,20	8,80
Ovo	90	8,82	10,17	2,43	12,60
Mamão	150	0,15	0,75	12,45	13,20
Óleo vegetal	35	35	0	0	0
Total		113,97	15,52	19,08	34,60
		113,99	15,60	20,41	
Almoço/jantar					
Carne vermelha	60	15,24	9,60	0	9,60
Toucinho fresco	30	26,70	0,90	0	0,90
Batata		0	0	0	0
Abobrinha	240	0,48	2,40	13,20	15,60
Alface	235	0,47	3,06	6,82	9,87
Óleo vegetal	71	71	0	0	0
Total		113,89	15,96	20,02	35,97

Fonte: Serviço de Nutrição do Instituto da Criança e do Adolescente – HCFMUSP.

Modularizada

Alimento	Quantidade (g)	Lipídeos	Proteínas	Carboidratos	Carboidratos + proteínas
		18,15	2,50	3,55	
Refeições					
Fórmula infantil de partida	7	1,81	0,68	3,72	4,40
Módulo de proteína	2	0,04	1,80	0	1,80
Óleo vegetal	17	17	0	0	0
Total		18,85	2,48	3,72	6,20

Fonte: Serviço de Nutrição do Instituto da Criança e do Adolescente – HCFMUSP.

Industrializada

Alimento	Quantidade (g)	Lipídeos	Proteínas	Carboidratos	Carboidratos + proteínas
		24,38	3,25	2,84	
Refeições					
Dieta cetogênica industrializada	36	24,84	3,04	2,34	5,38
Total		24,84	3,04	2,34	5,38

Fonte: Serviço de Nutrição do Instituto da Criança e do Adolescente – HCFMUSP.

Algoritmo: Epilepsia fármaco-resistente

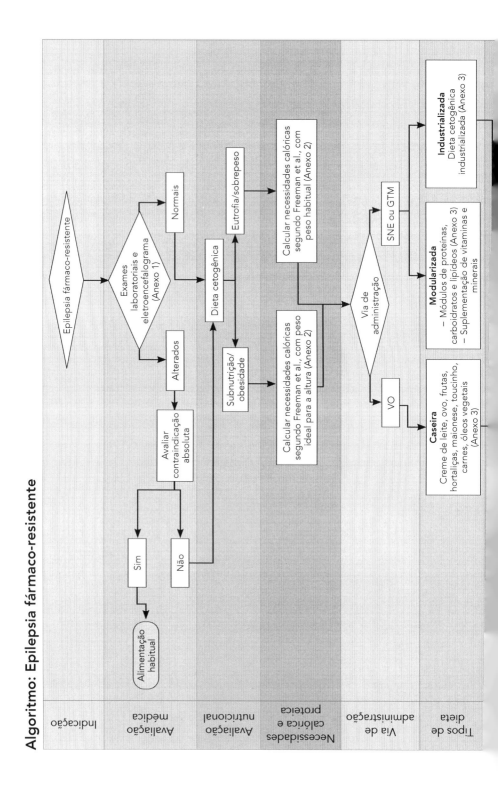

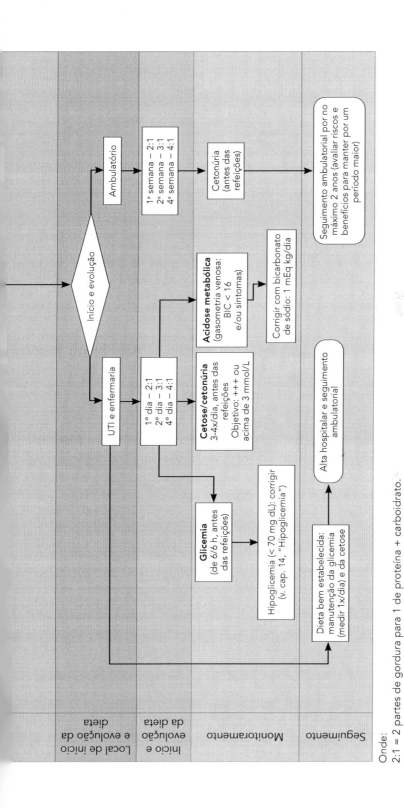

Onde:
2:1 = 2 partes de gordura para 1 de proteína + carboidrato.
3:1 = 3 partes de gordura para 1 de proteína + carboidrato.
4:1 = 4 partes de gordura para 1 de proteína + carboidrato.

BIC: bicarbonato sérico; DRI: *Dietary reference intakes*; GTM: gastrostomia; SNE: sonda nasoenteral; UTI: unidade de terapia intensiva; VO: via oral.

Referências

1. Bergqvist AG, Schall JI, Gallagher PR, Cnaan A, Stallings VA. Fasting versus gradual initiation of the ketogenic diet: a prospective, randomized clinical trial of efficacy. Epilepsia. 2005;46:1810-9.
2. Freeman JM, Vining EP, Pillas DJ, Pyzik PL, Casey JC, Kelly LM. The efficacy of the ketogenic diet-1998: a prospective evaluation of intervention in 150 children. Pediatrics. 1998;102:1358-63.
3. Kossoff EH, Wang HS. Dietary therapies for epilepsy. Biomed J. 2013;36:2-8.
4. Kossoff EH, Zupec-Kania BA, Amark PE, Ballaban-Gil KR, Christina Bergqvist AG, Blackford R, et al. Optimal clinical management of children receiving the ketogenic diet: recommendations of the International Ketogenic Diet Study Group. Epilepsia. 2009;50:304-17.
5. Murakami DK, de Lima PA. Dieta cetogênica. In: da Silva APA, do Nascimento AG, Zamberlan P. Manual de dietas e condutas nutricionais em pediatria. São Paulo: Atheneu; 2014. p.307-22.
6. Sampaio LP de B. ABC da dieta cetogênica para epilepsia fármaco-resistente. Rio de Janeiro: Editora DOC Content, 2018.
7. Van der Louw E, van den Hurk D, Neal E, Leiendecker B, Fitzsimmon G, Dority L, et al. Ketogenic diet guidelines for infants with refractory epilepsy. Eur J Paediatr Neurol. 2016;20:798-809.

Parte 9

ERROS INATOS DO METABOLISMO

25

ERROS INATOS DO METABOLISMO

Camila Pugliese
Patrícia Zamberlan
Renata Hyppólito Barnabe

Introdução

Os erros inatos do metabolismo (EIM) são uma grande classe de doenças genéticas caracterizadas pelo rompimento de funções bioquímicas celulares. Embora os EIM individualmente sejam raros, coletivamente representam um grupo grande e diverso de condições genéticas.

Os EIM devem ser considerados em qualquer recém-nascido (RN) doente, crianças em situação de extrema gravidade, sem causa clara e com anormalidades laboratoriais inesperadas. Além disso, deve-se ter em mente que, embora a maioria das crises metabólicas ocorra no período neonatal, existem doenças que se apresentam em períodos mais tardios da vida após o acúmulo de compostos tóxicos, além de haver pacientes com defeitos parciais, que levam a apresentações mais sutis na infância tardia.

O quadro clínico é variável, mas, independentemente do tipo de EIM, a maioria dos pacientes apresenta sintomas neurológicos como irritabilidade, letargia, vômitos, hipotonia e, às vezes, convulsões. Esses sintomas podem ser secundários a níveis elevados de amônia, decorrentes de distúrbios do ciclo da ureia, acidose metabólica grave causada por acidemias orgânicas ou hipoglicemia causada por distúrbios da oxidação dos ácidos graxos ou distúrbios do metabolismo dos carboidratos.

Os EIM podem ser classificados pelas características relacionadas ao quadro clínico (Quadro 1) ou, ainda, didaticamente, quanto ao macronutriente envolvido no metabolismo deficitário – EIM carboidratos, aminoácidos e gorduras.

Quadro 1 Classificação clínica dos erros inatos do metabolismo

Grupos	Características	Doenças
Grupo 1 Defeito na síntese/catabolismo de moléculas complexas	Sinais e sintomas permanentes e progressivos	Doenças lisossomiais e peroxissomiais
Grupo 2 Defeito do metabolismo intermediário	Intoxicação aguda e crônica	Aminoácidos; ácidos orgânicos; ciclo da ureia e intolerância aos açúcares
Grupo 3 Defeito na produção/utilização de energia	Metabolismo intermediário de fígado, músculo ou cérebro	Doenças de depósito de glicogênio; hiperlacticemias congênitas; doenças mitocondriais e defeito de beta-oxidação de ácidos graxos

Fonte: Elaborado pelas autoras.

Objetivo do algoritmo: orientar o manejo da alimentação/terapia nutricional de crianças e/ou adolescentes portadores de EIM.

Público-alvo: crianças e/ou adolescentes com diagnóstico de EIM.

Manejo clínico

Uma vez que a suspeita clínica de um erro metabólico é despertada, medidas gerais de suporte e investigações laboratoriais devem ser realizadas simultaneamente. O médico é o responsável por fazer o diagnóstico do EIM e por prescrever a terapêutica nutricional adequada.

O nutricionista é o responsável por realizar a avaliação nutricional, calcular a dieta, elaborar a prescrição dietética e orientar a mãe e/ou responsável quantos aos cuidados nutricionais. A monitorização clínica e nutricional sistemática da equipe multiprofissional desses pacientes é de suma importância para manter seu crescimento e desenvolvimentos adequados.

ANEXOS

ANEXO 1. GALACTOSEMIA

Defeito: galactose-1-fosfato uridil transferase (GALT).
Não metaboliza: galactose em glicose.
Manifestações clínicas:

- Hepáticas e gastrointestinais: irritabilidade, letargia, vômitos, dificuldade de alimentação, baixo ganho de peso, hepatomegalia, esplenomegalia, ascite, cirrose hepática.
- Neurológicas: retardo mental, problemas de fala e coordenação motora.
- Oculares: catarata.
- Infecciosas: sepse por *E. coli.*

Objetivo da terapia nutricional: evitar as complicações clínicas decorrentes do acúmulo de metabólitos; proporcionar crescimento e desenvolvimento adequados.

O que excluir da alimentação: lactose e galactose.

Fórmula metabólica disponível: Não. Devem-se utilizar fórmulas isentas de lactose e galactose.

Conduta dietoterápica:

Alimentação adequada à idade isenta de lactose e galactose (Quadro 1) para manter a concentração de galactose-1-fosfato < 2 mg/dL, medida em eritrócitos, por 2-4 horas no período pós-prandial.

Quadro 1 Alimentos e preparações proibidos e permitidos na galactosemia

Alimentos/ preparações	Permitidos	Proibidos
Leite e derivados	• Fórmulas infantis de soja. • Fórmulas infantis sem lactose. • Bebidas à base de soja (enriquecidas com cálcio). • Iogurte de soja, iogurte sem lactose.	Leite materno, leite de vaca fluido pasteurizado ou esterilizado ou em pó (integral, semidesnatado e desnatado), fórmulas infantis à base de leite de vaca; leite de cabra e de outros animais, leite condensado, coalhada, iogurte natural ou com sabor, leites fermentados; queijos de todos os tipos.
Bebidas	Café, chá, refrigerantes, água com gás.	Bebidas com leite.
Cereais, farinhas e derivados	Arroz, creme de arroz, aveia, cevada, fubá, maisena, trigo, trigo-sarraceno, macarrão, batata, milho, canjica, farinha de trigo, farinha de rosca. Pipoca.	Massas caseiras que contenham leite, misturas prontas para bolos que contenham leite.
Pães e biscoitos	Pães, bolos e biscoitos caseiros preparados sem leite.	Pães e biscoitos industrializados em geral com leite.
Açúcares e doces	• Açúcar, mel, adoçantes naturais sem adição de lactose. • Doces caseiros ou industrializados **sem leite** e com as frutas permitidas/ controladas, **balas sem adição de leite**, balas de coco, gelatina. Pipoca de arroz. • Picolés de frutas (**sem leite**).	Balas que contenham leite, chocolate, doces de leite, *flans*, pudins, manjar branco, sorvetes com leite, recheios para bolo e preparações à base de leite e com frutas proibidas.
Óleos e gorduras	• Creme vegetal sem leite. • Óleos vegetais (milho, soja, algodão, girassol), azeite. • *Bacon*, óleos vegetais.	Manteiga, margarina com leite, maionese, creme de leite, molhos cremosos e maioneses com adição de leite.

(continua)

226 Nutrição clínica pediátrica em algoritmos

Quadro 1 Alimentos e preparações proibidos e permitidos na galactosemia (*continuação*)

Alimentos/preparações	Permitidos	Proibidos
Carnes e derivados	• Carne de vaca, frango, peixe, ovos, porco, fígado, miúdos, frutos do mar. • Enlatados: atum, sardinha.	Os embutidos com lactose não poderão ser consumidos. Conferir sempre o rótulo: peito de peru, mortadela, salsicha, linguiça, *blanquet* de peru, salame etc. Carnes preparadas com produtos à base de leite.
Leguminosas e oleaginosas	Amêndoas, castanha-do-pará, castanha de caju, coco, macadâmia, amendoim, manteiga de amendoim sem leite, noz-pecã, proteína isolada de soja, nozes.	Todos os tipos de feijão, lentilha, ervilhas, soja, grão-de-bico, avelã, semente de abóbora, semente de gergelim, molho de soja, farinha de soja, tofu.
Hortaliças	Acelga, abobrinha, aipo, alface, alcachofra, aspargos, azeitona verde, beterraba, broto de bambu, broto de feijão (*moyashi*), cogumelos, couve, brócolis, manteiga, couve-flor, espinafre, mostarda (folhas), milho, nabo, pepino, pimenta, quiabo, rabanete, repolho, salsinha.	Tomate, molho de tomate.
Frutas	Abacate, damasco, cereja, *grapefruit*, manga, nectarina, melão cantalupe, laranja, ameixa vermelha, ameixa preta seca, uva-passa, morango.	Figo, uvas, cereja, goiaba, mexerica, limão, melão (exceto cantalupe), mamão, caqui.
Temperos e especiarias	Vinagre, noz-moscada, cheiro-verde, alho, orégano, colorau, coentro.	Molhos industrializados, glutamato monossódico.

Fonte: Serviço de Nutrição do Instituto da Criança e do Adolescente – HCFMUSP.

ANEXO 2. GLICOGENOSE TIPO 1

Defeito: complexo enzimático glicose-6-fosfatase.

Não metaboliza: glicogênio e aminoácidos em glicose.

Manifestação clínica: hipoglicemia, hiperuricemia, hiperlipidemia e hiperlactatemia.

Objetivo da terapia nutricional: correção das alterações bioquímicas, como melhoria das concentrações plasmáticas de lactato, ácido úrico, triglicerídeos, colesterol e, principalmente, manutenção da normoglicemia (glicemia > 70 mg/dL) durante todo o dia e noite.

O que excluir da alimentação: lactose, sacarose e frutose.

Fórmula metabólica disponível (?): não. Devem-se utilizar fórmulas isentas de sacarose, glicose e frutose.

Conduta dietoterápica:

- Alimentação adequada à idade (5 refeições/dia) isenta de lactose, sacarose e frutose (Quadro 1).

Quadro 1 Alimentos e preparações proibidos e permitidos na glicogenose tipo 1

Alimento	Permitido	Proibido
Leite e derivados	- Fórmula infantil sem frutose, sem sacarose e sem lactose. - Bebida de soja sem frutose, sem sacarose e sem lactose.	Leite de vaca fluido ou em pó (integral, semidesnatado ou desnatado), leite de cabra, leite condensado, creme de leite, queijos, requeijão, coalhada, iogurte, *petit suisse*, fórmulas infantis com sacarose e/ou lactose, bebidas de soja com sacarose e/ou lactose.
Pães, bolachas, bolos	Pão francês, pão de forma sem açúcar e sem leite, bolacha sem açúcar e sem leite, torrada sem açúcar e sem leite, preparações caseiras sem leite, sem açúcar e sem frutose.	Pães, bolachas, bolos com açúcar e leite, biscoito de polvilho.

(continua)

228 Nutrição clínica pediátrica em algoritmos

Quadro 1 Alimentos e preparações proibidos e permitidos na glicogenose tipo 1 *(continuação)*

Alimento	Permitido	Proibido
Gorduras	Óleos vegetais, azeite.	Maionese, manteiga, banha, toucinho, *bacon*.
Frutas	Abacate, suco de limão, suco de maracujá. *Frutas controladas.	Laranja, figo, pera, manga, uva, maçã, molho de tomate, extrato de tomate.
Cereais, farinhas, tubérculos	• Arroz, batata-inglesa, macarrão, mandioca, milho, polenta, aveia, centeio, trigo, canjica, tapioca, semolina, amido de milho, fubá. • Farinhas: milho, mandioca, rosca, trigo.	Batata-doce, mandioquinha.
Leguminosas	Feijão.	Grão-de-bico, ervilha, lentilha.
Legumes e verduras	Abobrinha, berinjela, abóbora, vagem, cenoura, aspargos, chuchu, couve-flor, brócolis, salsão, pimentão, pepino, nabo, rabanete, alho-poró, alface, acelga, agrião, escarola, couve-manteiga, chicória, mostarda, repolho, rúcula.	Beterraba.
Carnes	Carnes de vaca, frango, peixe, porco, ovos, frutos do mar.	
Doces, sobremesas, açúcares	• Maltodextrina, gelatina (sem açúcar, sem sorbitol, sem lactose), pudim preparado com leite permitido (sem açúcar, sem sorbitol, sem lactose). • Adoçantes naturais sem lactose, sem sorbitol e sem frutose (esteviosídeo).	• Açúcar refinado, mascavo, cristal, açúcar de confeiteiro, mel, xarope, Karo®, adoçantes com lactose, sorbitol ou frutose, chocolate, achocolatado, cacau em pó, bala, rapadura, compotas de frutas, doces em geral. • **Adoçantes:** com lactose, sorbitol ou frutose.

(continua)

25 ■ Erros inatos do metabolismo   229

Quadro 1   Alimentos e preparações proibidos e permitidos na glicogenose tipo 1 *(continuação)*

Alimento	Permitido	Proibido
Diversos	• **Bebidas:** água com gás, café sem açúcar, chá sem açúcar. • **Temperos:** vinagre, mostarda, noz- moscada, alho, orégano, cebola, coentro, alecrim, tomilho, sálvia, manjericão, cheiro-verde. • **Oleaginosas:** nozes, amêndoas, amendoim, castanhas sem açúcar.	• **Bebidas:** refrigerante, sucos industrializados, sucos concentrados. • **Temperos:** *ketchup*, mostarda, molho inglês, molhos industrializados para salada, caldos concentrados (carne, galinha, legumes etc.). • **Oleaginosas:** nozes, amêndoas, amendoim, castanhas com açúcar.

* **Frutas controladas** (menos de 5 g de frutose por porção): abacaxi sem casca (1 fatia), goiaba (1 unidade média), mamão papaia sem casca (3 colheres de sopa), melancia sem casca (1 fatia pequena), melão sen casca (1 fatia), morango (5 unidades), pêssego (1 unidade média), tomate salada (3 fatias), kiwi sem casca (1 unidade).

Fonte: Serviço de Nutrição do Instituto da Criança e do Adolescente – HCFMUSP.

- Amido cru – ofertar amido cru para manter a glicemia (Quadro 2).

Quadro 2   Oferta de amido cru para crianças e adolescentes portadores de glicogenose tipo 1

Idade	Amido cru*
1-2 anos	1,6 g/kg/por oferta com intervalo de 3-4 horas
≥ 3 anos	1,7-2,5 g/kg/por oferta com intervalo de 4-6 horas

* Misturar a quantidade de amido cru prescrita em água fria ou à temperatura ambiente e oferecer à criança imediatamente após o preparo. Para melhor aceitação, pode-se acrescentar essência de baunilha (sem açúcar) à mistura. A quantidade de água dependerá da aceitação de volume da criança, ou seja, colocar água suficiente para que a criança ingira todo o conteúdo.

Fonte: Kishnani et al., 2014.

ANEXO 3. INTOLERÂNCIA HEREDITÁRIA À FRUTOSE

Defeito: aldolase B (frutose 1,6-bifosfato aldolase).

Não metaboliza: frutose (não há a clivagem da frutose-1-fosfato).

Manifestação clínica: vômitos, distensão abdominal, hepatomegalia, icterícia, hipoglicemia, hemorragia, síndrome tubular renal proximal e insuficiência hepática.

Objetivo da terapia nutricional: prover suporte para crescimento e desenvolvimento adequados; manter índices laboratoriais normais (bicarbonato, fatores de coagulação, lactato, glicose, enzimas hepáticas, fósforo); manter normais as funções renal e hepática.

O que excluir da alimentação: frutose, sacarose e sorbitol.

Fórmula metabólica disponível: não. Devem-se utilizar fórmulas isentas de sacarose e frutose.

Conduta dietoterápica:

- Alimentação adequada à idade isenta de frutose (excluir todas as frutas), sacarose e sorbitol (Quadro 1). A partir dos 3 anos a quantidade de frutose tolerada pode ser em torno de 10-20 mg/kg/dia. A tolerância é individual e deve ser monitorada por avaliação do crescimento, índices laboratoriais, função hepática e renal.

Quadro 1 Alimentos e preparações proibidos e permitidos na intolerância hereditária a frutose

Alimentos/ preparações	Permitidos	Proibidos
Leite e derivados	• Leite de vaca fluido ou em pó (integral, semidesnatado e desnatado), coalhada, iogurte natural sem açúcar, requeijão, creme de leite. • Fórmulas infantis à base de leite de vaca. • Fórmulas infantis de soja. • Bebidas à base de soja (sem sacarose).	Leite condensado, iogurtes com açúcar/frutose/sorbitol, leites fermentados. Fórmulas ou bebidas de soja com sacarose.

(continua)

25 ■ Erros inatos do metabolismo 231

Quadro 1 Alimentos e preparações proibidos e permitidos na intolerância hereditária a frutose *(continuação)*

Alimentos/ preparações	Permitidos	Proibidos
Pães, biscoitos e bolos	Pães, bolos e biscoitos caseiros preparados sem açúcar e sem frutose.	■ Pão de forma, bisnaguinhas, pão sírio, biscoito de polvilho doce, biscoito salgado e doce. ■ Pães e biscoitos industrializados em geral com açúcar.
Óleos e gorduras	*Bacon*, toucinho, manteiga, óleos, azeites.	■ Molhos para salada sem açúcar, frutose e sorbitol. ■ Maioneses e maioneses *light* (possuem adição de sucos ou açúcar).
Frutas	Nenhuma	Todas
Cereais, farinhas e derivados	Arroz, macarrão, batata, mandioca, milho, pipoca, aveia, trigo, centeio, canjica, tapioca, semolina, amido de milho, fubá, farinha de milho, farinha de mandioca, farinha de trigo, farinha de rosca.	■ Batata-doce, mandioquinha. ■ Cereais industrializados em geral.
Leguminosas e oleaginosas	Nenhuma	■ Feijão, ervilha, grão-de--bico, lentilha. ■ Amendoim, amêndoas, castanhas, nozes.
Carnes	■ Carne de vaca, frango, peixe, ovos, porco, fígado, miúdos, frutos do mar. ■ Enlatados: atum, sardinha.	■ Os embutidos com açúcar não poderão ser consumidos. ■ Carnes preparadas ou processadas com adição de frutose, açúcar ou sorbitol.

Fonte: Serviço de Nutrição do Instituto da Criança e do Adolescente – HCFMUSP.

ANEXO 4. FENILCETONÚRIA

Defeito: fenilalanina hidroxilase.

Não metaboliza: fenilalanina em tirosina.

Manifestação clínica: atraso no desenvolvimento neuropsicomotor, hiperatividade, convulsões, alterações cutâneas com eczema, hipotonicidade muscular, comportamento agressivo ou autista, tremores, microcefalia, hipoplasia dentária, descalcificação de ossos longos, retardo de crescimento, alterações em eletroencefalograma.

Objetivo da terapia nutricional: manter o equilíbrio bioquímico, oferecer nutrientes adequados para promover o crescimento e o desenvolvimento normais e oferecer suporte para o equilíbrio social e emocional.

O que excluir da alimentação: fenilalanina.

Fórmula metabólica disponível: sim (fórmula isenta de fenilalanina).

Conduta dietoterápica:

O tratamento dietoterápico da fenilcetonúria é realizado ofertando-se uma dieta com baixo teor de fenilalanina (FAL) – deve conter quantidades suficientes do aminoácido para evitar síndromes carenciais.

São excluídos da dieta os alimentos ricos em proteínas (vegetal e animal) e mantidos aqueles que contêm baixas quantidades, como frutas e vegetais. Essa exclusão pode impossibilitar que a recomendação proteica seja alcançada, sendo, portanto, importante a suplementação da dieta com fórmulas metabólicas, que possuem uma mistura de aminoácidos isenta de fenilalanina.

As fórmulas metabólicas são utilizadas de acordo com a faixa etária e o peso para suprir a oferta de macro e micronutrientes, permitindo, assim, que o paciente tenha um crescimento e desenvolvimento adequado, sem apresentar deficiências nutricionais.

A dieta também deve ser suplementada com tirosina em 100-120 mg/kg/dia, e um total de aminoácidos de no mínimo 3 g/kg/dia para crianças com menos de 2 anos e 2 g/kg/dia para crianças acima de 2 anos deve ser ofertado.

A recomendação de fenilalanina é individualizada e depende da atividade enzimática, idade, velocidade de crescimento e estado clínico. Varia de 25-70 mg/kg/dia de fenilalanina, devendo ser baseada nos níveis séricos (Tabela 1). O aleitamento materno deve ser mantido, como fonte de fenilalanina, e a fórmula metabólica oferecida como complemento.

Tabela 1 Quantidade de fenilalanina a ser ofertada na dieta de acordo com os níveis séricos

FAL sérica		FAL na dieta
mcM/L	mg/dL	mg/kg/dia
≤ 605	≤ 10	70
> 605 ≤ 1.210	> 10 ≤ 20	55
> 1.210 ≤ 1.815	> 20 ≤ 30	45
> 1.815 ≤ 2.420	> 30 ≤ 40	35
> 2.420	> 40	25
FAL: fenilalanina.		

Fonte: Martins et al., 2006

A exclusão da fenilalanina da dieta deve ser feita por curto período de tempo (Tabela 2) quando os níveis séricos superam o limite superior recomendado (a dosagem deve ser realizada diariamente).

Nesse período será oferecida somente a fórmula metabólica isenta de fenilalanina com complemento das necessidades calóricas por intermédio do acréscimo de carboidratos e gorduras.

Tabela 2 Tempo de exclusão da fenilalanina da dieta de acordo com os níveis séricos

mcg/L	mg/dL	Tempo de suspensão do leite materno (horas)
650 < 1.210	10 < 20	48
1.210 < 2.420	20 < 40	72
≥ 2.420	≥ 40	96

Fonte: Martins et al., 2006

O volume de fórmula metabólica a ser ofertado deve ser definido pela subtração do volume de leite materno ingerido pela criança do volume total planejado. Entretanto, a quantidade de fórmula metabólica fornecida deve suprir as recomendações proteicas. A necessidade calórica será completada com o acréscimo de carboidratos e lipídeos, sendo que a densidade final da fórmula deve ficar em torno de 67 kcal/100 mL.

Acompanhamento

A dieta deve ser mantida se a criança apresentar ganho de peso, comprimento e perímetro cefálico, bem como níveis séricos de fenilalanina entre 2-6 mg/dL. Em casos de níveis ≥ 6 (até 10 mg/dL), a fórmula metabólica deve ser aumentada em 25% do total, e, se a dosagem de fenilalanina superar 10 mg/dL, esse aumento deve ser de 50%. Se os níveis séricos de fenilalanina permanecerem ≤ 2 mg/dL, a fórmula metabólica pode ser reduzida em 25% (aumento da quantidade de fenilalanina em 15 mg), o aleitamento materno aumentado e, se necessário, uma fórmula infantil de lactente introduzida.

Nas crianças que não fazem uso de leite materno, o fornecimento de fenilalanina se faz pela fórmula infantil associada à fórmula metabólica.

Monitoramento

O monitoramento da concentração plasmática de fenilalanina por meio de amostra sanguínea deve ser feito sempre no mesmo horário – pela manhã, ao acordar (horário em que a concentração é mais alta).

Níveis recomendados de fenilalanina no sangue para monitoramento estão demonstrados na Tabela 3.

Tabela 3 Níveis recomendados de fenilalanina no sangue

Idade	mcgM/L	mg/dL
0-12 anos	120-360	2-6
Acima de 12 anos	120-600	2-10

Fonte: Martins et al., 2006.

ANEXO 5. DOENÇA DA URINA DO XAROPE DE BORDO (LEUCINOSE) – *MAPLE SYRUP URINE DISEASE* (MSUD)

Defeito: deficiência da desidrogenase de cetoácidos de cadeia ramificada, que é responsável pela descarboxilação da leucina, isoleucina e valina.

Não metaboliza: leucina, isoleucina e valina.

Manifestação clínica: hiperamonemia, letargia, vômitos, convulsões, coma.

Objetivo da terapia nutricional: crescimento e desenvolvimento, além de manter níveis bioquímicos estáveis.

O que excluir da alimentação: alimentos fonte de proteína animal e vegetal (leucina, valina, isoleucina).

Fórmula metabólica disponível: sim (fórmula metabólica isenta de leucina, isoleucina e valina).

Conduta dietoterápica: preconiza-se uma dieta restrita em proteínas e adequada em calorias, de acordo com a faixa etária. É necessário acompanhar os pacientes em intervalos curtos, sobretudo nos primeiros anos de vida, sempre em equipe interdisciplinar, com o intuito de ajustar a dieta de acordo com as necessidades nutricionais estabelecidas, além de acompanhar o crescimento e o desenvolvimento, o ganho de peso e o controle metabólico. Para atingir as recomendações de energia é necessário utilizar módulos de nutrientes (carboidratos e lipídios). A Tabela 1 apresenta as recomendações nutricionais atuais estipuladas por faixa etária para os pacientes diagnosticados com leucinose.

Tabela 1 Ingestão média de nutrientes segundo os percentis 25 a 75 (por kg/dia) de acordo com a faixa etária

Idade Ingestão nutriente (kg/dia)	0-2 meses		3-5 meses		6-8 meses		9-12 meses		13-18 meses		19-24 meses		25-36 meses	
Leucina (mg)	72	64-84	58	47-68	44	37-51	35	30-41	33	26-39	27	22-28	21	20-25
Energia (kcal)	111	103-119	99	94-107	89	82-99	78	71-87	67	55-77	57	49-71	38	39-51
Proteína total (g)	2,4	2,1-2,6	2,3	1,9-2,6	2,2	1,8-2,5	2	1,5-2,5	2,1	1,8-2,4	2	1,7-2,3	1,5	1,5-2,9

Fonte: Adaptada de Strauss et al., 2010.

ANEXO 6. HOMOCISTINÚRIA

Defeito: deficiência da enzima cistationina beta-sintase.

Não metaboliza: homocisteína em cistationina, que posteriormente é convertida em cisteína (há consequente acúmulo de homocisteína).

Manifestação clínica: hiperamonemia, letargia, vômitos, convulsões, deficiência intelectual.

Objetivo da terapia nutricional: crescimento e desenvolvimento, além de manter níveis bioquímicos estáveis.

O que excluir da alimentação: proteínas de origem animal e vegetal (homocisteína e metionina).

Fórmula metabólica disponível: sim (fórmulas metabólicas com restrição de metionina, adicionadas de cistina, vitaminas e minerais).

Conduta dietoterápica: preconiza-se uma dieta restrita em proteínas e adequada em calorias, de acordo com a faixa etária (Tabela 1). Deve-se otimizar a terapia nutricional de forma a prover crescimento e desenvolvimento máximos. Acompanhar o ganho ponderal e exames laboratoriais de cromatografia de aminoácidos.

Quadro 1 Recomendação de consumo diário de proteína, metionina e cistina em pacientes com as formas não responsiva e parcialmente responsiva da homocistinúria clássica

Idade (anos)	Proteína* (g/kg/dia)	Metionina (mg/kg/dia)	Cistina (mg/kg/dia)
0-6 meses	3-3,5	15-60	85-150
6 < 12 meses	2,5-3 (g/dia)	12-43	85-150
1-4 anos	> 30	9-28	60-100
4 < 7 anos	> 35	5-22	20-80
7 < 11 anos	> 40	5-22	20-80
Homens			
11 < 19 anos	> 65	5-22	20-80
Adultos	> 65	5-22	20-80
Mulheres			
11 < 19 anos	> 50	5-22	20-80
Adultas	> 50	5-22	20-80
Gestante/nutriz	> 71	5-22	20-80

Fonte: Harrison et al., 1998; Van Wegberg et al., 2017.

ANEXO 7. TIROSINEMIA

Defeito: deficiência da enzima que metaboliza a tirosina:

- Fumaril acetoacetato hidrolase – tirosinemia tipo I.
- Tirosina aminotransferase – tirosinemia tipo II.
- 4-hidroxifenilperuvato dioxigenase – tirosinemia tipo III.

Manifestação clínica: hiperamonemia, letargia, vômitos, convulsões, coma.

Objetivo da terapia nutricional: crescimento e desenvolvimento, além de manter níveis bioquímicos estáveis.

O que excluir da alimentação: proteínas de origem animal e vegetal (fenilalanina e tirosina) (Quadro 1).

Fórmula metabólica disponível: sim (fórmulas metabólicas com restrição de fenilalanina e tirosina, adicionadas de vitaminas e minerais).

Conduta dietoterápica: preconiza-se uma dieta restrita em proteínas e adequada em calorias, de acordo com a faixa etária (Quadro 2). Deve-se otimizar a terapia nutricional de forma a prover crescimento e desenvolvimento máximos. Acompanhar o ganho ponderal e exames laboratoriais de cromatografia de aminoácidos.

Quadro 1 Informações práticas para o tratamento dietético da tirosinemia

Estimativa do conteúdo de aminoácidos nos alimentos (mg/g de proteína)		
Alimento	Fenilalanina	Tirosinemia
Frutas	25-30	25
Vegetais	35-40	25
Pão, biscoito, massa e cereais	50-55	33
Batatas	40-49	59
Carnes	44-48	34-42
Produtos lácteos	50	50
Ovo	53	39

Fonte: USDA Agriculture Research Service, Nutrient Data Laboratory.

Quadro 2 Recomendação de proteína na tirosinemia para diferentes faixas etárias

Idade	Proteína total (g/kg/dia)	Proteína via fórmula metabólica (g/kg/dia)
0-2 meses	2,5	2-2,5
2-12 meses	2	2
1-4 anos	1,5	1
4-10 anos	1,2	0,9
10-14 anos	1,1	0,9
> 14 anos	1	0,9

Fonte: Van Spronsen et al., 2017.

ANEXO 8. ACIDÚRIA GLUTÁRICA TIPO 1

Defeito: deficiência da glutaril-CoA desidrogenase.

Não metaboliza: lisina, hidroxilisina e triptofano.

Manifestação clínica: descompensação metabólica, deterioração neurológica e crises convulsivas.

Objetivo da terapia nutricional: evitar descompensação metabólica e preservar as funções neurológicas.

O que excluir da alimentação: alimentos fonte de proteína que forneçam lisina e triptofano.

Fórmula metabólica disponível: sim (utilizar fórmulas metabólicas isentas de lisina e com baixo teor de triptofano).

Conduta dietoterápica: dieta reduzida em proteínas, com restrição de lisina e triptofano. Evitar períodos prolongados de jejum. Em casos de febre, infecção e/ou descompensação metabólica, considerar a redução da oferta de proteína de fonte natural em 50%, concomitante ao aumento da proteína proveniente da fórmula metabólica, até atingir a oferta proteica recomendada. As recomendações nutricionais de acordo com a faixa etária considerando o tratamento de manutenção metabólica estão apresentadas no Quadro 1.

Quadro 1 Tratamento de manutenção metabólica

Tratamento		Idade				
Dieta baixa em lisina		0-6 meses	7-12 meses	1-3 anos	4-6 anos	> 6 anos
Lisina (fonte de proteína natural)[a]	mg/kg/dia	100	90	80-60	60-50	Ingestão controlada de proteína utilizando proteína de fonte natural e evitando alimentos ricos em lisina, de acordo com as recomendações Optimix.[d]
Mistura de aminoácidos (proteína)[b]	g/kg/dia	1,3-0,8	1-0,8	0,8	0,8	
Energia	kcal/kg/ dia	100-80	80	94-81	86-63	
Micronutrientes[c]	%	≥ 100	≥ 100	≥ 100	≥ 100	≥ 100

Se o crescimento e o desenvolvimento normais não forem alcançados, essas recomendações devem ser modificadas de acordo com as necessidades individuais.

[a] As proporções de lisina/proteína variam consideravelmente nos alimentos, portanto a ingestão natural de proteínas em crianças em dieta com baixo teor de lisina depende da fonte de proteínas naturais. A ingestão de proteína natural é relativamente alta, e geralmente os pacientes usam predominantemente proteína natural com baixo conteúdo de lisina. Por essa razão, dados numéricos de proteína natural não são fornecidos.

[b] Misturas de aminoácidos isentas de lisina e reduzidas em triptofano devem ser suplementadas com minerais e micronutrientes para manutenção dos níveis normais. Ingestão adequada de aminoácidos essenciais é fornecida de proteína de fonte natural e de misturas de aminoácidos isenta de lisina e reduzida em triptofano. A quantidade de mistura de aminoácidos é ajustada para alcançar níveis seguros de ingestão.

[c] Recomendações dietéticas internacionais (D-A-CH 2015).

[d] Optimix®. Recomendações nutricionais nacionais para crianças e adolescentes, pelo Research Institute for Child Nutrition Dortmund, Germany, UL: http://www.fke-do.de/index.php.

Fonte: Adaptado de Boy et al., 2017.

ANEXO 9. ACIDEMIA PROPIÔNICA

Defeito: deficiência de propionil-CoA carboxilase.

Não metaboliza: isoleucina, valina, metionina e treonina, o que resulta no acúmulo de ácido propiônico e, consequente, acidemia.

Manifestação clínica: hiperamonemia, letargia, vômitos, convulsões, coma.

Objetivo da terapia nutricional: manter níveis bioquímicos normais, sobretudo de amônia.

O que excluir da alimentação: alimentos fonte de proteína animal e vegetal (reduzir a ingestão de isoleucina, valina, metionina e treonina).

Fórmula metabólica disponível: sim (fórmulas metabólicas com restrição de valina, metionina, isoleucina e treonina, acrescidas de vitaminas e minerais).

Conduta dietoterápica: deve-se evitar jejum prolongado devido ao catabolismo, com necessidade de restrição de proteína de fonte natural, e o uso de fórmulas metabólicas com restrição de valina, metionina, isoleucina e treonina, que são os aminoácidos envolvidos no bloqueio metabólico dessas doenças. Nas acidúrias orgânicas, os módulos de carboidratos (maltodextrina, açúcar) e lipídeos (óleos vegetais, triglicerídeos de cadeia média) são utilizados para ofertar calorias e alcançar as recomendações nutricionais de energia (Tabela 1).

Tabela 1 Recomendação diária de ingestão de nutrientes para lactentes, crianças e adultos com acidemia propiônica e metilmalônica

Idade Lactentes	Isoleucina (mg/kg)	Metionina (mg/kg)	Treonina (mg/kg)	Valina (mg/kg)	Proteína (g/kg)	Energia (kcal/kg)
0 a < 3 meses	70-120	20-50	50-135	65-105	3,5-3	(130) 95-145
3 a < 6 meses	60-100	15-45	50-100	60-90	3,5-3	(125) 95-145
6 a < 9 meses	50-90	10-40	40-75	35-75	3-2,50	(120) 80-135
9 a < 12 meses	40-80	10-30	20-40	30-60	3-2,50	(115) 80-135
Crianças	mg/dia	mg/dia	mg/dia	mg/dia	g/dia	kcal/dia
1 a < 4 anos	485-735	180-390	415-600	550-830	≥ 30	(1.300) 900-1.800
4 a < 7 anos	630-960	255-510	540-780	720-1.080	≥ 35	(1.700) 1.300-2.300
7 a < 11 anos	715-1.090	290-580	610-885	815-1.225	≥ 40	(2.400) 1.650-3.300
Mulheres	mg/dia	mg/dia	mg/dia	mg/dia	g/dia	kcal/dia
11 a < 15 anos	965-1.470	390-780	830-1.195	1.105-1.655	≥ 55	(2.200) 1.500-3.000
15 a < 19 anos	965-1.470	275-780	830-1.195	1.105-1.655	≥ 55	(2.100) 1.200-3.000
≥ 19 anos	925-1.410	265-750	790-1.145	790-1.585	≥ 55	(2.100) 1.400-2.500
Homens	mg/dia	mg/dia	mg/dia	mg/dia	g/dia	kcal/dia
11 a < 15 anos	540-765	290-765	810-1.170	1.080-1.515	≥ 50	(2.700) 2.000-3.700
15 a < 19 anos	670-950	475-950	1.010-1.455	1.345-2.015	≥ 65	(2.800) 2.100-3.900
≥ 19 anos	1.175-1.190	475-950	1.010-1.455	1.345-2.015	≥ 65	(2.900) 2.000-3.300

Fonte: Adaptada de Acosta, 2010.

ANEXO 10. ACIDEMIA METILMALÔNICA

Defeito: deficiência de metilmalonil-CoA mutase.

Não metaboliza: defeito na conversão de metilmalonil coenzima A (CoA) para succínio-CoA, o que leva ao acúmulo de ácido metilmalônico.

Manifestação clínica: hiperamonemia, letargia, vômitos, convulsões, coma.

Objetivo da terapia nutricional: manter níveis bioquímicos normais, sobretudo de amônia.

O que excluir da alimentação: alimentos fonte de proteína animal e vegetal (isoleucina, valina, metionina e treonina).

Fórmula metabólica disponível: sim (fórmulas metabólicas com restrição de valina, metionina, isoleucina e treonina, adicionadas de vitaminas e minerais).

Conduta dietoterápica: deve-se evitar jejum prolongado devido ao catabolismo, com necessidade de restrição de proteína de fonte natural e o uso de fórmulas metabólicas com restrição de valina, metionina, isoleucina e treonina, os quais são os aminoácidos envolvidos no bloqueio metabólico dessas doenças.

As recomendações nutricionais estão descritas na Tabela 1 do anexo anterior, "Acidemia propiônica".

ANEXO 11. ACIDEMIA ISOVALÉRICA

Defeito: enzima isovaleril-CoA desidrogenase.

Não metaboliza: leucina.

Manifestação clínica: Hipoglicemia, crises convulsivas, hipotonia, hiperamonemia.

Objetivo da terapia nutricional: manter níveis bioquímicos normais, sobretudo de amônia.

O que excluir da alimentação: alimentos fonte de proteína, com o objetivo de limitar a ingestão de leucina.

Fórmula metabólica disponível: sim (fórmula metabólica isenta de leucina, adicionada de vitaminas e minerais).

Conduta dietoterápica: A longo prazo preconiza-se uma restrição moderada de proteína. A proteína de fonte natural deve ser ofertada em quantidades restritas, mas deve fornecer pelo menos os níveis seguros de ingestão preconizados pela FAO/OMS/ONU (2007) (Tabelas 1 e 2). Uma restrição de proteína de fonte natural e, consequentemente de leucina, além do necessário, pode levar a um catabolismo, comprometendo o crescimento e gerando instabilidade metabólica.

Tabela 1   Níveis seguros de ingestão de proteína e energia para diferentes faixas etárias, segundo a FAO/WHO/UNU (2007)

Idade	1 mês	2 meses	3 meses	6-12 meses	1-10 anos	11-16 anos	> 16 anos
(g/kg/dia)	1,77	1,5	1,36	1,31	0,92-1,14	0,84-0,90	0,84-0,87

Fonte: Adaptada de European Registry and Network for Intoxication type Metabolic Diseases (EIMD).

Tabela 2   Quantidade de proteína natural por idade, segundo revisão de literatura realizada pelo grupo de diretrizes sobre acidemia isovalérica

Idade	1-12 meses	1-10 anos	11-16 anos	> 16 anos
Proteína de fonte natural (g/kg/dia)	0,9-3,0	0,8-2,0	1,0	0,6-0,8

Fonte: Adaptada de European Registry and Network for Intoxication type Metabolic Diseases (EIMD).

O Quadro 1 apresenta a necessidade de leucina de acordo com a faixa etária para pacientes com acidemia isovalérica, proposta por Marriage et al. (2010).

Quadro 1 Necessidades de leucina para a população saudável e ingestão reportada de leucina em pacientes com acidemia isovalérica

	Leucina WHO/UNU/ FAO 2007 para população saudável (mg/kg/dia)	Ingestão de leucina reportada a partir de estudos de casos (mg/kg/dia)	Marriage et al. (2010) (mg/kg/dia)
0-1 ano	73	50-155	0-6 meses: 65-120 7-12 meses: 50-90
1-2 anos	54	45-185	1-3 anos: 40-90
3-10 anos	44	55-185	40-60
11-14 anos	44	Não reportado	11-12 anos: 40-60 13-14 anos: 30-60
15-18 anos	42	Não reportado	30-60
18 anos	39	30	30-60

Fonte: Adaptado de European Registry and Network for Intoxication Type Metabolic Diseases (EIMD).

ANEXO 12. DEFICIÊNCIA DA ORNITINA TRANSCARBAMILASE (OTC)

Defeito: deficiência enzimática da ornitina transcarbamilase.

Manifestação clínica: aumento do nível da amônia plasmática, hipotonia, vômito, encefalopatia metabólica e coma.

Objetivo da terapia nutricional: manter níveis bioquímicos normais, sobretudo amônia plasmática.

O que excluir da alimentação: alimentos fonte de proteína animal e vegetal.

Fórmula metabólica disponível: sim (fórmulas metabólicas para pacientes com defeitos do ciclo da ureia, adicionadas de vitaminas e minerais).

Conduta dietoterápica: controle da ingestão de proteínas de acordo com a tolerância individual, utilizando-se de fontes de proteína natural e proveniente de fórmula metabólica. A seguir as recomendações presentes no Consenso Nutricional das Doenças do Ciclo da Ureia (2009) (Tabelas 1, 2 e 3).

244 Nutrição clínica pediátrica em algoritmos

Tabela 1 Recomendações nutricionais para lactentes, crianças e adultos com doenças do ciclo da ureia

	L-arginina* (mg/kg/dia)	Proteína** (g/kg/dia)	Energia (kcal/kg/dia)	Água (mL/kg/dia)
Lactentes				
0-3 meses	100-500	1,25-2,20	125-150	130-160
3-6 meses	100-400	1,15-2	120-140	130-160
6-9 meses	100-300	1,05-1,8	115-130	125-150
9-12 meses	100-300	1-1,6	110-120	120-130
	(mg/dia)	(g/dia)	kcal/dia	mL/dia
1-4 anos	1.300-2.600	8-12	945-1.890	945-1.890
4-7 anos	2.000-4.000	12-15	1.365-2.415	1.365-2.445
7-11 anos	2.800-5.600	14-17	1.730-3.465	1.730-3.465
Mulheres				
11-15 anos	4.600-9.200	20-23	1.575- 3.150	1.575-3.150
15-19 anos	5.500-11.000	20-23	1.260-3.150	1.260-3.150
> 19 anos	5.800-11.600	23-25	1.785-2.625	1.875-2.625
Homens				
11-15 anos	4.500-9.000	20-23	2.100-3.885	2.100-3.885
15-19 anos	6.600-13.200	21-24	2.200-4.095	2.200-4.095
> 19 anos	7.200-14.400	23-32	2.625-3.465	2.625-3.465

* Exceto no déficit em arginase.
** O aporte proteico poderá ser variável em função da utilização com sucesso das vias alternativas de excreção de azoto.

Fonte: Adaptada de Elsas e Acosta, 1999.

Tabela 2 Recomendações nutricionais para lactentes, crianças e adultos com doenças do ciclo da ureia

Idade (anos)	Proteína total (g.kg^{-4}.dla^{-1})	Energia (kcal.kg^{-1}.dla^{-1})
0-1	1,2-2,2	120-145
1-7	1-1,2	100-120
7-19	0,7-1,4	80-110
> 19	0,5-1	35-65

Fonte: Adaptada de Pintos et al., 1997.

Tabela 3 Recomendações nutricionais para crianças com doenças do ciclo da ureia

Doença	Proteína natural (g.kg^{-4}.dIa^{-1})	Mistura de aminoácidos (g.kg^{-1}.dIa^{-1})	Fenilbutirato de sódio (g.kg^{-1}.dIa^{-1})	Arginina (g.kg^{-1}.dIa^{-1})	Citrulina (g.kg^{-1}.dIa^{-1})
Déf. CPS	0,7	0,7	0,45-0,60	–	0,17
Déf. OTC	0,7	0,7	0,45-0,60	–	0,17
Déf. ASS	1,5-2	–	0,45-0,60	0,4-0,7	–
Déf. ASL	1,5-2	–	0,45-0,60	0,4-0,7	–
Déf. arginase	0,7	0,7	0,30-0,60	–	–

AL: liase do argininossuccinato; ASS: sintetase do argininossuccinato; CPS: sintetase do carbamoilfosfato; NAGS: sintase do N-acetilglutamato; OTC: transcarbamilase da ornitina.
Fonte: Adaptada de Berry e Steiner, 2001.

ANEXO 13. LCHAD (ACIL-COA DESIDROGENASE DE CADEIA LONGA)

Defeito: é uma desordem da oxidação de ácidos graxos de cadeia longa, por deficiência da enzima 3-hidroxiacil-CoA desidrogenase de cadeia longa.

Manifestação clínica: hipoglicemia, hipotonia. Pode apresentar envolvimento cardíaco, hepático, ocular e muscular.

Objetivo da terapia nutricional: controle metabólico e crescimento e desenvolvimento adequados.

O que excluir da alimentação: ácidos graxos de cadeia longa. Utilizar ácido graxo de cadeia média (em substituição) com ácidos graxos essenciais.

Fórmula metabólica disponível: não.

Conduta dietoterápica: preconiza-se evitar jejum prolongado (entende-se evitar jejuns alimentares entre 3-6 horas), prover uma dieta restrita em ácidos graxos de cadeia longa e suplementada com ácidos graxos de cadeia média e cerca de 10% de ácidos graxos essenciais. Deve-se otimizar a terapia nutricional de forma a prover crescimento e desenvolvimento máximos.

Algoritmo: Erros inatos do metabolismo

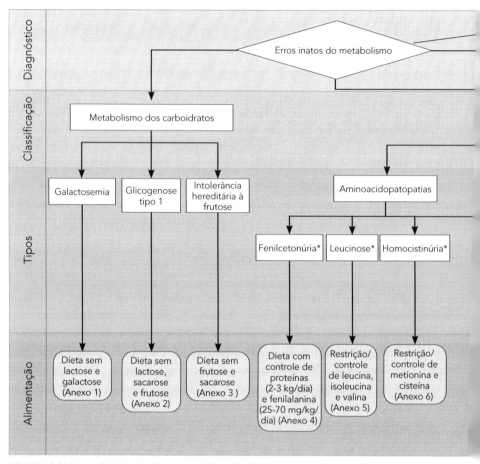

LCHAD: 3-hidroxiacil-CoA-desidrogenase de cadeia longa; OTC: ornitina-transcarbamilase.
* Existência de fórmula metabólica para o tratamento.

25 ■ Erros inatos do metabolismo 247

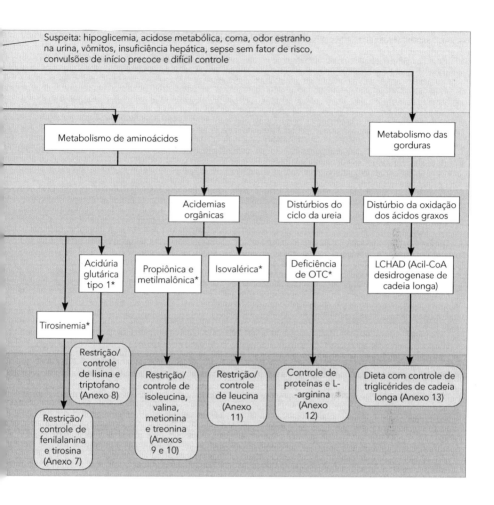

Referências

1. Acosta P. Nutrition management of patients with inherited metabolic disorders. Burlington, MA: Jones & Bartlett Publishers; 2010.
2. Berry GT, Steiner RD. Long-term management of patients with urea cycle disorders. J Pediatr 2001;138:S56-60; discussion S-1.
3. Boy N, Mühlhausen C, Maier EM, Heringer J, Assmann B, Burgard P, et al. Proposed recommendations for diagnosing and managing individuals with glutaric aciduria type I: second revision. J Inherit Metab Dis. 2017;40(1):75-101.
4. Brasil. Ministério da Saúde. Secretaria de Ciência, Tecnologia, Inovação e Insumos Estratégicos em Saúde. Departamento de Gestão e Incorporação de Tecnologias e Inovação em Saúde. Protocolo Clínico e Diretrizes Terapêuticas da Homocistinúria Clássica [recurso eletrônico]. Brasília: Ministério da Saúde; 2020.
5. Elsas LJ, Acosta PB. Nutritional support of inherited metabolic disease. In: Shils ME, Olson JA, Shike M, Ross AC. Modern nutrition in health and disease. 9.ed. Baltimore: Williams & Willkins; 1999. p.1003-56.
6. European Registry and Network for Intoxication type Metabolic Diseases (EIMD). Disponível em: https://www.eimd.org/files/medias/files/diseases/IndividualconditionsUCDs.pdf.
7. Harrison DA, Mullaney PB, Mesfer SA, Awad AH, Dhindsa H. Management of ophthalmic complications of homocystinuria. Ophthalmology.1998;105(10): 1886-90.
8. Isovaleric acidemia: quick reference guide. European registry and network for intoxication type metabolic diseases.
9. Joint FAO/WHO/UNU Expert Consultation on Protein and Amino Acid Requirements in Human Nutrition (2002: Geneva, Switzerland), Food and Agriculture Organization of the United Nations, World Health Organization & United Nations University. (2007). Protein and amino acid requirements in human nutrition: report of a joint FAO/WHO/UNU expert consultation. World Health Organization.
10. Kishnani PS, Austin SL, Abdenur JE, Arn P, Bali DS, Boney A, et al. Diagnosis and management of glycogen storage disease type I: a practice guideline of the American College of Medical Genetics and Genomics. Genet Med. 2014;16(11):e1. doi:10.1038/gim.2014.128.
11. Manoli I, Myles JG, Sloan JL, Shchelochkov OA, Venditti CP. A critical reappraisal of dietary practices in methylmalonic acidemia raises concerns about the safety of medical foods. Part 1: isolated methylmalonic acidemias. Genet Med. 2016;18(4):386-95.
12. Marriage B. Nutrition management of patients with inherited disorders of branched-chain amino acid metabolism. In: Acosta PB (ed.). Nutrition management of patients with inherited metabolic disorders. Massachusetts: Jones and Bartlett; 2010. p.175-236.
13. Martins AM, Frangipani BJ, Micheletti C, de Oliveira RB. Protocolo brasileiro de dietas: erros inatos do metabolismo. São Paulo: Segmento Farma; 2006.
14. Pintos G, Briones MP, Marchante C, Sanjurjo P, Vilaseca MA. Protocolo para el diagnóstico, tratamiento y seguimiento de los trastornos del ciclo de la urea. Anales Españoles de Pediatría 1997; S89:1-8.
15. Rocha JC, Sequeira S, Cabral A, Almeida MF. Consenso para o tratamento nutricional das doenças do ciclo da ureia. Acta Pediatr Port. 2009:40(2):83-93.
16. Sociedade Brasileira de Pediatria. Departamento Científico de Suporte Nutricional. Terapia nutricional nos erros inatos do metabolismo; 2019.
17. Strauss KA, Wardley B, Robinson D, Hendrickson C, Rider NL, Puffenberger EG, et al. Classical maple syrup urine disease and brain development: principles of management and formula design. Mol Genet Metab. 2010;99(4): 333-45.
18. USDA Agriculture Research Service, Nutrient Data Laboratory. Disponível em: http://www.nal.usda.gov/fnic/foodcomp/search/.
19. Van Spronsen FJ, van Rijn M, Meyer U, Das AM. Dietary considerations in tyrosinemia type I. Adv Exp Med Biol. 2017;959:197-204.
20. Van Wegberg AMJ, MacDonald A, Ahring K, Bélanger-Quintana A, Blau N, Bosch AM, et al. The complete European guidelines on phenylketonuria: diagnosis and treatment. Orphanet J Rare Dis. 2017;12(1):162.

Parte 10
NUTROLOGIA

26

ANEMIAS NA INFÂNCIA

Beatriz Polisel Mazzoni
Jorge David Aivazoglou Carneiro

Introdução

Anemia é, segundo a Organização Mundial da Saúde (OMS), a condição na qual a concentração sanguínea de hemoglobina se encontra abaixo dos valores esperados para indivíduos sadios, do mesmo sexo e faixa etária, tornando-se insuficiente para atender às necessidades fisiológicas exigidas e prejudicando a capacidade do sangue de transportar oxigênio ao redor do corpo.

De origem multifatorial, pode ser ocasionada pela deficiência de ferro ou outros micronutrientes, por exemplo, ácido fólico e vitamina B12, além de perdas sanguíneas, infecções agudas e crônicas (malária, câncer, tuberculose e HIV), uso de medicamentos específicos que impeçam ou prejudiquem a absorção do ferro e distúrbios hereditários ou adquiridos que afetam a síntese de hemoglobina, a produção de glóbulos vermelhos ou a sobrevivência de glóbulos vermelhos, por exemplo, as hemoglobinopatias (talassemia e anemia falciforme).

A principal causa de anemia na infância é a deficiência de ferro, estando associada a mais de 50% dos casos em todo o mundo. Cabe reforçar que nem toda deficiência de ferro é considerada anemia ferropriva, sendo esta a forma mais grave de carência do mineral, apenas uma das consequências adversas dessa condição.

Apesar de acometer principalmente as crianças de baixo nível socioeconômico, a anemia ferropriva está presente em todas as categorias sociais e, se não tratada, provocará repercussões importantes no organismo da criança, desde a diminuição da imunidade e da resistência às infecções até alterações no desenvolvimento neuropsicomotor, alterações de pele e mucosa (palidez, glossite), fadiga, apatia, irritabilidade e baixo rendimento escolar. Representa, portanto, um grave problema de saúde pública mundial.

A anemia por deficiência de vitamina B12 e folato pode ocorrer por diversos fatores, sendo chamada de anemia megaloblástica e subdividida em dois tipos: deficiência na ingestão/oferta nutricional e deficiência de absorção da vitamina (sendo a anemia perniciosa é a mais comum). É denominada anemia megaloblástica carencial quando ocorre devido à baixa ingestão de alimentos fonte desses nutrientes, que é caracterizada por apresentar glóbulos vermelhos grandes e imaturos, sendo uma causa rara de anemia na infância. Um grupo particularmente de risco são os vegetarianos estritos, que, além de suprimirem carne e peixe da dieta, não ingerem ovos, leite ou produtos derivados do leite. Os filhos de mães vegetarianas também têm maior risco de desenvolver anemia megaloblástica por redução na ingestão, além de indivíduos que apresentam um quadro grave de subnutrição.

Os filhos de mães portadoras de deficiência de B12 e ácido fólico em aleitamento materno exclusivo, sem tratamento ou sem reposição, podem apresentar a partir dos 4 meses de idade: anemia, hipotrofia cerebral, retardo de desenvolvimento, hipotonia muscular, perda de apetite, irritabilidade, tremores, letargia e coma, devendo ser corrigida o quanto antes, pois, quanto mais prolongada à deficiência, mais lenta e incompleta a recuperação.

É denominada anemia megaloblástica perniciosa quando ocorre devido à deficiência na absorção da vitamina B12, podendo ocorrer em decorrência de úlceras, gastrites crônicas, pacientes submetidos a cirurgia bariátrica, doenças que interferem na produção de fator intrínseco, doenças inflamatórias intestinais que prejudicam a absorção da vitamina, subnutrição grave e uso de alguns medicamentos que diminuem a concentração de ácido no suco gástrico, interferindo na absorção desse nutriente. Caso não seja tratada com precisão, poderá acarretar danos sérios ao desenvolvimento cognitivo e cardíaco da criança.

Em neonatos, a causa mais comum de anemia é a chamada "anemia fisiológica do lactente", que pode ocorrer nas primeiras 6-9 semanas de vida, quando ocorre diminuição da eritropoiese após o nascimento, ocorrendo queda acentuada na concentração de hemoglobina e, paralelamente, aumento na mobilização das reservas de ferro. Trata-se de um processo fisiológico, não sendo evitado por medida preventiva nem acompanhado de qualquer anomalia. É essencial que se mantenha o aleitamento materno exclusivo ou o uso de fórmula infantil de partida, na impossibilidade do aleitamento até os 6 meses de idade, de modo que naturalmente o organismo se adapta, voltando às condições normais.

Comparados com bebês a termo, os prematuros nascem com menor quantidade de hemoglobina, além de meia-vida reduzida de glóbulos vermelhos e da produção de eritropoietina prejudicada devido à função hepática imatura. Portanto, o declínio na produção de hemácias ocorre mais cedo após o nascimento e é mais grave que a anemia observada em bebês a termo. Esses casos são denominados anemia do prematuro.

Existem também as anemias de origem hereditária, como a anemia falciforme e a talassemia. Na anemia falciforme, sua principal característica é a alteração no formato dos glóbulos vermelhos, que se parecem com uma foice. Devido a sua forma, essas células do sangue se rompem com maior facilidade, causando anemia.

Os sintomas geralmente aparecem entre os primeiros 3-6 meses de vida. articulações, palidez e icterícia (características de hemólise). Após o diagnóstico clínico, a criança deverá fazer acompanhamento com hematologista durante toda a sua vida. Atualmente há cura para a anemia falciforme; a frequência e a gravidade das crises e suas complicações podem ser reduzidas. Perspectivas futuras incluem o transplante de células-tronco hematopoiéticas e a terapia gênica.

Já a talassemia é um distúrbio hereditário no qual há diminuição na produção e aumento da degradação dos glóbulos vermelhos. A eritropoiese ineficaz e a hemólise resultam em anemia.

Existem ainda outros tipos de anemia, como a anemia hemolítica autoimune, na qual o organismo produz anticorpos que atacam os próprios glóbulos vermelhos. Na anemia aplástica, que ocorre quando a medula óssea deixa de produzir células sanguíneas, o quadro é grave e acompanhado de neutropenia e plaquetopenia. A anemia aplástica pode ser idiopática ou decorrer do efeito colateral de algum fármaco, radiação, quimioterapia ou substâncias tóxicas.

Objetivo do algoritmo: orientar o manejo dietético de lactentes, crianças e adolescentes portadores de anemia.

Público-alvo: lactentes, crianças e/ou adolescentes com diagnóstico de anemia.

Manejo clínico

O médico é o profissional responsável por realizar o diagnóstico, por intermédio de exames laboratoriais (Figura 1) e de sinais clínicos, e por diferenciar os tipos de anemia. O tratamento específico, que poderá incluir transfusão de concentrado de hemácias, será determinado de acordo com a etiologia da anemia.

O nutricionista é o responsável por intervir no tratamento alimentar da criança ou adolescente, orientando uma alimentação saudável adequada para a idade, rica em minerais e vitaminas necessários para auxiliar no tratamento da anemia (Quadro 1).

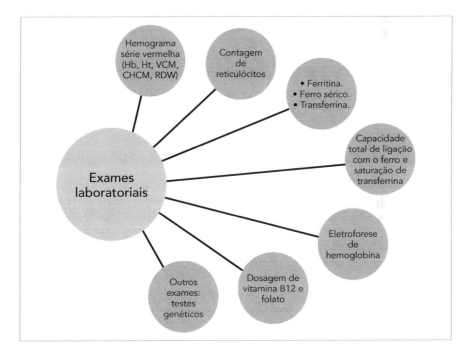

Figura 1 Exames laboratoriais para auxílio no diagnóstico de diferentes tipos de anemia.
CHCM: concentração de hemoglobina corpuscular média; Hb: hemoglobina; Ht: hematócrito; RDW: *red distribution width*; VCM: volume corpuscular médio.

254 Nutrição clínica pediátrica em algoritmos

Quadro 1 Orientações nutricionais nos diferentes tipos de anemias

Tipo de anemia	Orientação
Fisiológica do lactente e anemia do prematuro	▪ Incentivar o aleitamento materno exclusivo até 6 meses de idade e o aleitamento complementar até 2 anos de idade. ▪ Acrescentar fórmula infantil de acordo com idade, se necessário.
Ferropriva	▪ Incentivar o aleitamento materno exclusivo até 6 meses de idade e o aleitamento complementar até 2 anos de idade. ▪ Acrescentar fórmula infantil ou composto lácteo se necessário, de acordo com a idade. ▪ Não ofertar leite de cabra ou de vaca antes de 1 ano de idade. ▪ A partir dos 6 meses: estimular o consumo de alimentos fonte de ferro heme (carne bovina, fígado, aves, peixe) e não heme (leguminosas, verduras verde-escuras, alimentos fortificados como farinha de trigo, milho). ▪ Orientar quanto à biodisponibilidade do ferro nos alimentos, bem como estimular o consumo de alimentos fonte de vitamina C (cítricos), associados a alimentos fonte de ferro não heme. ▪ Evitar o consumo de chás, café (taninos, polifenóis) e leite (alimentos fonte de cálcio) no almoço e no jantar, bem como durante ou logo após a ingestão do suplemento oral de ferro, por serem inibidores da absorção do mineral. ▪ Preferir consumir fontes de cálcio como leite, iogurte e queijos no café da manhã e nas refeições intermediárias. ▪ Reforçar a importância da hidratação e da alimentação adequada para garantir o crescimento e o desenvolvimento da criança.
Megaloblástica	▪ Incentivar o aleitamento materno exclusivo até 6 meses de idade e o aleitamento complementar até 2 anos de idade. ▪ Acrescentar fórmula infantil de acordo com idade, se necessário, e não ofertar leite de cabra ou de vaca antes de 1 ano de idade. ▪ Orientar uma alimentação saudável para a idade. ▪ A partir 6 meses, reforçar a importância do consumo diário de alimentos fonte de vitamina B12 (cereais integrais, queijo, leite, carnes e ovos) e de folato (verduras e legumes, aves, frutas cítricas, oleaginosas e frutos do mar). ▪ No caso de pacientes vegetarianos, orientar o uso de bebidas vegetais e outros alimentos fortificados e adicionados com vitamina B12 e/ou folato. ▪ Reforçar a importância da hidratação e da alimentação adequada para garantir o crescimento e o desenvolvimento da criança.

(continua)

Quadro 1 Orientações nutricionais nos diferentes tipos de anemias *(continuação)*

Tipo de anemia	Orientação
• Perniciosa. • Falciforme. • Talassemia. • Hemolítica autoimune. • Aplástica.	• Incentivar o aleitamento materno exclusivo até 6 meses de idade e o aleitamento complementar até 2 anos de idade. • Acrescentar fórmula infantil de acordo com idade, se necessário. • Orientar uma alimentação saudável para a idade de acordo com as especificações da doença de base, quando houver, reforçando a importância da hidratação e da alimentação adequada, para garantir o crescimento e o desenvolvimento da criança.

Nota explicativa: a orientação nutricional deve ser utilizada para otimizar o tratamento e não substitui a necessidade de suplementação ou uso de medicamentos, sendo este último prescrito e orientado exclusivamente pelo médico.
A intervenção nutricional deve ser mantida por no mínimo 3 meses e/ou até a cura da anemia. No caso das anemias de outras etiologias o tratamento pode durar a vida toda, sendo a alimentação saudável para a idade e de acordo com a patologia de base.

Fonte: Orientação nutricional Instituto da Criança e do Adolescente – HCFMUSP.

Para o tratamento das anemias carenciais, o primeiro passo é determinar a causa e seguir uma alimentação rica no nutriente deficiente. Em alguns casos se faz necessária a suplementação temporária da vitamina ou mineral. É essencial o manejo interdisciplinar para um melhor desfecho clínico.

As recomendações de suplementação preventiva de ferro para crianças de acordo com a Sociedade Brasileira de Pediatria estão expressas no Quadro 2.

Quadro 2 Recomendações de suplementação medicamentosa profilática de ferro elementar do Departamento Científico de Nutrologia Pediátrica da Sociedade Brasileira de Pediatria

Situação	Recomendação
Recém-nascidos a termo, de peso adequado para a idade gestacional, em aleitamento materno exclusivo ou não	1 mg de ferro elementar/kg peso/dia a partir do 3° mês de vida até o 24° mês de vida.
Recém-nascidos a termo, de peso adequado para a idade gestacional em uso de menos de 500 mL de fórmula infantil por dia	1 mg de ferro elementar/kg peso/dia a partir do 3° mês de vida até o 24° mês de vida.
Recém-nascidos a termo com peso inferior a 2.500 g Ou recém-nascidos pré-termo com peso entre 2.500-1.500 g	2 mg de ferro elementar/kg peso/dia a partir de 30 dias de vida durante 1 ano. Após esse período, 1 mg/kg peso/dia por mais 1 ano.

(continua)

256 Nutrição clínica pediátrica em algoritmos

Quadro 2 Recomendações de suplementação medicamentosa profilática de ferro elementar do Departamento Científico de Nutrologia Pediátrica da Sociedade Brasileira de Pediatria *(continuação)*

Situação	Recomendação
Recém-nascidos pré-termo com peso entre 1.500-1 000 g	3 mg de ferro elementar/kg peso/dia a partir de 30 dias de vida durante 1 ano. Após esse período, 1 mg/kg peso/dia por mais 1 ano.
Recém-nascidos pré-termo com peso inferior a 1.000 g	4 mg de ferro elementar/kg peso/dia a partir de 30 dias de vida durante 1 ano. Após esse período, 1 mg/kg peso/dia por mais 1 ano.

Fonte: Adaptado de Departamentos de Nutrologia e Hematologia-Hemoterapia da SBP, 2018.

Para o tratamento das outras causas de anemia, deve-se identificar a causa primária e tratá-la de modo específico. Nesses casos, é indicada orientação de alimentação saudável para a idade, levando em consideração a doença de base, uma vez que a causa não é a baixa ingestão de um nutriente e sim algum fator patológico.

Quadro 3 Suplementação de ferro elementar recomendada pela SBP para tratamento de anemia ferropriva

Ferro elementar	Dose	Tempo de tratamento	Tipos de suplementação com ferro	Monitorização
3-5 mg/kg/ dia	Fracionada ou em dose única antes das refeições*	3-6 meses, até a confirmação do sucesso terapêutico	▪ Sais quelatos--bisglicinatos. ▪ Ferro polimatosado. ▪ Sulfato ferroso.	▪ Reticulócitos e Hemograma completo a cada 30-60 dias. ▪ Ferro e ferritina com 30 e 90 dias de tratamento.

* A dose de ferro a ser ofertada depende do tipo de sal utilizado na suplementação, e sua escolha deve ser baseada nos padrões de absorção de cada sal, no grau de resposta em relação ao tempo e na menor ocorrência de efeitos colaterais.

Fonte: Adaptado de Departamentos de Nutrologia e Hematologia-Hemoterapia da SBP, 2018.

Quadro 4 Recomendações diárias e limite máximo de ingestão de ferro, folato e vitamina B12 de acordo com a faixa etária

Nutriente	Idade	RDA/AI	UL
Ferro (mg/d)	0-6 meses	0,27*	40
	7-12 meses	11	40
	1-3 anos	7	40
	4-8 anos	10	40
	9-13 anos	8	40
	Meninos: 14-18 anos	11	45
	Meninas: 14-18 anos	15	45
Folato (mcg/d)	0-6 meses	65*	ND
	7-12 meses	80*	ND
	1-3 anos	150	300
	4-8 anos	200	400
	9-13 anos	300	600
	14-18 anos	400	800
Vitamina B12 (mcg/d)	0-6 meses	0,4*	ND
	7-12 meses	0,5*	ND
	1-3 anos	0,9	ND
	4-8 anos	1,2	ND
	9-13 anos	1,8	ND
	14-18 anos	2,4	ND

AI: *adequate intakes*; DRI: *Dietary reference intakes*; ND: não determinada para a faixa etária (nesses casos deve-se ter um cuidado extra no consumo de níveis acima da ingestão recomendada); RDA: *Recommended dietary allowances*; UL: *tolerable upper intake*.

Fonte: Institute of Medicine (US) Standing Committee on the Scientific Evaluation of Dietary Reference Intakes and its Panel on Folate, Other B Vitamins, and Choline, 1998; Institute of Medicine (US) Panel on Micronutrients, 2001.

Algoritmo: Anemias na infância

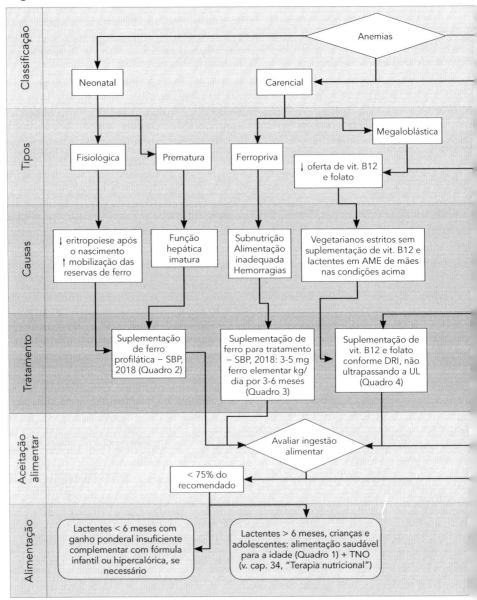

AME: aleitamento materno exclusivo; DRI: *Dietary reference intakes*; SBP: Sociedade Brasileira de Pediatria; TNO: terapia nutricional oral; UL: *tolerable upper intake*.

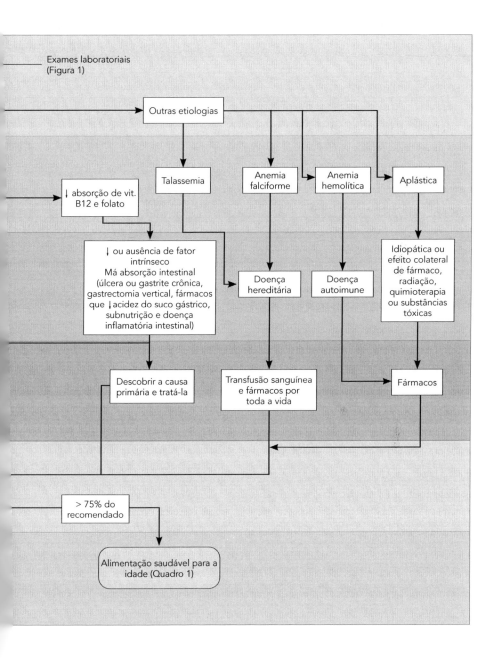

Referências

1. Carvalho AGC, Lira PIC, Barros MFA, Aléssio MLM, Lima MC, Carbonneau MA et al. Diagnosis of iron deficiency anemia in children of Northeast Brazil. Rev Saúde Pública. 2010;44:513-9.
2. Choudhury V, Amin SB, Agarwal A, Srivastava LM, Soni A, Saluja S. Latent iron deficiency at birth influences auditory neural maturation in late preterm and term infants. Am J Clin Nutr. 2015;102:1030.
3. Garcia LYC, Mota ACA, Odone Filho V, Vaz FAC. Anemias carenciais na infância. Pediatria (São Paulo). 1998;20:112-25.
4. Global nutrition targets 2025: anaemia policy brief. Geneva: World Health Organization; 2014.
5. Guinan EC. Acquired aplastic anemia in childhood. Hematol Oncol Clin North Am. 2009;23:171-91.
6. Institute of Medicine (US) Panel on Micronutrients. Dietary reference intakes [DRI] for vitamin A, vitamin K, arsenic, boron, chromium, copper, iodine, iron, manganese, molybdenum, nickel, silicon, vanadium, and zinc. Washington (DC): National Academies Press (US); 2001.
7. Institute of Medicine (US) Standing Committee on the Scientific Evaluation of Dietary Reference Intakes and its Panel on Folate, Other B Vitamins, and Choline. Dietary reference intakes for thiamin, riboflavin, niacin, vitamin B6, folate, vitamin B12, pantothenic acid, biotin, and choline. Washington (DC): National Academies Press (US); 1998.
8. Kassebaum NJ, GBD 2013 Anemia Collaborators. Hematol Oncol Clin North Am. 2016;30:247-308.
9. National Heart, Lung and Blood Institute. Estados Unidos. O que é anemia falciforme? Disponível em: http://www.nhlbi.nih.gov/health/ health-topics/topics/sca/. Acesso em: 28/1/2020.
10. National Heart, Lung and Blood Institute. Estados Unidos. Thalassemia. Disponível em: http://www.nhlbi.nih.gov/health/health-topics/topics/ thalassemia. Acesso em: 28/1/2020.
11. Osório MM. Fatores determinantes de anemia em crianças. J Pediatr. 2002;78;269-78.
12. Palma D, Escrivão MAMS, Oliveira FLC. Nutrição clínica na infância e na adolescência. Barueri: Manole; 2009.
13. Sociedade Brasileira de Pediatria – SBP. Departamento de Nutrologia. Manual de orientação para a alimentação do lactente, do pré-escolar, do escolar, do adolescente e na escola. 3.ed. Rio de Janeiro: Sociedade Brasileira de Pediatria; 2012.
14. Sociedade Brasileira de Pediatria – SBP. Departamentos de Nutrologia e Hematologia-Hemoterapia. Diretrizes: consenso sobre anemia ferropriva: mais que uma doença, uma urgência médica. Rio de Janeiro: Sociedade Brasileira de Pediatria; 2018.
15. Verma D, Chandra J, Kumar P, Shukla S, Sengupta S. Efficacy of oral methylcobalamin in treatment of vitamin B12 deficiency anemia in children. Pediatr Blood Cancer. 2017;64(12). doi:10.1002/pbc.26698.
16. World Health Organization – WHO. Nutritional anaemias: tools for effective prevention and control. Geneva: WHO; 2017.

17. World Health Organization – WHO. The global prevalence of anaemia in 2011. Geneva: WHO; 2015.
18. Zagol K, Lake DE, Vergales B, Moorman ME, Paget-Brown A, Lee H. Anemia, apnea of prematurity, and blood transfusions. J Pediatr. 2012;161:417-21.

27

DISFAGIA

Michelle Miranda Pereira
Adriana Servilha Gandolfo

Introdução

Disfagia é o nome utilizado quando ocorre qualquer perturbação no processo da deglutição, resultando no comprometimento da segurança, da eficiência e/ou da adequação da ingestão nutricional.

Como a deglutição e a respiração dividem um espaço comum na faringe, problemas em qualquer um desses processos, ou a falta de coordenação entre eles, podem afetar a habilidade da criança de proteger as vias aéreas durante a deglutição e de ingerir líquidos e alimentos de forma segura.

As crianças com disfagia apresentam maior risco para pneumonias aspirativas, desnutrição e déficits no desenvolvimento. Portanto, o manejo adequado da dieta dessas crianças durante e após o período de internação é essencial.

Objetivo do algoritmo: orientar o manejo da alimentação de crianças e/ou adolescentes portadores de disfagia.

Público-alvo: crianças e/ou adolescentes com diagnóstico de disfagia.

Manejo clínico

O fonoaudiólogo é o responsável por avaliar, classificar e informar a consistência segura para a alimentação da criança e/ou adolescente. A avaliação é composta por avaliação à beira do leito e exames objetivos específicos, quando necessários.

O nutricionista é o responsável por realizar a avaliação nutricional, elaborar a prescrição dietética e verificar a aceitação alimentar da criança e/ou adolescente, discutindo com a equipe multiprofissional sua evolução.

ANEXO

ANEXO 1. CLASSIFICAÇÃO DAS CONSISTÊNCIAS PARA LÍQUIDOS

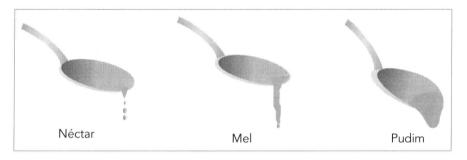

	LÍQUIDO
	Consistência tipo néctar Líquido espessado. Pode beber com a ajuda de um canudo. Pode beber diretamente em um copo/caneca.
	Consistência tipo mel Pastoso fino. Não pode beber com um canudo. Pode beber diretamente em um copo/caneca.
	Consistência tipo pudim Pastoso grosso. Deve ser tomado com uma colher.

Algoritmo: Disfagia

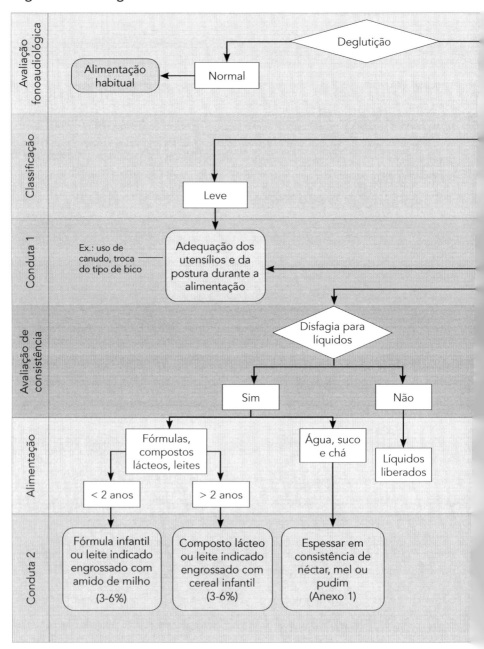

TNE: terapia nutricional enteral.

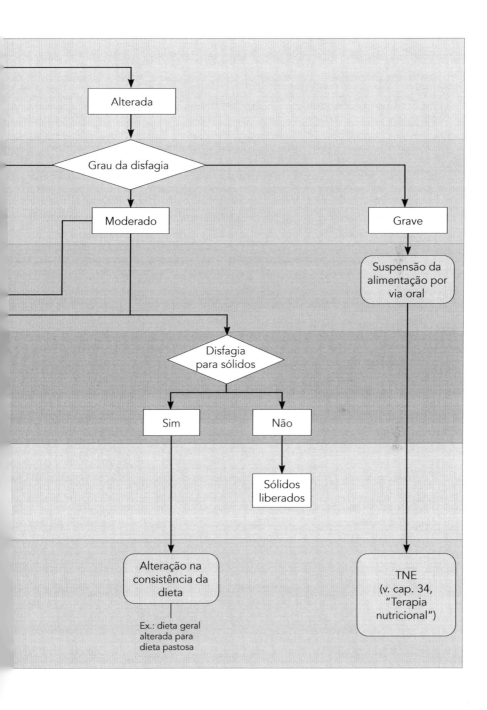

Referências

1. Arvedson JC. Assessment of pediatric dysphagia and feeding disorders: clinical and instrumental approaches. Dev Disabil Res Rev. 2008;14:118-27.
2. Dodrill P, Gosa MM. Pediatric dysphagia: physiology, assessment, and management. Ann Nutr Metab. 2015;66(Suppl.5):24-31.
3. Lefton-Greif MA, Arvedson JC. Pediatric feeding/swallowing: yesterday, today, and tomorrow. Semin Speech Lang. 2016;37:298-309.
4. National Dysphagia Diet Task Force, American Dietetic Association. National dysphagia diet: standardization for optimal care. Chicago, IL: American Dietetic Association; 2002.

28

DISLIPIDEMIA

Rosana Tumas
Adriana Servilha Gandolfo
Larissa Baldini Farjalla Mattar

Introdução

Dislipidemias resultam de alterações do metabolismo das lipoproteínas, que podem manifestar-se por elevação do colesterol total e/ou de suas frações e/ou elevação dos triglicerídeos séricos. Essas alterações podem ocorrer em qualquer época da vida, inclusive na infância. Consideram-se as dislipidemias um importante problema de saúde pública, uma vez que a evolução assintomática leva à aterosclerose e à doença cardiovascular (DCV) precoce, com um risco 100 vezes maior de mortalidade do que a população em geral, a partir do final da segunda década de vida.

A elevação dos níveis séricos dos lipídeos desde a infância é o principal fator de risco envolvido na gênese da aterosclerose e da DCV do adulto. Sua detecção precoce e intervenção terapêutica, quando indicadas, podem postergar o aparecimento da DCV e modificar seu prognóstico.

Apesar dos avanços terapêuticos e tecnológicos alcançados nas últimas décadas, não houve mudança na estatística da mortalidade por DCV. Os fatores de risco para desenvolvimento de DCV e aterosclerose geralmente surgem na infância, e são eles: dislipidemia, histórico familiar positivo para DCV, idade, sobrepeso/obesidade, *diabetes mellitus* (tipos 1 e 2), hipertensão arterial sistêmica, síndrome metabólica, marcadores inflamatórios elevados, fatores perinatais, tabagismo, sexo e sedentarismo.

A detecção precoce e o controle adequado das alterações do metabolismo lipídico são de fundamental importância para podermos modificar esse quadro.

Os valores considerados normais para as concentrações dos lipídeos séricos variam de acordo com a idade, o sexo e a etnia, e também durante diferentes fases do crescimento normal e da maturação sexual. Por esses motivos, os pontos de corte para definir os valores dos lipídeos séricos são estratificados em "desejáveis", "limítrofes" e "elevados" (Tabela 1).

Tabela 1 Valores referenciais do perfil lipídico para a faixa etária entre 2-19 anos de idade

Variáveis lipídicas	Desejáveis	Limítrofes	Elevadas
CT	< 150 mg/dL	150-169 mg/dL	> 170 mg/dL
HDL-c	< 45 mg/dL	–	–
LDL-c	< 100 mg/dL	100-129 mg/dL	> 130 mg/dL
TG	< 100 mg/dL	100-129 mg/dL	> 130 mg/dL

CC: colesterol total; HDL-c: HDL-colesterol; LDL-c: LDL-colesterol; TG: triglicerídeos.

Fonte: Xavier et al., 2013.

No Brasil, a prevalência de dislipidemias varia entre 28-40% das crianças e adolescentes quando considerados níveis de colesterol total (CT) > 170 mg/dL. Essa prevalência é subestimada, porém, quando são considerados níveis de CT > 150 mg/dL.

A coleta do sangue deve ser realizada após jejum de 12 horas para análise dos triglicerídeos (TG) e o cálculo do LDL-colesterol (LDL)-c. CT e HDL-colesterol (HDL-c) podem ser analisados sem jejum, com a dieta habitual. Deve-se evitar a ingestão de álcool por 72 horas e a atividade física vigorosa nas 24 horas que antecederão a coleta.

As indicações para a investigação de dislipidemias na infância e na adolescência são:

- Existência de avós, pais, irmãos e primos de primeiro grau com dislipidemia, principalmente se for grave (CT > 240 mg/dL e/ou TG > 400 mg/dL) ou se houver manifestação de DCV prematura.
- Evidência clínica de dislipidemia (histórico de pancreatite aguda, xantomas eruptivos, arco corneano palpebral, xantomas em tornozelos, face dorsal de mãos e joelhos).
- Presença de outros fatores de risco (obesidade etc.).
- Acometimento por doenças que cursem com dislipidemia secundária, como hipotireoidismo, síndrome nefrótica etc.
- Uso de medicamentos que podem causar dislipidemia secundária (corticosteroide sistêmico, contraceptivos, imunossupressores etc.).

28 ■ Dislipidemia 269

- Histórico familiar desconhecido.
- Perfil lipídico de jejum aos 10 anos de idade, universalmente.

O tratamento inicial deve sempre ser a orientação nutricional baseada nas diretrizes: alimentação isenta de ácidos graxos *trans*; consumo de < 10% do valor calórico total de ácidos graxos saturados para indivíduos saudáveis e < 7% do valor calórico total para aqueles que apresentarem risco cardiovascular aumentado. As recentes diretrizes e guias internacionais apontam para os benefícios de padrões alimentares saudáveis – todos os estudos reafirmam a importância de quantidades moderadas de gordura na dieta, de eliminar ácidos graxos *trans*, de controlar o consumo de gorduras saturadas, de priorizar ácidos graxos mono e poli-insaturados, de reduzir açúcares e de incluir carnes magras, frutas, grãos e hortaliças na alimentação.

Em relação ao controle de colesterol na alimentação, estudos mostram que o colesterol alimentar exerce pouca influência na mortalidade cardiovascular, e as atuais diretrizes internacionais sobre prevenção cardiovascular dizem que não há evidências suficientes para o estabelecimento de um valor de corte para o consumo de colesterol. Os ácidos graxos saturados da dieta relacionam-se com a elevação da trigliceridemia, por aumentarem a lipogênese hepática e a secreção de VLDL (*very low-density protein*), sendo recomendada a inclusão de ácidos graxos poli e monoinsaturados.

Os ácidos graxos *trans* devem ser excluídos da dieta por aumentarem a concentração plasmática de LDL-c e induzirem intensa lesão aterosclerótica, condições que culminam em maior risco cardiovascular, conforme demonstrado em estudos experimentais, clínicos e epidemiológicos (nível de evidência A).

A substituição de gordura saturada por gorduras monoinsaturadas, como azeite de oliva e frutas oleaginosas, pode estar associada à redução do risco cardiovascular, porém as evidências são menos robustas do que em relação às gorduras poli-insaturadas.

Dentre os ácidos graxos poli-insaturados, os da série ômega-3 são reconhecidos pela atividade cardioprotetora. O consumo de ômega-3 proveniente de fontes animais fornece os ácidos graxos eicosapentaenoico (EPA) e docosa-hexaenoico (DHA), mais associados à proteção cardiovascular. O ácido graxo alfalinolênico (ALA) produz pequenas quantidades endógenas de EPA e DHA, e também exerce ação cardioprotetora. As diferentes fontes de ômega-3, por meio da diminuição da lipogênese hepática e da atividade da enzima lipase lipoproteica, contribuem de forma significativa para a redução dos TG.

Ácidos graxos (ômega-3)

Os principais ácidos graxos da série ômega-3 são o ácido ALA, de origem vegetal (soja, canola e linhaça), e os ácidos EPA e DHA, provenientes de peixes e crustáceos de águas muito frias dos oceanos Pacífico e Ártico. EPA e DHA também podem ser obtidos por ação enzimática de dessaturases e elongases sobre o ALA, que é um ácido graxo essencial e apresenta recomendação de consumo pelas *Dietary reference intakes* (DRI). A ingestão moderada de óleo de soja ou canola são suficientes para atingir as DRI, não sendo necessária sua suplementação na dieta. A conversão de ALA em EPA e DHA é limitada e sofre interferência de fatores fisiológicos e externos. Especialmente, EPA e DHA têm sido investigados quanto a seu potencial na redução do risco cardiovascular. Os mecanismos propostos para os benefícios cardiovasculares incluem a redução de marcadores inflamatórios e da agregação plaquetária, a melhora da função endotelial, a redução da pressão arterial e da trigliceridemia.

Em regiões onde estão disponíveis peixes fonte de ômega-3, é recomendada sua inclusão de duas porções por semana, em um padrão alimentar saudável, pelos efeitos benéficos e pela redução de risco para DCV. O consumo de peixes que resulte na ingestão diária de 500 mg de EPA + DHA está relacionado à redução de 39% do risco de DCV fatal e de 46% do risco de doença arterial coronariana (DAC) fatal.

Como adjuvante no tratamento da hipertrigliceridemia, a suplementação de ômega-3 (EPA e DHA) entre 2-4 g/dia pode reduzir o nível sérico de TG em 25-30%.

Outra fonte de ácidos graxos ômega-3 é o óleo de *krill* (crustáceo semelhante ao camarão – *Euphausia superba*), fonte singular de EPA e DHA. Apresenta boa digestibilidade e baixo odor residual de peixe, além de não apresentar risco de contaminação por mercúrio.

Fitosteróis

São um grupo de esteroides alcoólicos e ésteres, que ocorrem exclusivamente em plantas e vegetais. Possuem estrutura semelhante à do colesterol, e suas fontes são óleos vegetais, cereais e grãos, sendo o consumo habitual variável em populações ocidentais (100-300 mg ao dia), alcançando 600 mg ao dia para indivíduos vegetarianos. São pouco absorvidos (0,5-2% para os esteróis, e 0,04-0,2% para os estanóis) e possuem eficiente excreção biliar após a captação hepática, com concentrações séricas 500-10 mil vezes menores do que as concentrações de colesterol.

Os fitosteróis têm sido usados de maneira crescente na prevenção e no tratamento da hipercolesterolemia também em crianças, com redução das concentrações de LDL-c na hiperlipidemia familiar (HF) combinada e em dislipidemias não familiares, pois seu uso é considerado seguro e bem tolerado. Os fitosteróis são aprovados para uso pediátrico a partir dos 5 anos de idade no Brasil. A I diretriz de brasileira de hipercolesterolemia familiar recomenda a ingestão de 1,2-1,5 g de fitoesterol por dia em crianças portadoras de HF (grau de recomendação: I; nível de evidência: A).

Os fitosteróis podem ser administrados incorporados a alimentos ou sob a forma de cápsulas, sendo sua eficácia semelhante. Devem ser ingeridos preferencialmente nas refeições, podendo ou não ser fracionados em várias tomadas, sendo seus efeitos observados a partir de 3-4 semanas.

Proteína de soja

O consumo diário de 1-2 porções de alimentos fonte de proteína de soja, totalizando 15-30 g de proteína, está associado à redução de 5% de LDL-c, ao aumento de 3% de HDL-c e à redução de 11% na concentração de TG (grau de recomendação: IIa; nível de evidência: A).

Fibras solúveis

A ação das fibras na redução do colesterol está relacionada ao consumo de fibras solúveis, que formam um gel que se liga aos ácidos biliares no lúmen intestinal, aumentando sua excreção nas fezes e diminuindo sua reabsorção durante o ciclo êntero-hepático. Essa redução induz a síntese de novos ácidos biliares, diminuindo o colesterol disponível para incorporação em lipoproteínas. Quanto maior o grau de viscosidade da fibra, maior o efeito de redução do colesterol. Além disso, as fibras solúveis e o amido resistente são fermentados por bactérias presentes no intestino grosso, produzindo ácidos graxos de cadeia curta, que auxiliam na redução dos níveis de colesterol. Em contraste, o consumo de fibras insolúveis não mostra efeitos na redução do colesterol e do risco cardiovascular.

O *Psyllium* é a fibra solúvel mais estudada na redução do colesterol. Uma revisão de estudos indica que doses de 7-15 g ao dia estão associadas com uma redução de 5,7-20,2% de LDL-c e redução de 2-14,8% de CT. O *Psyllium* parece não afetar significativamente os níveis de HDL-c e de TG. Deve-se orientar o consumo fracionado, antes das grandes refeições. Estudos com aveia demonstram resultados semelhantes ao *Psyllium*, com redução de 5,3-5,6% do LDL-c, sem efeitos significativos sobre o HDL-c e os TG. Vale ressaltar que é no farelo de aveia que se encontram os maiores teores de fibras solúveis (betaglucanas). Sugere-se o consumo de aproximadamente 3 g ao dia de betaglucanas. A ingestão recomendada é de 5 g de fibra mais a idade da criança (máximo 25 g por dia), a fim de proteger contra DCV e câncer (grau de recomendação I; nível de evidência A).

Probióticos

Apesar do crescente interesse em investigar o uso de probióticos nas dislipidemias, os estudos mostram ausência de seu efeito ou redução muito modesta de concentração plasmática de LDL-c.

Ácido nicotínico (niacina/vitamina B3)

O ácido nicotínico reduz a ação da lipase tecidual nos adipócitos, levando a menor liberação de ácidos graxos livres para a corrente sanguínea. Como consequência, reduz-se a síntese de TG pelos hepatócitos. Reduz ainda o LDL-c em 5-25%; aumenta o HDL-c em 15-35%; e diminui o TG em 20-50%. Os alimentos fontes são peixes, ovos, cereais integrais, sementes e oleaginosas.

Resveratrol

A uva e seus derivados, como vinhos e sucos, amendoim, chocolate amargo e frutas vermelhas, possuem alto teor de compostos fenólicos (resveratrol), que, por sua ação antioxidante, são capazes de prevenir a oxidação do LDL-c, um evento crítico no processo de aterogênese. A quantidade de resveratrol necessária na alimentação de crianças e adolescentes não é conhecida, porém estudos em adultos mostram melhora no perfil lipídico de pessoas que possuíam alimentação saudável e consumiam regularmente alimentos fontes de resveratrol.

O tratamento medicamentoso das dislipidemias está indicado quando houver insucesso da abordagem dietética e:

- LDL-c > 190 mg/dL.
- LDL-c > 160 mg/dL com histórico familiar e/ou fatores de risco associados.
- LDL-c > 130 mg/dL quando com aterosclerose evidente.

No Quadro 1 estão descritos os medicamentos indicados para o tratamento das dislipidemias.

Quadro 1 Medicamentos para tratamento de dislipidemias em crianças e adolescentes

Classe	Efeito	Drogas	Efeitos adversos
Estatinas	↓ LDL-c e TG ↑ HDL-c	▪ Atorvastatina. ▪ Fluvastatina. ▪ Lovastatina. ▪ Pravastatina. ▪ Rosuvastatina. ▪ Sinvastatina.	▪ ↑ enzimas hepáticas. ▪ ↑ CPK. ▪ Rabdomiólise.
Sequestrantes de ácido biliar	↓ LDL-c ↑ TG e HDL-c	▪ Colestiramina. ▪ Colestipol. ▪ Colesevelam.	▪ Flatulência. ▪ Distensão. ▪ Obstipação. ▪ Cólicas.
Inibidores de absorção do colesterol	↓ LDL-c e TG ↑ HDL-c	Ezetimibe.	▪ Miopatia. ▪ Cefaleia. ▪ Distúrbios gastrointestinais.
Fibratos	↓ TG e LDL-c ↑ HDL-c	▪ Fenofibrato. ▪ Ciprofibrato. ▪ Genfibrozil.	▪ Dispepsia. ▪ Obstipação. ▪ Miosite. ▪ Anemia.
Ácido nicotínico	↓ TG e HDL-c ↑ HDL-c	Niacina.	▪ Rubor. ▪ Hepatotoxicidade. ▪ ↑ glicemia de jejum. ▪ ↑ ácido úrico.
Ômega-3 (óleo de peixe)	↓ TG ↑ LDL-c e HDL-c	Ômega-3.	▪ Distúrbios gastrointestinais.

HDL-c: HDL-colesterol; LDL-c: LDL-colesterol; TG: triglicerídeos.

Fonte: Expert Panel on Integrated Guidelines for Cardiovascular Health and Risk Reduction in Children and Adolescents e National Heart, Lung, and Blood Institute, 2011.

Objetivo do algoritmo: Orientar o manejo da alimentação de crianças e/ou adolescentes com dislipidemia.

Público-alvo: crianças e/ou adolescentes com dislipidemia diagnosticada.

Manejo clínico

O médico é responsável por solicitar exames referentes ao perfil lipídico, analisar os resultados e indicar orientação nutricional.

O nutricionista é o responsável por identificar na alimentação de crianças ou adolescentes alimentos que possam estar contribuindo para a elevação de triglicérides ou colesterol e traçar um plano alimentar que contribua para o tratamento da dislipidemia.

ANEXOS

ANEXO 1. ORIENTAÇÕES PARA AUXILIAR NO TRATAMENTO DE HIPERTRIGLICERIDEMIA

- Controlar o consumo excessivo de arroz, pães, biscoitos, batata, massas em geral.
- Controlar o consumo de açúcar, mel, geleias, sorvete, bala, chiclete, chocolate, pirulito, doces em geral, biscoitos recheados, bolos recheados, suco artificial, refrigerante.
- Consumir alimentos ricos em fibras como frutas, verduras, legumes, leguminosas (feijão, soja, ervilha, lentilha ou grão-de-bico), alimentos integrais (farinha, arroz, pães, massas), aveia, linhaça, chia.

ANEXO 2. ORIENTAÇÕES PARA AUXILIAR NO TRATAMENTO DE HIPERCOLESTEROLEMIA

- Dar preferência para o consumo de alimentos *in natura* ou minimamente processados.
- Inserir na alimentação aveia, sementes de chia, linhaça e peixes, uva e/ou suco de uva integral.
- Consumir alimentos ricos em fibras como frutas, verduras, legumes, leguminosas (feijão, soja, ervilha, lentilha ou grão-de-bico), alimentos integrais (farinha, arroz, pães, massas), aveia, linhaça, chia.

- Consumir oleaginosas como amendoim, amêndoas, nozes, castanhas.
- Preparações, dar preferência a cozidos, assados e grelhados.
- Preparar os alimentos de preferência com azeite de oliva ou óleos vegetais.
- Evite alimentos ultraprocessados (embutidos, tais como linguiça, salsicha etc.), biscoitos, bolos industrializados, carnes processadas, sorvetes de massa.
- Evitar o consumo de gordura visível das carnes, pele de frango, fígado, creme de leite, *bacon*, toucinho.
- Retirar toda a gordura visível da carne e a pele do frango antes do preparo.
- Evitar o consumo de margarina e dar preferência a queijos magros: branco, ricota, *cottage*, pastas de ricota, grão-de-bico, atum ou sardinha.
- Evitar o consumo de alimentos fritos, empanados, à milanesa, salgadinhos, bolinhos industrializados, bolacha recheada.

Algoritmo: Dislipidemia

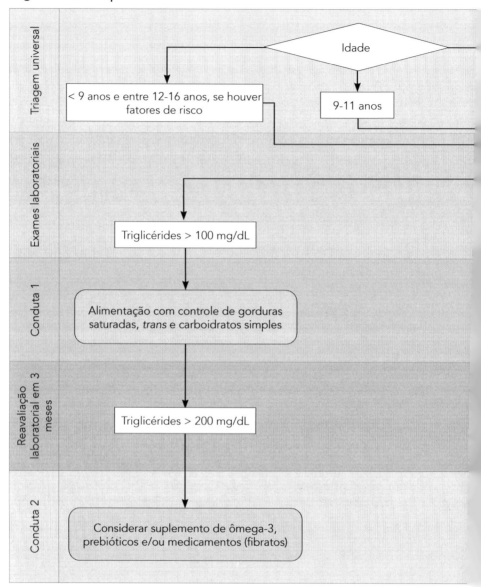

HDL-c: HDL-colesterol; LDL-c: LDL-colesterol.

28 ■ Dislipidemia 277

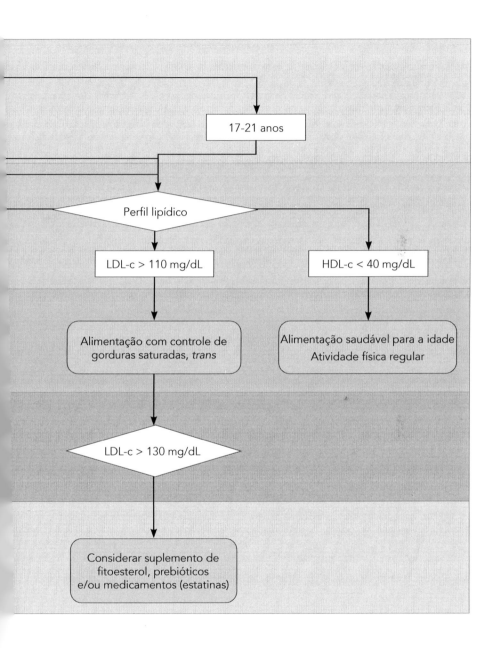

Referências

1. Christensen JJ, Ulven SM, Retterstøl K, Narverud I, Bosgrud MP, et al. Comprehensive lipid and metabolite profiling of children with and without familial hypercholesterolemia: a cross-sectional study. Atherosclerosis. 2017;266:48-57.
2. European Society of Cardiology/European Atherosclerosis Society. ESC/EAS guidelines for the management of dyslipidaemias. European Heart Journal. 2016;37:2999-3058.
3. Expert Panel on Integrated Guidelines for Cardiovascular Health and Risk Reduction in Children and Adolescents; National Heart, Lung, and Blood Institute. Expert Panel on Integrated Guidelines for Cardiovascular Health and Risk reduction in Children and Adolescents Summary Report. Pediatrics. 2011;128(Suppl.5):S213-56.
4. Ferranti DF, Newburger JW. Dyslipidemia in children: definition, screening and diagnosis. Disponível em: https://www.uptodate.com/contents/dyslipidemia-in-children-definition-screening-and-diagnosis?search=Dyslipidemias&source=search_result&selectedTitle=2~150&usage_type=default&display_rank=2ptodate.
5. Giuliano ICB, Caramelli B. Dislipidemias na infância e na adolescência. Pediatria (São Paulo). 2008;29(4):275-85.
6. Hennig M, Brandt A, Bautembach-Minkowska J, Swieton D, Mickiewicz A, Chmara M, et al. When do paediatric patients with familial hypercholesterolemia need statin therapy? Dev Period Med. 2017;21(1):43-50.
7. Kwiterovich PO. Universal screening of cholesterol in children. Clin Cardiol. 2012;35(11):662-4.
8. Nielsen TRH, Lausten-Thomsen U, Fonvig CE, Bøjsøe C, Pedersen L, Bratholm PS, et al. Dyslipidemia and reference values for fasting plasma lipid concentrations in Danish/North-European White children and adolescents. BMC Pediatrics (2017). 17:116. doi:10.1186/s12887-017-0868-y.
9. Nogueira-de-Almeida CA, Mello ED, Mello PP, Mello PD, Zorzo RA, Ribas-Filho D. Consenso da Associação Brasileira de Nutrologia sobre manejo da dislipidemia secundária à obesidade infanto-juvenil. International Journal of Nutrology. 2017;10:161-78.
10. Sociedade Brasileira de Cardiologia (SBP). I diretriz brasileira de hipercolesterolemia familiar (HF). Arquivos Brasileiros de Cardiologia. 2012.
11. Sociedade Brasileira de Cardiologia (SBP). Atualização da diretriz brasileira de dislipidemias e prevenção da aterosclerose – 2017. Arquivos Brasileiros de Cardiologia. 2017;109:92.
12. Vatavuk-Serrati G, Alves RT, Costa ES, Castro AGP, Machado VA. Efeitos da suplementação de resveratrol sobre fatores de risco cardiovascular. Rev Soc Cardiol. Estado de São Paulo – Supl – 2019;29(1):88-93.
13. Xavier HT, Izar MC, Faria Neto JR, Assad MH, Rocha VZ, Sposito AC, et al. V diretriz brasileira de dislipidemias e prevenção da aterosclerose. Arq Bras Cardiol. 2013;101(4 Supl.1):1-22.

29

SUBNUTRIÇÃO

Patrícia Zamberlan
Sônia Tucunduva Philippi
Rubens Feferbaum

Introdução

A subnutrição em pediatria é definida como um desbalanço entre os requerimentos e a ingestão de nutrientes, resultando em déficit cumulativo de energia, proteína e/ou micronutrientes que pode afetar negativamente o crescimento e o desenvolvimento, além de outros desfechos relevantes.

Com base em sua etiologia, a subnutrição pode ser relacionada a doença (uma ou mais doenças que resultam diretamente em déficit de nutrientes) ou causada por fatores ambientais, comportamentais e/ou socioeconômicos com diminuição da oferta/ingestão de alimentos ou ambos. Pode ser definida como aguda (menos de 3 meses) ou crônica (duração de 3 meses ou mais), importante para definir a estratégia nutricional a ser adotada.

A subnutrição crônica manifesta-se com déficits de crescimento, especialmente redução da velocidade de ganho de estatura (*stunting*), que é uma característica dessa condição. A subnutrição adquirida no hospital refere-se ao déficit nutricional adquirido durante a hospitalização, com ou sem a presença da condição à admissão.

Os mecanismos da subnutrição relacionada a doença incluem redução da ingestão de nutrientes, alteração da utilização destes e aumento das perdas ou dos requerimentos nutricionais (hipermetabolismo), que não são supridos pela ingestão alimentar. Esses mecanismos podem estar interligados, e mais de um, frequentemente, estão envolvidos.

Além da presença e gravidade da inflamação (aguda ou *low grade* e crônica ou *metaflammation*), que afeta sobremaneira o estado nutricional, a definição de subnutrição deve incluir os principais desfechos afetados por déficits nutricionais específicos, como alterações das medidas antropométricas (crescimen-

280 Nutrição clínica pediátrica em algoritmos

to) e de composição corporal, de força muscular e de função imune; frequência e gravidade de infecções adquiridas, capacidade de cicatrização, tempo de internação e qualidade de vida.

Objetivo do algoritmo: orientar o manejo da terapêutica nutricional de lactentes, crianças e/ou adolescentes portadores de subnutrição, relacionada ou não a doença.

Público-alvo: lactentes, crianças e/ou adolescentes com diagnóstico de subnutrição.

Manejo clínico

O nutricionista é o responsável por realizar a avaliação nutricional para o diagnóstico da subnutrição e, juntamente com o médico e/ou equipe multiprofissional de terapia nutricional (EMTN), traçar o plano nutricional do lactente, criança ou adolescente com base na etiologia da condição (subnutrição relacionada a doença ou subnutrição não relacionada a doença).

ANEXOS

ANEXO 1. MANEJO NUTRICIONAL DE CRIANÇAS PORTADORAS DE SUBNUTRIÇÃO NÃO RELACIONADA A DOENÇA

Fase inicial (estabilização)

a) **Hidratação:** sempre que possível, a hidratação deve ser realizada por via oral ou por sonda gástrica. Como crianças gravemente subnutridas são deficientes em potássio e têm níveis anormalmente altos de sódio, a solução de sais de reidratação oral (SRO) deve ter menos sódio e mais potássio, além de magnésio, zinco e cobre (solução ReSoMal), como mostrado na Tabela 1. Usualmente, 70-100 mL de ReSoMal por quilo de peso é o bastante para restaurar a hidratação normal. Ofertar durante 12 horas, iniciando com 5 mL/kg a cada 30 minutos durante as primeiras 2 horas e depois de 5-10 mL/kg/hora. A reidratação estará completa quando a criança não estiver mais sedenta, tiver urinado e quaisquer outros sinais de desidratação tiverem desaparecido.

b) **Eletrólitos:** os distúrbios de eletrólitos mais comuns são hipopotassemia, hipomagnesemia e hipofosfatemia (síndrome *refeeding*), que devem ser corrigidos e repostos por 7-10 dias após a normalização dos níveis

Tabela 1 Composição dos SRO (ReSoMal) para crianças subnutridas

Componente	Concentração (mmol)
Glicose	125
Sódio	45
Potássio	40
Cloreto	70
Citrato	7
Magnésio	3
Zinco	0,3
Cobre	0,04
Osmolalidade	300

SRO: sais de reidratação oral.
Fonte: WHO, 1999; WHO, 2013.

séricos, por serem predominantemente intracelulares. A hiponatremia pode ocorrer em decorrência da falência da bomba de sódio e potássio, cursando com sódio corporal total normal ou mesmo aumentado. A correção só deve ocorrer, de forma criteriosa e lenta, se os níveis séricos forem inferiores a 120 mg/dL. Para correção da hipopotassemia, se distensão abdominal ou alterações eletrocardiográficas, utilizar 5-7 mEq K/kg/dia sob a forma de cloreto de potássio (1 mL = 2,5 mEq de K) com velocidade máxima de infusão de 0,3-0,5 mEq/kg/hora. Na hipofosfatemia (fósforo sérico < 3 mg%), utilizar 1-2 mmol P/kg/dia sob a forma de fosfato monoácido de potássio a 25% (1 mL = 1,9 mmol de P e 2,9 mEq de K). Na hipomagnesemia (Mg sérico < 1 MEq/L), utilizar sulfato de magnésio 50% intramuscular – 0,3 mL/kg (dose única, máximo de 2 mL) – e, se alteração eletrocardiográfica, repor 1 mEq Mg/kg/dia intravenoso, sob a forma de sulfato de magnésio (1 mEq/mL).

c) **Glicemia:** se glicemia < 54 mg/dL, tratar imediatamente. Preferir correção por via oral (se criança consciente e com capacidade de deglutir) com glicose ou sacarose a 10% (50 mL) ou com dieta habitual. Oferecer a dieta a cada 2 horas (incluindo o período noturno) para prevenção de novos episódios de hipoglicemia.

d) **Alimentação:** fornecer no máximo 100 kcal/kg/dia, iniciando com 50-60 kcal/kg/dia e aumentando gradativamente de acordo com a condição clínica da criança. A oferta hídrica não deve exceder 130 mL/kg/dia, e a proteica deve ser de 1-1,5 g de proteína/kg/dia. Se a ingestão inicial for inferior a 60-70 kcal/kg/dia, indica-se terapia nutricional enteral (TNE) por sonda nasogástrica. Recomenda-se aleitamento materno, fórmula infantil adequada à idade (mais alimentação habitual) ou F-75 (Anexo 2).

Tabela 2 Quantidade de dieta a ser ofertada por refeição para atingir uma ingestão diária de 100 kcal/kg/dia

Peso da criança (kg)	Volume de F-75 por refeição (mL)		
	2/2 horas (12 refeições)	3/3 horas (8 refeições)	4/4 horas (6 refeições)
2	20	30	45
2,2	25	35	50
2,4	25	40	55
2,6	30	45	55
2,8	30	45	60
3	35	50	65
3,2	35	55	70
3,4	35	55	75
3,6	40	60	80
3,8	40	60	85
4	45	65	90
4,2	45	70	90
4,4	50	70	95
4,6	50	75	100
4,8	55	80	105
5	55	80	110
5,2	55	85	115
5,4	60	90	120
5,6	60	90	125
5,8	65	95	130
6	65	100	130
6,2	70	100	135
6,4	70	105	140
6,6	75	110	145
6,8	75	110	150
7	75	115	155
7,2	80	120	160
7,4	80	120	160
7,6	85	125	165
7,8	85	130	170
8	90	130	175
8,2	90	135	180
8,4	90	140	185
8,6	95	140	190
8,8	95	145	195
9	100	145	200
9,2	100	150	200
9,4	105	155	205
9,6	105	155	210
9,8	110	160	215
10	110	160	220

Fonte: WHO, 1999; WHO, 2013.

Fase de reabilitação

Esta fase, que se inicia com a volta do apetite da criança, tem por objetivos aumentar a oferta de nutrientes visando assegurar o crescimento rápido e a recuperação do peso perdido, ainda durante a hospitalização, e prevenir ou tratar deficiências de micronutrientes. Devem ser ofertadas 100-135 kcal/kg/dia, podendo ser utilizadas fórmulas infantis, dietas poliméricas pediátricas completas, alimentação habitual ou F-100 (Anexo 2). Nesse caso, o volume deve ser aumentado em 10 mL a cada refeição, até que a criança deixe resto.

Suplementação de vitamina A: as crianças subnutridas devem receber uma dose diária de 5.000 UI (suplementos + alimentação habitual). Se há sinais clínicos de deficiência (cegueira noturna, xerose conjuntival com mancha de Bitot, xerose corneana ou ulceração, ou queratomalácia), uma dose alta deve ser dada nos primeiros 2 dias, seguida de uma terceira dose no mínimo 2 semanas depois: 50.000 UI para crianças < 6 meses, 100.000 UI para crianças de 6-12 meses e 200.000 UI para crianças > 12 meses.

ANEXO 2. COMPOSIÇÃO NUTRICIONAL DAS FORMULAÇÕES F-75 E F-100

Tabela 1 Composição de alimentos das formulações F-75 e F-100

Ingrediente	Quantidade	
	F-75	F-100
Leite em pó desnatado (g)	25	80
Açúcar (g)	70	50
Farinha de cereal (g)	35	–
Óleo vegetal (g)	27	60
Mistura mineral* (mL)	20	20
Mistura de vitaminas** (mg)	140	140
Água para completar (mL)	1.000	1.000

* Ver Tabela 3.
** Ver Tabela 4.

284 Nutrição clínica pediátrica em algoritmos

Tabela 2   Composição centesimal das formulações F-75 e F-100

Nutriente	Quantidade por 100 mL	
	F-75	F-100
Energia (kcal)	75	100
Proteína (g)	0,9	2,9
Lactose (g)	1,3	4,2
Potássio (mmol)	3,6	5,9
Sódio (mmol)	0,6	1,9
Magnésio (mmol)	0,43	0,73
Zinco (mg)	2	2,3
Cobre (mg)	0,25	0,25
Porcentagem de energia de:		
Proteína	5	12
Gordura	32	53
Osmolaridade (mOml/L)	333	419

Tabela 3   Composição da solução da mistura de minerais

Mineral	Quantidade
Cloreto de potássio (g)	89,5
Citrato tripotássico (g)	32,4
Cloreto de magnésio (g)	30,5
Acetato de zinco (g)	3,3
Sulfato de cobre (g)	0,56
Selenato de sódio (mg)	10
Iodide de potássio (mg)	5
Água para completar (mL)	1.000 mL

Obs.: a solução acima pode ser estocada à temperatura ambiente. Deve ser adicionada a ReSoMal ou a refeições líquidas em concentração de 20 mL/L.

Tabela 4   Composição da mistura de vitaminas

Mineral	Quantidade por litro de dieta líquida
Hidrossolúveis	
Tiamina (mg)	0,7
Riboflavina (mg)	2
Ácido nicotínico (mg)	10
Piridoxina (mg)	0,7
B12 (mcg)	1
Ácido fólico (mg)	0,35
Ácido ascórbico (mg)	100
Ácido pantotênico (mg)	3
Biotina (mg)	0,1
Lipossolúveis	
A (mg)	1,5
D (mcg)	30
E (mg)	22
K (mcg)	40

ANEXO 3. SÍNDROME *REFEEDING*

A síndrome de realimentação é definida como uma manifestação clínica complexa, que abrange alterações hidroeletrolíticas associadas a anormalidades metabólicas, que podem ocorrer em consequência de alimentação ou terapia nutricional (enteral ou parenteral), em pacientes gravemente subnutridos. Caracteriza-se clinicamente por alterações neurológicas, sintomas respiratórios, arritmia e falência cardíaca, poucos dias após a realimentação. Sua causa é decorrente de sobrecarga na ingestão calórica e reduzida capacidade do sistema cardiovascular.

Apesar de estudos prévios terem enfatizado a hipofosfatemia severa como fator predominante da condição, existem outras consequências metabólicas, sendo as mais importantes alterações do balanço hídrico e da glicose, deficiências vitamínicas (tiamina), hipocalemia e hipomagnesemia.

Os eletrólitos plasmáticos, particularmente sódio, potássio, fosfato e magnésio, devem ser monitorados antes e durante a realimentação, por pelo menos 4 dias, assim como a glicose plasmática e os eletrólitos urinários. Antes da realimentação os distúrbios eletrolíticos devem ser corrigidos e o volume circulatório cuidadosamente restabelecido. Na prática clínica, essas medidas podem retardar o reinício da alimentação, mas geralmente podem ser completadas nas primeiras 12-24 horas.

No planejamento das necessidades energéticas, é importante considerar uma oferta calórica, seja por via oral, enteral ou parenteral, de forma lenta e gradual, de modo a atingir o estabelecido em 3-5 dias. A progressão deve ser feita sempre de acordo com os resultados da monitorização diária de eletrólitos séricos, funções vitais e balanço de fluidos.

Algoritmo: Subnutrição

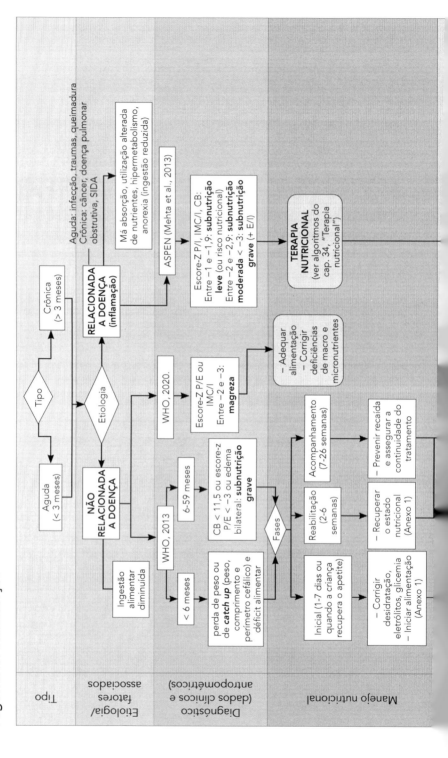

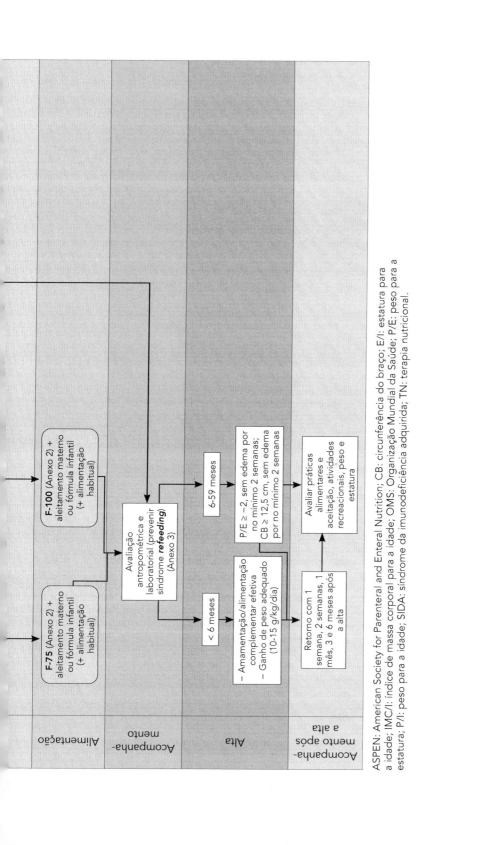

ASPEN: American Society for Parenteral and Enteral Nutrition; CB: circunferência do braço; E/I: estatura para a idade; IMC/I: índice de massa corporal para a idade; OMS: Organização Mundial da Saúde; P/E: peso para a estatura; P/I: peso para a idade; SIDA: síndrome da imunodeficiência adquirida; TN: terapia nutricional.

Referências

1. Boateng AA, Sriram K, Meguid MM, Crook M. Refeeding syndrome: treatment considerations based on collective analysis of literature case reports. Nutrition. 2010;26:156-67.
2. Bouma S. Diagnosing pediatric malnutrition: paradigm shifts of etiology-related definitions and appraisal of the indicators. Nutr Clin Pract. 2017;32:52-67.
3. Mehta NM, Corkins MR, Lyman B, Malone A, Goday PS, Carney LN, et al. Defining pediatric malnutrition: a paradigm shift toward etiology-related definitions. J Parenter Enteral Nutr. 2013;37:460-81.
4. Runde J, Sentongo T. Refeeding syndrome. Pediatr Ann. 2019;48:e448-e54.
5. Viana LA, Burgos MG, Silva RA. Refeeding syndrome: clinical and nutritional relevance. Arq Bras Cir Dig. 2012;25:56-9.
6. World Health Organization – WHO. Guideline: updates on the management of severe acute malnutrition in infants and children. Geneva: World Health Organization; 2013.
7. World Health Organization – WHO. Management of severe malnutrition: a manual for physicians and other senior health workers. Geneva: World Health Organization; 1999.
8. World Health Organization – WHO. The WHO Child Growth Standards. Disponível em: www.who.int/childgrowth/standards/en/. Acesso em: jan. 2020.

30

OBESIDADE

Adriana Servilha Gandolfo
Larissa Baldini Farjalla Mattar
Rosana Tumas

Introdução

A obesidade é uma doença multifatorial caracterizada pelo acúmulo excessivo de gordura corpórea, cujos prejuízos comprometem negativamente a saúde do indivíduo. Dentre as causas da obesidade podem-se destacar fatores genéticos, ambientais, estilo de vida e fatores emocionais. O excesso de gordura está associado ao desenvolvimento de comorbidades como diabetes tipo 2, hipercolesterolemia, hipertensão arterial, artrite, apneia do sono, esteatose hepática e doenças cardiovasculares, entre outras.

O tratamento da obesidade está relacionado ao balanço entre a ingestão alimentar e o gasto de energia, mudanças no hábito alimentar e comportamentais, que envolvem a família, a escola e a rotina da criança ou adolescente.

A orientação nutricional é essencial no tratamento da criança e adolescente obeso, porque visa à reformulação permanente do hábito alimentar, para evitar possíveis consequências na idade adulta.

Objetivo do algoritmo: direcionar a orientação nutricional de crianças e adolescentes com sobrepeso/obesidade com ou sem alterações de exames laboratoriais.

Público-alvo: crianças e/ou adolescentes com sobrepeso ou obesidade.

Manejo clínico

No acompanhamento de crescimento da criança ou adolescente, o pediatra identifica o sobrepeso ou obesidade e encaminha para o nutricionista para as orientações nutricionais.

O nutricionista é o responsável por orientar a alimentação saudável para a idade, bem como por propor mudanças necessárias no hábito alimentar da criança/adolescente e/ou da família.

ANEXOS

ANEXO 1. ORIENTAÇÃO PARA ALIMENTAÇÃO SAUDÁVEL

A composição da alimentação saudável contempla os seguintes grupos alimentares:

- Cereais, pães, tubérculos e raízes.
- Frutas, verduras e legumes.
- Proteína animal.
- Proteína vegetal.
- Gordura.
- Açúcar.

Cereais, pães, tubérculos e raízes

Alimentos ricos em carboidratos são necessários para manter a energia e o equilíbrio do organismo. Deve-se dar preferência aos carboidratos integrais, como arroz integral, farinha integral (para pães, bolos e tortas), macarrão integral. Também são fontes de carboidratos: farinha de milho, milho, tubérculos e raízes (batatas, mandioca, inhame, cará)

Frutas, verduras e legumes

Esse grupo oferta a maior parte das vitaminas e sais minerais necessários para uma boa saúde. Quanto mais colorido, mais nutritivo.

Proteína animal

Carnes e ovos: são alimentos compostos basicamente de proteína, que nosso organismo utiliza para a produção de tecidos, enzimas e compostos do sistema de defesa. Além disso, são ricos em ferro e vitamina B6 e B12. Quando consumidos nas quantidades adequadas, ajudam a prevenir as anemias ferropriva e megaloblástica.

Leite e derivados: são os maiores fornecedores de cálcio, mineral envolvido na formação de ossos e dentes, contração muscular e sistema nervoso.

Proteína vegetal

Feijões, lentilha, ervilha, soja, sementes, castanhas, nozes – são fontes de proteína e ferro.

Gordura

É considerada o combustível mais energético das nossas células, porque possui 9 calorias em cada grama. Há três tipos de gorduras: as gorduras saturadas (contidas nas carnes vermelhas gordas, no frango com pele, na manteiga, no leite integral), as monoinsaturadas e as poli-insaturadas, como o azeite de oliva, o óleo de soja, milho, girassol, canola e as gorduras dos peixes.

Óleos: devem ser utilizados em quantidades mínimas para a cocção, escolhendo-se os de soja, milho, girassol, canola. São preferíveis as formas de preparo que utilizam pouca quantidade de gordura, como assados, cozidos, ensopados e grelhados. Nas saladas, utilizar óleo de oliva ou outro óleo vegetal, em pequena quantidade. A recomendação de uso de óleo é de uma lata ou frasco de 900 mL por mês para uma família de 4 pessoas.

Açúcar

O açúcar é um carboidrato simples encontrado nos alimentos naturais como frutas e leite. Ele está presente na maioria dos alimentos que consumimos no dia a dia, como biscoitos, bolos, doces e até mesmo no pão. O excesso de açúcar pode causar uma série de problemas, de cáries dentárias a doenças mais graves, como obesidade, diabetes, esteatose hepática e hipertrigliceridemia.

ANEXO 2. COMO MONTAR UM PRATO SAUDÁVEL?

Café da manhã

- Leite com café ou cacau ou achocolatado, batido com frutas ou iogurte.
- Pães integrais, tapioca, crepioca, bolo caseiro, cuscuz de milho, mandioca, inhame.
- Incrementos: manteiga, requeijão, geleia, creme de ricota, queijos (branco, *cottage*, ricota), pasta de grão-de-bico, pasta de berinjela, pasta de frango, patê de atum ou sardinha.
- Frutas.

Lanches intermediários

Para comer entre as refeições

- Iogurtes, queijos (*cottage*, branco), ovos de codorna, ovo de galinha, tofu.
- Pães integrais, crepioca, mandioca, inhame, batata bolinha cozida, milho cozido, pipoca, bolo simples caseiro, cuscuz de milho (tipo nordestino).
- Incrementos: manteiga, requeijão, creme de ricota, queijos (*cottage*, branco).
- Frutas da época.

Almoço e jantar

Deve-se preencher a metade do prato com verduras e legumes crus e/ou cozidos. A outra metade deve ser dividida em dois, preenchendo-se 1/4 do prato com alimentos ricos em proteína animal e vegetal e o outro 1/4 com fontes de carboidratos. Se necessário, complementar a refeição com uma porção de fruta de sobremesa.

Para substituir uma das refeições ocasionalmente

- Incluir uma fonte de carboidrato que seja rica em fibras: pão francês integral, pão de forma com fibras, pão sírio integral, torradas integrais.

- Vegetais à vontade: tomate em rodelas, alface, rúcula, agrião, escarola, cenoura ralada ou em rodelas finas, beterraba ralada, repolho picado, abobrinha picada ou em rodelas, berinjela, pepino, espinafre.
- Fontes de proteína magra: laticínio e substituto de carne. Por exemplo: requeijão ou queijos cremosos reduzidos em gorduras, queijo branco magro, ricota, *cottage*, pasta de grão-de-bico; carne desfiada, bife grelhado, rosbife caseiro, peixe grelhado, atum, sardinha, frango desfiado, ovo cozido, mexido, omelete.

ANEXO 3. DICAS IMPORTANTES QUE FAZEM DIFERENÇA NA ADOÇÃO DE HÁBITOS SAUDÁVEIS

Refeições em família: preparar as refeições de maneira que possam ser saboreadas por toda a família. Procurar fazer, pelo menos, 1 refeição por dia com a família.

Porções: servir os alimentos em porções controladas em vez de colocar em travessas, para evitar o consumo de grandes quantidades e a repetição de pratos; usando pratos menores, a criança terá a impressão de que está comendo mais.

Controlar: não deixar alimentos calóricos acessíveis. Enfatizar o que a criança pode comer, em vez de reforçar o que não pode.

Não brigar: não criticar a criança durante as refeições, a ponto de ela descontar as frustrações no prato de comida. Se ela se acostumar a comer demais por outras razões que não a fome, provavelmente continuará a fazer isso pelo resto da vida.

Elogiar: sempre elogiar qualquer progresso que a criança estiver fazendo.

Evitar: oferecer alimentos ricos em gordura, açúcar e sódio, principalmente se for como forma de recompensa. Exemplo: "se tomar vacina, ganha um chocolate ou sorvete".

Fartura: manter a geladeira abastecida com frutas, verduras e legumes.

Orientações de alimentação saudável

- Manter horários regulares para as refeições.
- Evitar "beliscar" nos intervalos das refeições.
- Comer devagar, mastigando bem os alimentos.
- Realizar as refeições em ambiente apropriado, sentado à mesa e sem distrações como TV, celular ou *tablet*.
- Sempre que possível, realizar as refeições em família.
- No almoço e no jantar, começar a refeição comendo um prato cheio de salada.
- Evitar tomar líquidos no almoço e no jantar.
- No preparo dos alimentos, utilizar pouco óleo e sal, e usar como temperos alho, salsa, cheiro-verde, orégano, folhas de louro, hortelã, manjericão, cebola, vinagre, coentro, limão.
- Preparar os alimentos cozidos, refogados, assados, grelhados, cozidos no vapor. Evitar frituras.
- Evitar substituir o almoço e o jantar por lanches.
- Não repetir o prato.
- Tomar água nos intervalos das refeições.

10 passos para uma alimentação saudável do *Guia alimentar para a população brasileira* (Brasil, 2014).

1. Faça dos alimentos frescos ou minimamente processados a base da sua alimentação.
2. Use em pequenas quantidades óleos, gorduras, sal e açúcar ao temperar e cozinhar alimentos e criar preparações culinárias.
3. Limite o consumo dos alimentos processados.
4. vite o consumo dos alimentos ultraprocessados.
5. Coma com regularidade e com atenção em ambientes apropriados e, sempre que possível, com companhia.

6. Faça suas compras em locais que ofereçam variedade de alimentos *in natura*.
7. Desenvolva, exercite e partilhe habilidades culinárias.
8. Planeje o uso do tempo para dar à alimentação o espaço que ela merece.
9. Quando for comer fora, dê preferência para locais que servem comidas feitas na hora.
10. Seja crítico quanto a informações, orientações e mensagens sobre alimentação veiculadas em propagandas comerciais.

Orientações para controle de carboidrato simples

- Evitar o consumo de açúcar. Se necessário, substituir por adoçantes naturais.
- Evitar o consumo de mel, geleias, sorvetes, balas, chicletes, chocolate, pirulito, doces em geral, bolacha recheada, bolos recheados, suco artificial, refrigerante.
- Evitar o consumo excessivo de arroz, pães, biscoitos, batata, massas em geral.
- Dar preferência para o consumo de alimentos integrais como farinhas, arroz, pães, massas e biscoitos.
- Consumir alimentos ricos em fibras, como frutas, verduras, legumes, leguminosas (feijão, soja, ervilha, lentilha ou grão-de-bico), aveia, linhaça, chia.

Algoritmo: Obesidade

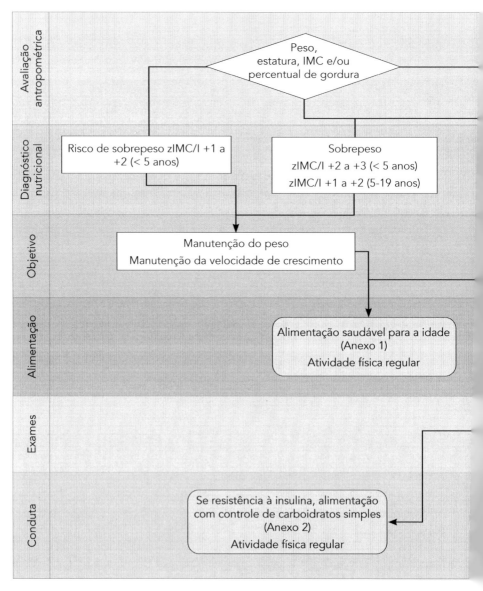

IMC: índice de massa corporal; zIMC/I: escore-z de índice de massa corporal para a idade.

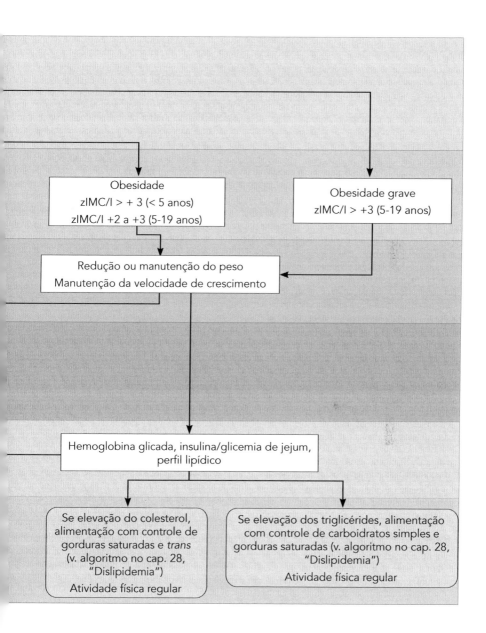

Referências

1. Anderson KL. A review of the prevention and medical management of childhood obesity. Child Adolesc Psychiatric Clin N Am. 2018;27:63-76.
2. Brasil. Ministério da Saúde. Secretaria de Atenção à Saúde. Guia alimentar para a população brasileira. 2.ed. Brasília, 2014.
3. Petty ML, Figueiredo M, Koritar P, Deram S, Pascoal C. Nutrição comportamental no atendimento de crianças e adolescentes. In: Alvarenga M, Figueiredo M, Timerman F, Antonaccio C. Nutrição comportamental. Barueri: Manole; 2015. p.413-44.

Parte 11
ONCO-HEMATOLOGIA

31

TRANSPLANTE DE CÉLULAS-TRONCO HEMATOPOIÉTICAS

Karina Helena Canton Viani
Giuliana Bouchabki Miguel
Juliana Folloni Fernandes

Introdução

O transplante de células-tronco hematopoiéticas (TCTH) é indicado no tratamento de determinadas neoplasias hematológicas, como leucemias e linfomas, de alguns tumores sólidos, como neuroblastoma em estágio avançado e sarcoma de Ewing refratário, e de diversas doenças não malignas, como anemia de Fanconi e algumas imunodeficiências.

O TCTH é a transferência de células-tronco hematopoiéticas de um indivíduo para outro (transplante alogênico) ou para ele próprio (transplante autólogo). Tal procedimento possibilita a perspectiva de cura de diversas doenças por substituir a medula óssea maligna ou defeituosa, de modo que a hematopoiese normal e as funções imunológicas possam ser restauradas; ou então por permitir a administração de medicamentos tão mieloablativos que o paciente não se recuperaria da aplasia medular se não fosse pela posterior infusão das células-tronco.

Objetivo do algoritmo: direcionar a terapia nutricional (TN) de crianças e adolescentes com indicação de TCTH alogênico, autólogo ou megaquimioterapia com resgate de células-tronco, nas fases pré e pós-procedimento.

Público-alvo: crianças e adolescentes com indicação de TCTH ou megaquimioterapia com resgate de células-tronco.

Manejo clínico

Crianças e adolescentes que realizam TCTH apresentam alto risco nutricional devido aos sintomas decorrentes do tratamento, geralmente necessitando de suporte nutricional especializado. Os principais objetivos da TN no TCTH são:

1. prevenir ou minimizar a deterioração do estado nutricional;
2. fornecer substratos para a recuperação hematopoiética;
3. manter íntegra a barreira intestinal, a fim de reduzir o risco de translocação bacteriana e de doença do enxerto contra o hospedeiro (DECH).

A dieta oral para TCTH baseia-se na segurança alimentar (Anexo 1) e tem o objetivo de evitar infecções de origem alimentar na fase de aplasia. Assim, a orientação nutricional deve ser focada nas boas práticas de higiene e preparo dos alimentos. A TN enteral (TNE) está indicada quando a via oral é insuficiente para atingir as metas nutricionais, o que ocorre com altíssima frequência em crianças e adolescentes durante o TCTH. Estudos mostram que, comparado à administração de nutrição parenteral isolada, o uso de TNE reduz a mortalidade, o tempo de internação, o tempo de enxertia e a incidência de DECH.

O nutricionista é o responsável por realizar a avaliação nutricional (procedimento extremamente importante para direcionar a TN mais adequada), elaborar a prescrição dietética e monitorar, juntamente com a equipe multiprofissional, a evolução do paciente, bem como as intervenções nutricionais necessárias.

ANEXO

ANEXO 1. ORIENTAÇÕES PARA SEGURANÇA ALIMENTAR

Higiene das mãos

As mãos podem facilmente transportar microrganismos para os alimentos. Recomenda-se manter as unhas curtas, lavar as mãos com frequência, com água e sabão em abundância, principalmente antes, durante e depois de preparar alimentos ou de comer; após manipular alimentos crus, especialmente carnes; depois de ir ao banheiro, de assoar o nariz, de mexer com dinheiro, de atender ao telefone, de remover o lixo, de brincar com animais etc.

Água

- Utilizar água potável para lavar frutas, verduras e legumes, para cozinhar, preparar sucos, lavar utensílios, fazer gelo. Quando a água não for fornecida por um sistema público de abastecimento, ela deve ser purificada por fervura ou a adição de cloro.
- O cloro geralmente é distribuído nos postos de saúde na forma de hipoclorito de sódio. Deve ser utilizada uma gota de hipoclorito de sódio para cada litro de água. Depois de adicionar o produto à água, é preciso agitar bem e deixar repousar por 30 minutos.
- Para fervura, basta colocar a água em uma panela limpa e fervê-la durante 5 minutos.
- A água tratada pelo cloro ou por fervura deve ser armazenada em recipiente limpo e bem tampado, em local fora do alcance de animais. Só assim ela poderá ser usada com segurança no preparo de alimentos.

Preparo dos alimentos

- Mantenha a limpeza do local de preparo da refeição e dos utensílios utilizados. Não permita que animais, inclusive os domésticos, tenham acesso aos locais onde são preparados os alimentos. Deixe a lixeira sempre tampada e remova o lixo com frequência.
- Separe alimentos crus e cozidos. Os alimentos crus, especialmente a carne, o frango e o pescado, podem conter microrganismos perigosos que se transferem facilmente para outros alimentos já cozidos ou prontos para o consumo, durante o preparo ou a conservação.
- Cozinhe completamente os alimentos. O cozimento correto elimina quase todos os microrganismos perigosos. Alguns alimentos, como pedaços grandes de carne, frangos inteiros ou carne moída, requerem um especial controle do cozimento.
- Para alimentos consumidos crus, como saladas e frutas, atentar para a higienização correta. Utilizar hipoclorito de sódio seguindo as orientações do rótulo do produto.

- Mantenha os alimentos em temperaturas seguras. Alguns microrganismos multiplicam-se muito rapidamente se o alimento é conservado à temperatura ambiente. Abaixo de 5 e acima de 60 °C, o crescimento microbiano torna-se lento ou nulo. Alguns microrganismos patogênicos podem crescer mesmo em temperaturas abaixo de 5 °C.

Conservação dos alimentos

- Sempre que possível, prepare os alimentos em quantidade suficiente para consumo imediato. Se for preciso prepará-los com antecedência, guarde-os no refrigerador, acondicionados em recipientes tampados. Nunca deixe alimentos cozidos à temperatura ambiente por mais de 2 horas.
- Mantenha a geladeira, o congelador e o *freezer* nas temperaturas adequadas. A temperatura da geladeira deve ser inferior a 5 °C, e a do *freezer* não pode estar acima de 15 °C negativos.
- Limpe a geladeira periodicamente e verifique a data de validade dos produtos armazenados.
- Armazene adequadamente os alimentos na geladeira: prateleiras superiores para alimentos preparados e prontos para o consumo; prateleiras do meio para produtos semipreparados; e prateleiras inferiores para alimentos crus.
- Não descongele os alimentos à temperatura ambiente. Use o forno micro--ondas se for prepará-los imediatamente ou deixe-os sob refrigeração o tempo suficiente para que descongelem.
- Nunca utilize alimentos após a data de validade.

Alimentos industrializados

- Certifique-se da qualidade dos produtos. Verifique o prazo de validade, a identificação do fabricante e as condições da embalagem. Se ela estiver violada, amassada ou rasgada, não compre. No caso das latas, não compre nem utilize aquelas que estiverem enferrujadas, estufadas ou com qualquer outra alteração.

Algoritmo: Transplante de células-tronco hematopoiéticas

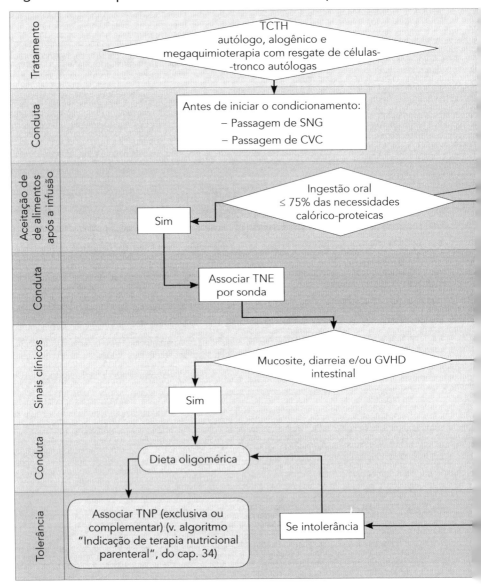

CVC: cateter venoso central; DRI: *Dietary reference intakes*; GVHD: *graft versus host disease*; SNG: sonda nasogástrica; TCTH: transplante de células-tronco hematopoiéticas; TMB: taxa metabólica basal; TNE: terapia nutricional enteral; TNP: terapia nutricional parenteral.

31 ■ Transplante de células-tronco hematopoiéticas

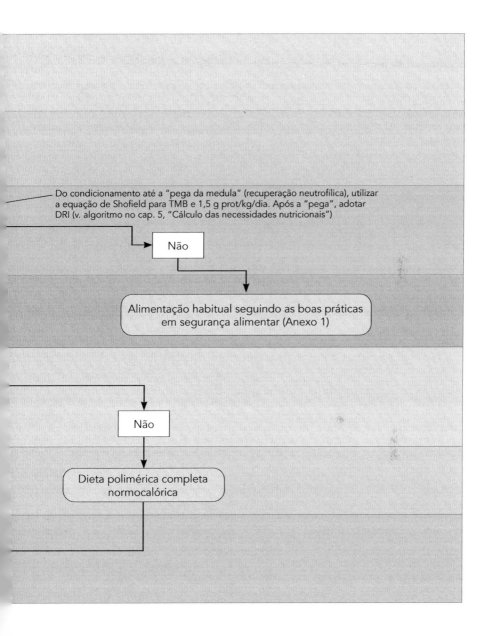

Referências

1. Baumgartner A, Bargetzi A, Zueger N, Bargetzi M, Medinger M, Bounoure L, et al. Revisiting nutritional support for allogeneic hematologic stem cell transplantation: a systematic review. Bone Marrow Transplant. 2017;52:506-13.
2. Brasil. RDC n. 216, de 15 de setembro de 2004. Disponível em: https://bvsms.saude.gov.br/bvs/saudelegis/anvisa/2004/res0216_15_09_2004.html. Acesso em: 2/12/2020.
3. Charulhas PM. Medical nutrition therapy in hematopoietic cell transplantation. In: Elliott L, Molseed LL, McCallum PD, Grant B (eds.). The clinical guide to oncology nutrition. 2.ed. Chicago: American Dietetic Association; 2006. p.126-37.
4. Gonzales F, Bruno B, Alarcón Fuentes M, De Berranger E, Guimber D, Behal H, et al. Better early outcome with enteral rather than parenteral nutrition in children undergoing MAC allo-SCT. Clin Nutr. 2018;37:2113-21.
5. Ministério da Saúde. Secretaria de Atenção à Saúde. Coordenação-Geral da Política de Alimentação e Nutrição. Brasília, DF. Guia alimentar para a população brasileira: promovendo a alimentação saudável. 2005.
6. Seber A. O transplante de célula-tronco hematopoiética na infância: situação atual e perspectivas. Rev Bras Hematol Hemoter. 2009;31:59-67.
7. Viani K, Silva ACL, Mantovani LF. Transplante de células-tronco hematopoiéticas. In: Viani K, Oliveira V, Nabarrete J, da Silva APA, Feferbaum R (eds.). Nutrição e câncer infantojuvenil. Barueri: Manole; 2017. p.188-201.
8. Vicenski PP, Alberti P, Amaral DJ. Dietary recommendations for immunosuppressed patients of 17 hematopoietic stem cell transplantation centers in Brazil. Rev Bras Hematol Hemoter. 2012;34:86-93.

32

ONCOLOGIA PEDIÁTRICA

Giuliana Bouchabki Miguel
Bianca Stachissini Manzoli
Marina Neto Rafael
Karina Helena Canton Viani
Juliana Silveira Barreto
Vanessa da Cunha Oliveira

Introdução

O câncer pediátrico é uma doença rara, porém uma das principais causas de mortalidade em crianças e adolescentes em países desenvolvidos e no Brasil. Corresponde a um grupo de doenças que têm em comum a proliferação descontrolada de células anormais. Diferentemente do câncer do adulto, o câncer infantojuvenil geralmente afeta as células do sistema sanguíneo e os tecidos de sustentação. Por serem predominantemente de natureza embrionária, tumores na criança e no adolescente são constituídos de células indiferenciadas, o que no geral proporciona melhor resposta aos tratamentos atuais.

Os tumores mais frequentes na infância e na adolescência são as leucemias, os que atingem o sistema nervoso central e os linfomas; porém, a incidência de cada diagnóstico varia com a idade, o sexo e a etnia, apresentando predominância discreta no sexo masculino e picos de incidência nos primeiros anos de vida e entre 15-19 anos de idade.

Nas últimas décadas, o progresso no tratamento do câncer infantojuvenil foi notável. Hoje, as taxas de cura chegam a cerca de 80%, fruto não só do avanço científico e da evolução da terapia antineoplásica, mas também da melhora da qualidade do suporte assistencial aos pacientes por meio das equipes multiprofissionais. As bases do tratamento são quimioterapia, radioterapia e cirurgia, além de modalidades terapêuticas mais novas, como transplante de células-tronco hematopoiéticas, imunoterapia, anticorpos monoclonais e drogas específicas contra proteínas regulatórias do mecanismo celular anormal da neoplasia.

Crianças com câncer são particularmente vulneráveis à má nutrição, especialmente à subnutrição, pois muitas vezes o tumor maligno atua de forma a consumir as reservas nutricionais do hospedeiro, ou os sintomas da moléstia levam à redução da ingestão oral. Além disso, o tratamento pode promover a diminuição ou o aumento excessivo da ingestão alimentar por meio de seus efeitos colaterais, o que acarreta comprometimento do estado nutricional e, por consequência, do próprio tratamento.

O estado nutricional adequado durante o tratamento antineoplásico é essencial para a redução do risco de infecções, da morbidade, da toxicidade, do tempo de internação, do abandono de tratamento, do custo hospitalar e, consequentemente, para melhor sobrevida e melhora geral da qualidade de vida.

A preocupação com o estado nutricional, bem como com o suporte nutricional, do paciente oncológico pediátrico deve estar presente desde o diagnóstico até o acompanhamento tardio (pós-terapia), como parte fundamental de seu tratamento.

Objetivo do algoritmo: direcionar a terapia nutricional (TN) de crianças e/ou adolescentes portadores de neoplasias nas fases de diagnóstico, tratamento e acompanhamento pós-terapia.

Público-alvo: crianças e/ou adolescentes portadores de neoplasias.

Manejo clínico

O principal objetivo da TN é evitar e/ou reverter a subnutrição, que interfere diretamente no prognóstico, e melhorar a qualidade de vida do paciente, por meio de uma abordagem integrada em equipe multidisciplinar. A decisão da introdução e a escolha do tipo de TN (enteral e/ou parenteral) a ser instituída devem ser baseadas em protocolos e algoritmos de atendimento nutricional, para que haja padronização nas condutas e melhor acompanhamento dos pacientes.

O nutricionista é o responsável por realizar a avaliação nutricional (procedimento extremamente importante para direcionar a TN mais adequada), elaborar a prescrição dietética e monitorar, juntamente com a equipe multiprofissional, a evolução do paciente, bem como as intervenções nutricionais necessárias.

32 ■ Oncologia pediátrica 309

Quadro 1 Orientações para manejo de efeitos adversos

Efeito adverso	Conduta nutricional
Náusea/vômito	• As medidas dietéticas devem ser adequadas às necessidades do indivíduo, suas preferências e seus hábitos alimentares. • Alimentos frios e em pequena quantidade estimulam a ingestão de alimentos devagar, evitando odores fortes. • Beber líquidos entre as refeições e não durante as refeições.
Diarreia	• Beber líquidos durante o dia • Preferir alimentos como: – frutas (banana-prata ou banana-maçã, caju, maçã sem casca, pera sem casca, goiaba, melão, melancia); – sucos coados; – legumes cozidos (batata, beterraba, cenoura, chuchu, aipim, inhame, cará, abobrinha sem casca); – cereais (arroz, macarrão, fécula de batata, farinha de arroz, creme de arroz, maisena); – chás (erva-doce, erva-cidreira, camomila, hortelã, maçã); – ovo cozido e carnes magras. • Consumir, preferencialmente, leite e derivados com baixo teor de gordura; em diarreia persistente pode ser necessária a substituição do leite por leite isento de lactose. • Evitar frituras, alimentos gordurosos, alimentos enlatados, condimentos fortes, apimentados ou irritantes (como o café). • Evitar alimentos laxativos.
Constipação	• Beber bastante líquido, especialmente água. • Aumentar o consumo de alimentos ricos em fibras, como: vegetais folhosos: agrião, alface, acelga, brócolis, espinafre, couve, bertalha; legumes: abóbora, beterraba, abobrinha, vagem; frutas: mamão, laranja com bagaço, ameixa, banana d'água; leguminosas: feijão, soja, lentilha, grão de bico; pães e cereais integrais, farelo de trigo ou de aveia. • Não coar os sucos, e bater com vegetais. • Evitar alimentos mais constipantes (ou consuma moderadamente, com fibras): maçã, banana-prata, goiaba, caju, limão, cenoura cozida, batatas, aipim, inhame, cará, creme de arroz. • Criar o hábito de ir ao banheiro sempre que sentir vontade de evacuar.
Alteração no paladar	• Manter uma boa higiene bucal. • Manter a boca úmida. • Usar temperos e condimentos para realçar o sabor do alimentos. • Evitar alimentos doces. • Oferecer alimentos salgados ou ligeiramente ácidos. • Apresentar ao paciente novos sabores e novos métodos de cozimento.

(continua)

310 Nutrição clínica pediátrica em algoritmos

Quadro 1 Orientações para manejo de efeitos adversos (*continuação*)

Efeito adverso	Conduta nutricional
Anorexia e saciedade precoce	• Aumentar o fracionamento das refeições. • Diminuir o volume da refeição usando porções menores (p. ex., *finger food*). • Substituir as refeições por lanches completos. • Modificar a consistência, se necessário. • Evitar preparações gordurosas ou muito ricas em molhos. • Melhorar a apresentação dos pratos utilizando diversos utensílios, como caçarolas e pratos coloridos. • Realizar as refeições em ambientes agradáveis. • Possibilitar a escolha das refeições conforme a melhor aceitação, em diferentes momentos do tratamento, como estratégia para aumentar o consumo. • Evitar a cobrança excessiva de ingestão alimentar. • Evitar o consumo abundante de bebidas, especialmente durante as refeições. • Aumentar a densidade calórica das preparações, utilizando suplementos nutricionais, se necessário. • Usar dieta enteral e/ou parenteral caso seja necessário, conforme a condição nutricional e clínica do paciente.
Mucosite	• Aumentar o fracionamento das refeições. • Diminuir o volume da refeição usando porções menores (p. ex., *finger food*). • Substituir as refeições por lanches completos. • Modificar a consistência, se necessário. • Evitar preparações gordurosas ou muito ricas em molhos. • Melhorar a apresentação dos pratos utilizando diversos utensílios, como caçarolas e pratos coloridos. • Realizar as refeições em ambientes agradáveis. • Possibilitar a escolha das refeições conforme a melhor aceitação, em diferentes momentos do tratamento, como estratégia para aumentar o consumo. • Evitar a cobrança excessiva de ingestão alimentar. • Evitar o consumo abundante de bebidas, especialmente durante as refeições. • Aumentar a densidade calórica das preparações, utilizando suplementos nutricionais, se necessário. • Usar dieta enteral e/ou parenteral caso seja necessário, conforme a condição nutricional e clínica do paciente.
Uso de corticoide	• Aumentar o fracionamento de refeições e diminuir as quantidades oferecidas. • Aumentar o consumo de fibras alimentares. • Diminuir o consumo de alimentos com alto teor de sódio e açúcar. • Evitar adicionar sal, açúcar e temperos prontos às preparações. • Evitar o consumo de frituras e preparações gordurosas. • Escolher métodos de cozinhar com pouca gordura e poucas calorias. • Retirar toda a gordura visível da carne e a pele do frango antes do preparo. • Aumentar a ingestão hídrica. • Preferir alimentos cozidos, assados e grelhados.

(*continua*)

32 ■ Oncologia pediátrica 311

Quadro 1 Orientações para manejo de efeitos adversos (*continuação*)

Efeito adverso	Conduta nutricional
Xerostomia	■ Chupar balas ou gomas de mascar sem açúcar com sabor cítrico para aumentar a produção de saliva. ■ Ingerir alimentos ácidos e azedos, como frutas cítricas em forma de sucos, chá, refrescos e gelatinas. ■ Preferir alimentos umedecidos. ■ Adicionar caldos e molhos às preparações. ■ Adequar a consistência da dieta (pastosa, líquida). ■ Usar ervas aromáticas como tempero nas preparações, evitando sal e condimentos em excesso. ■ Evitar alimentos industrializados que contenham muito sal. ■ Evitar alimentos secos como bolachas, pães e farofas. ■ Verificar a temperatura mais adequada para cada paciente. ■ Preparar pratos visualmente agradáveis e coloridos. ■ Ingerir líquidos junto com as refeições para facilitar a mastigação e a deglutição. ■ Mastigar e chupar gelo feito de água, de água de coco ou de suco de fruta adoçado.

Fonte: Inca, 2020; Viani et al., 2017.

Quadro 2 Orientações para cuidados durante a dieta para neutropenia

Restringir consumo
Água e gelo de procedência duvidosa não filtrada ou fervida
Carnes cruas ou malcozidas (bovina, frango, porco, cordeiro, peixe)
Ovos crus ou malcozidos, ou preparações que os contenham
Leite e produtos lácteos frescos não pasteurizados (queijo, manteiga, iogurte)
Alimentos contendo probióticos
Hortaliças cruas sem higienização adequada
Mel caseiro cru isento do selo de inspeção federal
Conservas caseiras isentas do selo de inspeção federal (p. ex., palmito em conserva, azeitonas em conserva etc.)
Tofu cru
Caldo de cana
Açaí *in natura*
Alimentos prontos para consumo comprados e manipulados em restaurantes, lanchonetes, padarias etc.
Frutas cruas de casca fina e/ou grossa sem as orientações corretas de preparo e higienização
Frutas secas e oleaginosas cruas compradas a granel
Queijos que não passaram por processo de cocção
Embutidos e frios que não passaram por processo de cocção (p. ex., salsicha, salame, presunto etc.)
Ervas e temperos secos que não passaram por processo de cocção

Fonte: Inca, 2020; Viani et al., 2017.

Algoritmo: Oncologia pediátrica

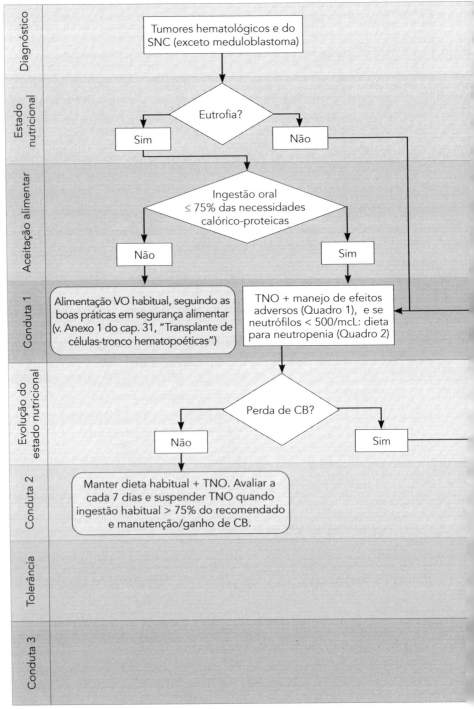

CB: circunferência do braço; SNC: sistema nervoso central; TNE: terapia nutricional enteral; TNO: terapia nutricional oral; TNP: terapia nutricional parenteral; VO: via oral.

32 ■ Oncologia pediátrica 313

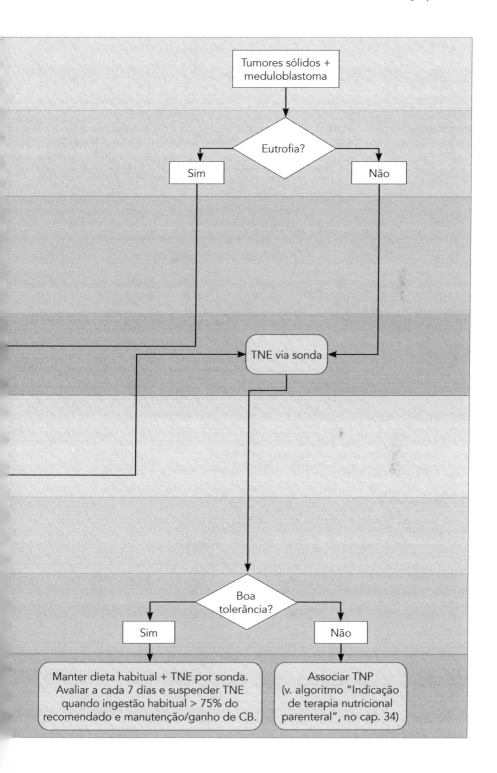

Referências

1. Instituto Nacional do Câncer José Alencar Gomes da Silva – Inca. Guia de nutrição para pacientes e cuidadores: orientações aos usuários. 4.ed. Rio de Janeiro: Inca; 2020.
2. Ladas EJ, Arora B, Howard SC, Rogers PC, Mosby TT, Barr RD. A framework for adapted nutritional therapy for children with cancer in low- and middle-income countries: a report from the SIOP PODC Nutrition Working Group. Pediatr Blood Cancer. 2016;63:1339-48.
3. Ladas EJ, Sacks N, Meacham L, Henry D, Enriquez L, Lowry G, et al. A multidisciplinary review of nutrition considerations in the pediatric oncology population: a perspective from children's oncology group. Nutr Clin Pract. 2005;20:377-93.
4. Lifson LF, Hadley GP, Wiles NL, Pillay K. Nutritional status of children with Wilms' tumour on admission to a South African hospital and its influence on outcome. Pediatr Blood Cancer. 2017;64(7). doi:10.1002/pbc.26382.
5. Manzoli BS, Miguel GB, Nabarrete J, Oliveira V. Manejo de sintomas e complicações. In: Viani K, Oliveira V, Nabarrete J, Silva APAd, Feferbaum R (eds.). Nutrição e câncer infantojuvenil. Barueri: Manole; 2017. p.126-151.
6. National Institute of Cancer. Surveillance, epidemiology, and end results program. Disponível em: https://seer.cancer.gov/. Acessado em: 25/3/2020.
7. Sacks N, Wallace E, Desai S, Prasad VK, Henry D, Guzikowski V, et al. Oncology, hematopoietic transplant, and survivorship. In: ASPEN. The A.S.P.E.N. Pediatric Nutrition Support Core Curriculum. American Society for Parenteral and Enteral Nutrition: Silver Spring; 2010. p.348-379.
8. Viani K, Oliveira V, Nabarrete J, Silva APA, Feferbaum R. Nutrição e câncer infantojuvenil. Barueri: Manole; 2017.

Parte 12
PNEUMOLOGIA

33

FIBROSE CÍSTICA

Lenycia de Cassya Lopes Neri

Introdução

Doença hereditária de caráter recessivo, caracterizada pela disfunção do gene *cystic fibrosis transmembrane conductance regulator* (CFTR), com manifestações clínicas multissistêmicas, sendo as principais pulmonares e digestivas.

O prognóstico dos pacientes com fibrose cística tem relação direta com o bom estado nutricional, isso porque já é estabelecido na literatura que crianças e adultos com melhor índice de massa corporal (IMC) e maior massa muscular (por favorecer o trabalho dos músculos respiratórios) apresentam melhor função pulmonar e sobrevida.

Pacientes com insuficiência pancreática (com sinais clínicos de esteatorreia, diarreia crônica, baixo ganho de peso e sinais de hipovitaminose) apresentam má absorção de nutrientes e estão mais predispostos à desnutrição. Sendo assim, é necessário acompanhamento nutricional periódico com avaliação nutricional, em especial em períodos críticos como os primeiros 12 meses após o diagnóstico, o primeiro ano de vida e o período peripuberal (Anexo 2).

É considerado paciente em risco nutricional aquele que está abaixo do percentil 25 no parâmetro índice de massa corporal para a idade (IMC/I) ou peso para a estatura (menores de 2 anos) da curva de crescimento proposta pela Organização Mundial da Saúde (OMS) de acordo com o gênero e a idade.

A recomendação nutricional é de uma dieta hipercalórica (em torno de 110 a 200% do valor calórico recomendado para a população saudável, considerando idade e sexo), sendo a distribuição de macronutrientes proposta em mais de 20% de proteínas (hiperproteica), carboidratos entre 40-45% (hipoglicídica) e

33 ■ Fibrose cística 317

gorduras entre 35-40% do valor calórico (hiperlipídica). Os pacientes pancreato-insuficientes, devido à presença de esteatorreia frequente e à consequente perda de vitaminas lipossolúveis, são aconselhados a suplementar vitaminas lipossolúveis (Anexo 1).

Atualmente são encontrados pacientes que estão com excesso de peso. Eles são aconselhados a seguir uma alimentação saudável para a idade e acompanhados com a mesma frequência dos demais pacientes (Anexo 2).

A primeira escolha para atingir as recomendações nutricionais são os acréscimos calóricos à dieta habitual saudável, indicados de maneira individualizada para cada paciente. Esses acréscimos poderão ser realizados pela adição de óleos vegetais, azeite, creme de leite, leite em pó nas refeições ou incentivo de consumo de preparações culinárias hipercalóricas.

Quando as necessidades nutricionais ainda assim não são atingidas, manifesta-se a perda ponderal e é indicada terapia nutricional enteral (TNE), que poderá ser feita via oral (suplementos orais a serem consumidos ao longo do dia) ou terapia enteral (gastrostomia, para infusão de dieta noturna).

O Quadro 1 mostra como conduzir a alimentação de crianças e adolescentes com fibrose cística de acordo com sua condição nutricional.

Quadro 1 Alimentação no tratamento da fibrose cística

Estado nutricional	Procedimento	Orientação
Excesso de peso	Aconselhamento nutricional preventivo	Alimentação saudável adequada para a idade
Eutrofia	Aconselhamento nutricional comportamental	Alimentação hipercalórica: acréscimo de gorduras e proteínas às refeições (óleos, azeite, creme de leite, leite em pó). Fornecimento de receitas hipercalóricas. Lactentes: uso de fórmula infantil hipercalórica.
Ganho de peso insuficiente ou perda de peso ou magreza	TNO	▪ Alimentação hipercalórica (mantém acréscimos calóricos anteriores) + TNO. ▪ Lactentes: uso de fórmula infantil hipercalórica.
Magreza/magreza acentuada	TNO e TNE	▪ Alimentação hipercalórica (mantém acréscimos calóricos anteriores) + TNO + gastrostomia para infusão noturna. ▪ Lactentes: uso de fórmula infantil hipercalórica.

TNE: terapia nutricional enteral; TNO: terapia nutricional oral.

Fonte: Orientação nutricional elaborada pelo Serviço de Nutrição do Instituto da Criança e do Adolescente – HCHMUSP.

Nutrição clínica pediátrica em algoritmos

A monitorização nutricional é realizada periodicamente pelo nutricionista. Caso haja mudança na condição nutricional e/ou aceitação alimentar do paciente, são realizadas mudanças na conduta nutricional.

Além dessas orientações, os pacientes devem ser acompanhados pelas equipes médicas para verificar a terapia de reposição enzimática (gastroenterologistas), a necessidade de insulinoterapia (endocrinologistas) e o controle de infecções/agudizações pulmonares (pneumologistas).

Objetivo do algoritmo: orientar o manejo da alimentação de crianças e/ou adolescentes portadores de fibrose cística.

Público-alvo: lactentes, crianças ou adolescentes com diagnóstico de fibrose cística.

Manejo clínico

O pneumologista é o responsável por avaliar, tratar manifestações pulmonares, acompanhar a evolução clínica da doença e indicar o transplante pulmonar.

O fisioterapeuta é o responsável pelo alívio de obstrução brônquica.

O nutricionista é o responsável por realizar a avaliação nutricional, elaborar a prescrição dietética e verificar a aceitação alimentar da criança e/ou adolescente, discutindo com a equipe multiprofissional sua evolução e a necessidade de suplementação por via oral ou enteral.

ANEXOS

ANEXO 1. SUPLEMENTAÇÃO DE VITAMINAS LIPOSSOLÚVEIS

Vitamina Faixa etária	A	D	E	K
< 1 ano	4.000 UI	400 UI	50 UI/dia	0,3-1 mg/dia
> 1 ano	4.000-10.000 UI	400-800 UI	100-400 UI/dia	1-10 mg/dia
Adultos	4.000-10.000 UI	800-2.000 UI	100-400 UI/dia	

Fonte: Royal Brompton Hospital, 2014; de Vries et al., 2018; Jagannath et al., 2017; Stephenson et al., 2007; Okebukola PO et al., 2017.

ANEXO 2. FREQUÊNCIA RECOMENDADA PARA MONITORIZAÇÃO DO ESTADO NUTRICIONAL DO PACIENTE COM FIBROSE CÍSTICA

Parâmetros	Frequência da avaliação
Antropometria	A cada 3 meses
Perímetro cefálico	A cada 3 meses
Peso, estatura (comprimento)	A cada 3 meses
Circunferência do braço e prega tricipital	Anualmente
Ingestão alimentar	A cada visita
Recordatório alimentar	A cada visita
Estratégias para aumentar as calorias ingeridas	A cada visita
Uso de suplementos orais	A cada visita
Terapia nutricional enteral	A cada visita
Comportamento prejudicial à alimentação (p. ex., pular refeições, refeições longas, recusa alimentar, neofobia)	A cada visita
Bioquímica	Anualmente
Hemograma completo	Anualmente
Ferro	Anualmente
Vitamina A (retinol)	Anualmente
Vitamina D (25-hidroxivitamina D)	Anualmente
Vitamina E (alfa-tocoferol)	Anualmente
Vitamina K (tempo de protrombina e RNI)	Anualmente
RNI: *recommended nutrient intake* (ingestão recomendada de nutrientes) (adaptado de Stallings et al.).	

Fonte: Athanazio et al., 2017.

Algoritmo: Fibrose cística

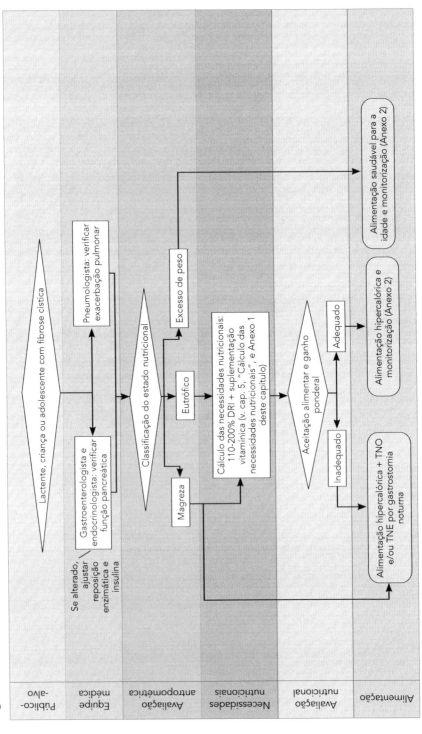

DRI: *Dietary reference intakes*; TNE: terapia nutricional enteral; TNO: terapia nutricional oral.

Referências

1. Athanazio RA, Silva Filho LVRF, Vergara AA, Ribeiro AF, Riedi CA, Procianoy EFA, et al.; Grupo de Trabalho das Diretrizes Brasileiras de Diagnóstico e Tratamento da Fibrose Cística. Diretrizes brasileiras de diagnóstico e tratamento da fibrose cística. J Bras Pneumol. 2017;43(3):219-45.
2. Calella P, Valerio G, Brodlie M, Donini LM, Siervo M. Cystic fibrosis, body composition and health outcomes: a systematic review. Nutrition. 2018;55-6:131-9.
3. Clinical Practice Guidelines on Growth and Nutrition Subcommittee; Ad Hoc Working Group. Evidence-based practice recommendations for nutrition-related management of children and adults with cystic fibrosis and pancreatic insufficiency: results of a systematic review. J Am Diet Assoc. 2008;108(5):832-9. Review.
4. de Vries JJ, Chang AB, Bonifant CM, Shevill E, Marchant JM. Vitamin A and beta (β)-carotene supplementation for cystic fibrosis. Cochrane Database Syst Rev. 2018;8:CD006751. https://doi.org/10.1002/14651858.CD006751.pub5.
5. Jagannath VA, Thaker V, Chang AB, Price Al. Vitamin K supplementation for cystic fibrosis. Cochrane Database Syst Rev. 2017;8:CD008482. https://doi.org/10.1002/14651858.CD008482.pub5.
6. Okebukola PO, Kansra S, Barrett J. Vitamin E supplementation in people with cystic fibrosis. Cochrane Database Syst Rev. 2017;6(3). https://doi.org/10.1002/14651858.CD009422.pub3.
7. Royal Brompton Hospital. Clinical guidelines: care of children with cystic fibrosis. 2014. Disponível em: https://www.rbht.nhs.uk/EasySiteWeb/GatewayLink.aspx?alId=1851660.
8. Sheikh S, Zemel BS, Stallings VA, Rubenstein RC, Kelly A. Body composition and pulmonary function in cystic fibrosis. Front Pediatr. 2014;2:33.
9. Sinaasappel M, Stern M, Littlewood J, Wolfe S, Steinkamp G, Heijerman HGM, et al. Nutrition in patients with cystic fibrosis: a European Consensus. J Cyst Fibros. 2002;1:51-75.
10. Stallings VA, Stark LJ, Robinson KA, Feranchak AP, Quinton H; Clinical Practice Guidelines on Growth and Nutrition Subcommittee, et al. Evidence-based practice recommendations for nutrition related management of children and adults with cystic fibrosis and pancreatic insufficiency: results of a systematic review. J Am Diet Assoc. 2008;108(5):832-9. https://doi.org/10.1016/j.jada.2008.02.020.
11. Stephenson A, Brotherwood M, Robert R, Atenafu E, et al. Cholecalciferol significantly increases 25-hydroxyvitamin D concentrations in adults with cystic fibrosis. Am J Clin Nutr. 2007;85:1307-11. https://doi.org/10.1093/ajcn/85.5.1307.
12. Turck D, Braegger CP, Colombo C, Declercq D, Morton A, Pancheva R, et al. ESPEN-ESPGHAN-ECFS guidelines on nutrition care for infants, children, and adults with cystic fibrosis. Clin Nutr. 2016;35(3):557-77. https://doi.org/10.1016/j.clnu.2016.03.004.

Parte 13
TERAPIA NUTRICIONAL

34

TERAPIA NUTRICIONAL

Patrícia Zamberlan
Adriana Servilha Gandolfo
Mário Cícero Falcão
Débora Pereira dos Santos Pinelli
Artur Figueiredo Delgado

Introdução

A terapia nutricional (TN) é uma importante intervenção no tratamento e recuperação de crianças hospitalizadas, especialmente aquelas gravemente doentes, e deve promover as funções metabólicas, a massa corporal, as funções imunes, o desenvolvimento neuropsicomotor e o crescimento. Embora existam poucos estudos conclusivos, muitas vezes limitados por questões éticas, é evidente que uma TN adequada é essencial para pacientes em risco nutricional de alguma magnitude. O tratamento adequado requer o conhecimento do estado nutricional prévio e o conhecimento das demandas calóricas e nitrogenadas, especificamente as relacionadas à condição clínica de base.

O objetivo principal da TN, sobretudo no paciente gravemente doente, é fornecer quantidades adequadas de energia, macro e micronutrientes, a fim de evitar a subnutrição durante a internação. A implementação precoce de TN adequada pode influenciar a morbidade e a mortalidade desses pacientes, e a utilização de protocolos de fornecimento de nutrientes de forma programada e monitorizada pode melhorar a qualidade dessa terapia.

A terapia nutricional parenteral (TNP) e a terapia nutricional enteral (TNE) estão indicadas quando o paciente não puder receber as necessidades calóricas e proteicas pela alimentação convencional por período de tempo suficientemente prolongado. A via enteral é a preferencial por ser mais fisiológica, por estar menos associada à disfunção hepatobiliar, por estar associada a menor índice de alterações metabólicas e por apresentar custo inferior ao da TNP.

Terapia nutricional enteral

A TNE refere-se a um conjunto de procedimentos terapêuticos para a manutenção ou recuperação do estado nutricional do paciente por meio da nutrição enteral (NE). Esta, por sua vez, é a administração de nutrientes ao trato gastrointestinal através da via oral ou de sondas enterais. Os tipos de nutrição enteral segundo a forma de administração são: oral [terapia nutricional oral (TNO)] e por sonda (gástrica/pós-pilórica) ou ostomia.

A TNE está indicada na impossibilidade de ingestão adequada de nutrientes pela alimentação convencional em pacientes subnutridos ou com risco de subnutrição, quando o trato gastrointestinal apresenta condições de uso seguro e efetivo.

Objetivo do algoritmo: direcionar o manejo de crianças e adolescentes com indicação de TNE em variadas situações clínicas.

Público-alvo: crianças e/ou adolescentes com indicação de TNE.

Manejo clínico

O sucesso da TNE depende da seleção adequada da fórmula/dieta a ser utilizada. Os critérios para tal seleção devem levar em conta a idade e o gasto energético do paciente; necessidades nutricionais específicas e de crescimento; condições metabólicas; capacidade digestiva e absortiva; oferta adequada de minerais e eletrólitos, além do custo/benefício ao paciente.

De acordo com a RDC n. 63, de 6/7/2000 (aprova o regulamento técnico para fixar os requisitos mínimos exigidos para a TNP), da Agência Nacional de Vigilância Sanitária (Anvisa), o médico é o responsável pela prescrição médica da TNE, precedida da avaliação nutricional, que é atribuição exclusiva do nutricionista.

Cabe ao nutricionista realizar avaliação nutricional, prescrição dietética de acordo com as necessidades nutricionais e condições do trato digestório, além de acompanhar a tolerância à dieta.

Terapia nutricional parenteral

A TNP refere-se a um conjunto de procedimentos terapêuticos para manutenção ou recuperação do estado nutricional do paciente por meio de nutrição parenteral (NP). Esta, por sua vez, consiste em uma solução ou emulsão composta, basicamente, por carboidratos, aminoácidos, lipídeos, vitaminas e minerais, estéril e apirogênica. Destina-se à administração intravenosa em pacientes, desnutridos ou não, em regime hospitalar, ambulatorial ou domiciliar, visando à síntese ou à manutenção dos tecidos, dos órgãos e dos sistemas.

A TNP tem como objetivos recuperar ou manter o estado nutricional e promover o crescimento. Está indicada para o paciente subnutrido ou em risco de subnutrição, quando o trato gastrointestinal estiver comprometido por doença ou algum tipo de tratamento, ou quando a via enteral for insuficiente para suprir suas demandas nutricionais. Tem sido utilizada principalmente em pacientes em pós-operatórios complicados (especialmente do trato digestório), naqueles que apresentam síndrome de má absorção intestinal e em recém-nascidos pré-termo (RNPT).

Objetivo do algoritmo: direcionar o manejo de crianças e adolescentes com indicação de TNP em variadas situações clínicas.

Público-alvo: crianças e/ou adolescentes com indicação de TNP.

Manejo clínico

As formulações para a TNP devem atender às necessidades nutricionais e metabólicas individuais estimadas para cada paciente. As quantidades de nutrientes podem variar dependendo da função orgânica, do metabolismo e da velocidade de crescimento. O momento de início depende da condição clínica e da idade do paciente. No RNPT, por exemplo, a ausência de aporte nutricional por mais de 24 horas pode ser extremamente prejudicial, e a TNP deve ser iniciada o mais precocemente possível.

As soluções ou emulsões com concentração de glicose até 12,5% devem ser infundidas, preferencialmente, em veias periféricas. Se superiores a 12,5%, devem ser administradas por veia central, optando-se pelo uso de cateteres de material pouco trombogênico, de silicone ou poliuretano. A TNP periférica poderá suprir as necessidades nutricionais total ou parcialmente em crianças impossibilitadas de ingerir ou absorver nutrientes por via oral ou enteral, ou quando o acesso venoso central não for disponível.

De acordo com a Portaria n. 272, de 8/4/1998 (aprova o regulamento técnico para fixar os requisitos mínimos exigidos para a TNP), da Anvisa, o médico é o responsável pela indicação e prescrição da TNP (deve contemplar o tipo e a quantidade dos nutrientes requeridos pelo paciente, de acordo com seu estado clínico e requerimentos nutricionais), precedida da avaliação nutricional, que é atribuição exclusiva do nutricionista.

Ao nutricionista cabe calcular a adequação dos nutrientes prescritos em diante da necessidade do paciente, avaliando em conjunto alterações no estado nutricional. Antes da interrupção ou suspensão da TNP, o paciente deve ser avaliado em relação à capacidade de atender a suas necessidades nutricionais por via digestória e quanto à presença de complicações que ponham sua vida em risco.

ANEXOS

ANEXO 1. NECESSIDADES PARENTERAIS DE ENERGIA, MACRO E MICRONUTRIENTES EM PEDIATRIA

1. Energia (kcal/kg/dia) em diferentes fases da doença

	Fase aguda	Fase estável	Fase de recuperação
RNPT	45-55*		90-120
0-1 ano	45-50	60-65	75-85
1-7 anos	40-45	55-60	65-75
7-12 anos	30-40	40-55	55-65
12-18 anos	20-30	25-40	30-55
RNPT: recém-nascido pré-termo.			
* Energia recomendada para o primeiro dia de vida.			

Fonte: Joosten et al., 2018.

2. Aminoácidos

Faixa etária	g/kg/dia
RNPT	
1º dia de vida	1,5-2,5
A partir do 2º dia de vida	2,5-3,5
RNT	1,5-3
2 meses a 3 anos	2,5
3-18 anos	2
RNPT: recém-nascido pré-termo.	

Fonte: Van Goudoever et al., 2018.

3. Glicose (g/kg/dia)

Recém-nascidos		
	1º dia Começar com	A partir do 2º dia Aumentar gradualmente a cada 2-3 dias
RNPT	4-8	Meta: 8-10 (mín = 4; máx = 12)
RNT	2,5-5	Meta: 5-10 (mín = 2,5; máx = 12)

RNPT: recém-nascido pré-termo; RNT: recém-nascido a termo.

Lactentes, crianças e adolescentes			
Faixa etária/peso	Fase aguda	Fase estável	Fase de recuperação
28 dias – 10 kg	2-4	4-6	6-10
11-30 kg	1,5-2,5	2-4	3-6
31-45 kg	1-1,5	1,5-3	3-4
> 45 kg	0,5-1	1-2	2-3

Fase aguda: fase de ressuscitação, quando o paciente necessita de suporte vital (sedação, ventilação mecânica, vasopressores, fluidos).

Fase estável: o paciente está estável e pode ser desmamado do suporte vital.

Fase de recuperação: o paciente está se mobilizando.

Fonte: Mesotten et al., 2018.

4. Lipídeos

Faixa etária	g/kg/dia
RN (RNPT/RNT)	4 (máximo)
Lactentes, crianças e adolescentes	3 (máximo)
	Ácido linoleico
RNPT	0,25
RNT, lactentes, crianças e adolescentes	0,10

RN: recém-nascido; RNPT: recém-nascido pré-termo; RNT: recém-nascido a termo.

Fonte: Lapillonne et al., 2018.

5. Cálcio, fósforo e magnésio

Faixa etária	Ca (mg/kg/dia)	P (mg/kg/dia)	Mg (mg/kg/dia)
RNPT:			
Primeiros dias de vida	32-80	31-62	2,5-5
Em fase de crescimento	64-140	50-108	5-7,5
0-6 meses	30-60	20-40	2,4-5
7-12 meses	20	15	4
1-18 anos	10-16	6-22	2,4

RNPT: recém-nascido pré-termo.

Fonte: Mihatsch et al., 2018.

6. Ferro e elementos-traço

Mineral	RNPT (mcg/kg/d)	0-3 meses (mcg/kg/d)	3-12 meses (mcg/kg/d)	1-18 anos (mcg/kg/d)	Dose máxima
Ferro	200-250	50-100	50-100	50-100	5 mg/d
Zinco	400-500	250	100	50	5 mg/d
Cobre	40	20	20	20	0,5 mg/d
Iodo	1-10	1	1	1	
Selênio	7	2-3	2-3	2-3	100 mcg/d
Manganês	≤ 1	≤ 1	≤ 1	≤ 1	50 mcg/d
Molibdênio	1	0,25	0,25	0,25	5 mcg/d
Cromo	–	–	–	–	5 mcg/d

RNPT: recém-nascido pré-termo.

Fonte: Domellöf et al., 2018.

7. Vitaminas

Vitamina	RNPT (kg/dia)	0-12 meses (kg/dia)	1-18 anos (kg/dia)
Vitamina A	700-1.500 UI	150-300 ug	150 ug
Vitamina D	80-400 UI	40-150 UI	400-600 UI
Vitamina E	2,8-3,5 mg	2,8-3,5 mg	11 mg
Vitamina K	10 ug	10 ug	200 ug
Vitamina C	15-25 mg	15-25 mg	80 mg
Tiamina	0,35-0,50 mg	0,35-0,50 mg	1,2 mg
Riboflavina	0,15-0,20 mg	0,15-0,20 mg	1,4 mg
Piridoxina	0,15-0,20 mg	0,15-0,20 mg	1 mg
Niacina	4-6,8 mg	4-6,8 mg	17 mg
Vitamina B12	0,3 ug	0,3 ug	1 ug
Ácido pantotênico	2,5 mg	2,5 mg	5 mg
Biotina	5-8 ug	5-8 ug	20 ug
Ácido fólico	56 mcg	56 mcg	140 mcg

RNPT: recém-nascido pré-termo.

Fonte: Bronsky et al., 2018.

8. Líquidos e eletrólitos

Faixa etária	Líquido (mL/kg/d)	Na (mmol/kg/d)	K (mmol/kg/d)	Cl (mmol/kg/d)
RNT*	140-160	2-3	1,5-3	2-3
RNPT*:				
< 1.500 g	140-160	3-5	2-5	3-5
> 1.500 g	140-160	3-5	1-3	3-5
1 mês a 1 ano	120-150	2-3	1-3	2-4
1-2 anos	80-120	1-3	1-3	2-4
3-5 anos	80-100	1-3	1-3	2-4
6-12 anos	60-80	1-3	1-3	2-4
13-18 anos	50-70	1-3	1-3	2-4

RNPT: recém-nascido pré-termo; RNT: recém-nascido a termo.

* Fase de crescimento estável.

Fonte: Jochum et al., 2018.

ANEXO 2. ROTINA DE MONITORIZAÇÃO LABORATORIAL DURANTE A TNP

Investigação	Antes de iniciar a TNP	Durante a TNP: Antes da estabilização clínica e metabólica			Durante TNP: Durante a estabilização clínica e metabólica		
		A cada 1-2 dias	1 vez/ semana	Quando necessário	A cada 12 dias	1 vez/ semana	Quando necessário
Sódio	X	X			X		
Potássio	X	X			X		
Cloro	X	X					X
Cálcio	X	X			X		
Fósforo	X		X		X		
Magnésio	X			X	X		
Zinco				X			X
Gasometria	X				X		
Glicose	X	X			X		
Proteína total	X		X		X		
Albumina	X		X				
Nitrogênio da ureia no sangue (BUN)	X					X	
Creatinina	X			X			X
Triglicerídeos	X			X		X	X
Colesterol	X			X		X	
Bilirrubina							
AST	X			X		X	
TGO	X			X			
TGP	X			X			X
Fosfatase alcalina	X			X			X
Hemograma	X				X		
INR	X			X		X	
PCR	X			X			X
Vitamina B12				X			X
Ferro				X			X
Ferritina				X			X
PTH							X
Vitamina D				X			X

Fonte: Puntis et al., 2018.

ANEXO 3. PASSOS A SEREM SEGUIDOS PARA CÁLCULO, PRESCRIÇÃO E MONITORIZAÇÃO DA TNP

1. Avaliação clínica e nutricional (objetivo da TN).
2. Determinação do acesso venoso.
3. Cálculo dos requerimentos hídricos.
4. Determinação da taxa de infusão (volume a ser infundido [mL/hora]).
5. Avaliação da necessidade de energia.
6. Avaliação da necessidade de proteína.
7. Cálculo da quantidade de lipídio a ser ofertada.
8. Cálculo da quantidade de carboidratos a ser ofertada (VIG).
9. Avaliação da necessidade de eletrólitos.
10. Avaliação das necessidades de cálcio, fósforo e magnésio.
11. Avaliação das necessidades de vitaminas e oligoelementos e checagem de produtos/soluções disponíveis na farmácia.
12. Checagem da osmolaridade.
13. Determinação do protocolo de monitorização clínica e laboratorial (acompanhamento).

Algoritmo: Indicação de terapia nutricional – neonatologia (0-28 dias)

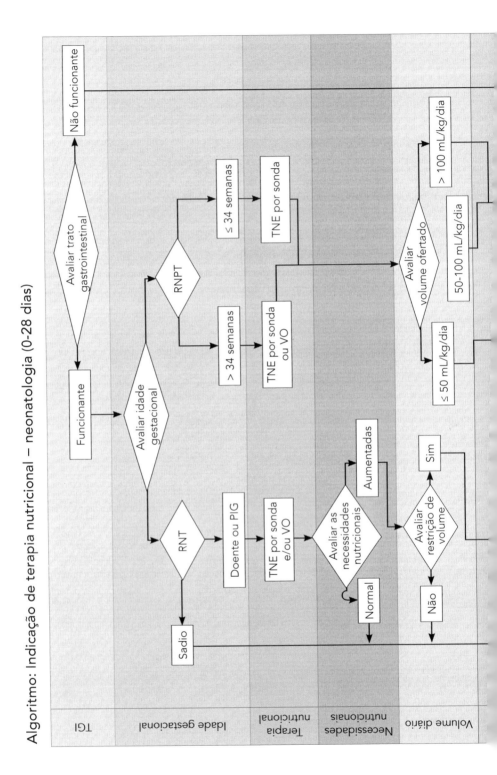

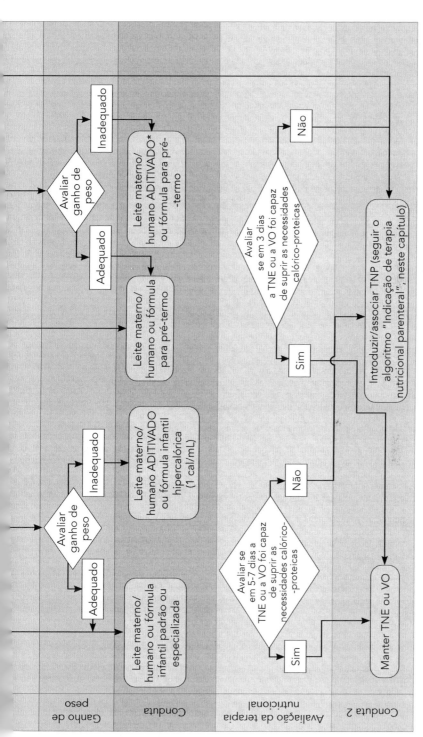

PIG: pequeno para a idade gestacional; RNPT: recém-nascido pré-termo; RNT: recém-nascido a termo; TNE: terapia nutricional enteral; TNP: terapia nutricional parenteral; VO: via oral.
* Se volume entre 50-100 mL/kg/dia, aditivar com concentrações menores do que as recomendadas.

Algoritmo: Indicação de terapia nutricional – pediatria

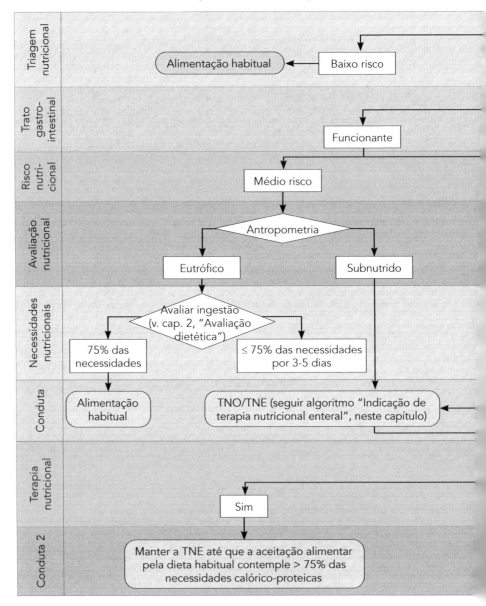

TNE: terapia nutricional enteral; TNO: terapia nutricional oral; TNP: terapia nutricional parenteral.

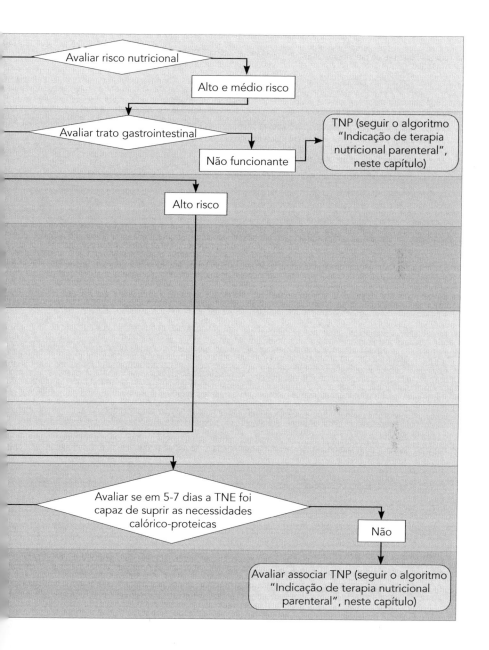

Algoritmo: Indicação de terapia nutricional enteral

Via de adminis-tração	Terapia nutricional enteral	Aceitação/conduta	Condição clínica	Tipo de dieta	Adminis-tração

A VO é possível?

- **Sim** → TNO → **Boa aceitação em 3-5 dias**
  - **Sim** → Manter TNO até a melhora da aceitação da dieta habitual (> 75% das necessidades)
  - **Não** → TNE por sonda
- **Não** → TNE por sonda

Apresenta: diarreia grave, APLV, síndr. má absorção, mucosite, GVHD?

- **Sim** → Oligomérica completa
- **Não** → Polimérica completa. Hipercalórica, se necessidades aumentadas. Com fibras, se não houver necessidade de restrição

Iniciar de forma INTERMITENTE a cada 3 ou 4 horas por via gástrica

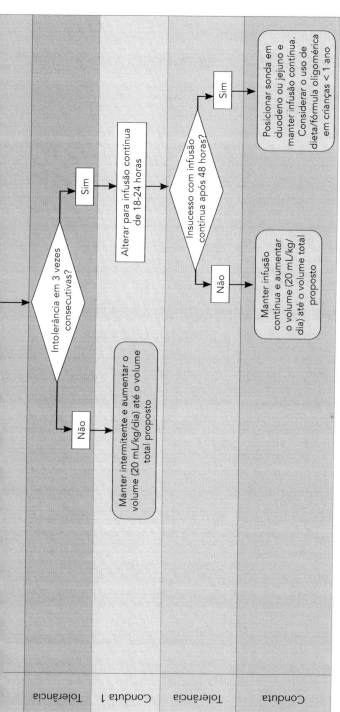

APLV: alergia à proteína do leite de vaca; GVHD: *graft versus host disease*; TNE: terapia nutricional enteral; TNO: terapia nutricional oral; VO: via oral.

Algoritmo: Indicação de terapia nutricional parenteral

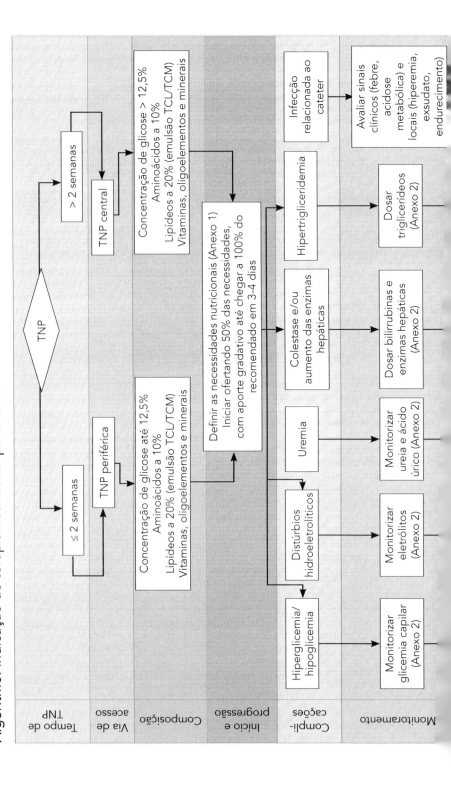

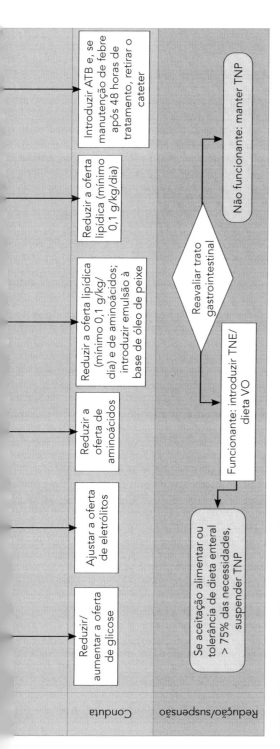

ATB: antibioticoterapia; TCL: triglicerídeos de cadeia longa; TCM: triglicerídeos de cadeia média; TNE: terapia nutricional enteral; TNP: terapia nutricional parenteral; VO: via oral.

Referências

1. Brasil. Ministério da Saúde. Secretaria de Vigilância Sanitária. Portaria n. 272, de 8 de abril de 1998. Aprova o regulamento técnico para fixar os requisitos mínimos exigidos para a terapia de nutrição parenteral. República Federativa do Brasil. Brasília, 1998.
2. Brasil. Ministério da Saúde. Secretaria de Vigilância Sanitária. RDC n. 63, de 6 de julho de 2000. Aprova o regulamento técnico para a terapia de nutrição enteral. República Federativa do Brasil. Brasília, 2000.
3. Bronsky J, Campoy C, Braegger C; ESPGHAN/ESPEN/ESPR/CSPEN Working Group on Pediatric Parenteral Nutrition. ESPGHAN/ESPEN/ESPR/CSPEN guidelines on pediatric parenteral nutrition: vitamins. Clin Nutr. 2018;37(6 Pt B):2366-78.
4. Delgado AF. Terapia nutricional parenteral. In: Silva APA, Nascimento AG, Zamberlan P. Manual de dietas e condutas nutricionais em pediatria. São Paulo: Atheneu; 2014. p.245-52.
5. Domellöf M, Szitanyi P, Simchowitz V, Franz A, Mimouni F; ESPGHAN/ESPEN/ESPR/CSPEN Working Group on Pediatric Parenteral Nutrition. ESPGHAN/ESPEN/ESPR/CSPEN guidelines on pediatric parenteral nutrition: iron and trace minerals. Clin Nutr. 2018;37(6 Pt B):2354-9.
6. Gandolfo AS, Zamberlan P, Silva APA, Pinelli DPS, Feferbaum R. Algoritmos de nutrição enteral na pediatria. São Paulo: ILSI Brasil – International Life Sciences Institute do Brasil; 2017 (Série de publicações ILSI Brasil: força-tarefa de nutrição da criança; v.6).
7. Gargasz A. Neonatal and pediatric parenteral nutrition. AACN Adv Crit Care. 2012;23:451-64.
8. Gonçalves RC, de Matos LBN, Cunha HFR, Totti F, Kawagoe JY, Martin LGR, et al. Manual Braspen de competências relacionadas à dispensação e à administração de nutrição parenteral. Braspen J. 2019;34:217-32.
9. Jochum F, Moltu SJ, Senterre T, Nomayo A, Goulet O, Iacobelli S, et al. ESPGHAN/ESPEN/ESPR/CSPEN guidelines on pediatric parenteral nutrition: fluid and electrolytes. Clin Nutr. 2018;37(6 Pt B):2344-53.
10. Joosten K, Embleton N, Yan W, Senterre T, the ESPGHAN/ESPEN/ESPR/CSPEN working group on pediatric parenteral nutrition. ESPGHAN/ESPEN/ESPR/CSPEN guidelines on pediatric parenteral nutrition: energy. Clin Nutr. 2018;37(6 Pt B):2309-14.
11. Lapillonne A, Fidler Mis N, Goulet O, van den Akker CHP, Wu J, Koletzko B, et al. ESPGHAN/ESPEN/ESPR/CSPEN guidelines on pediatric parenteral nutrition: lipids. Clin Nutr. 2018;37(6 Pt B):2324-36.
12. Mehta NM, Skillman HE, Irving SY, Coss-Bu JA, Vermilyea S, Farrington EA, et al. Guidelines for the provision and assessment of nutrition support therapy in the pediatric critically ill patient: Society of Critical Care Medicine and American Society for Parenteral and Enteral Nutrition. J Parenter Enteral Nutr. 2017;41:706-42.
13. Mesotten D, Joosten K, van Kempen A, Verbruggen S; ESPGHAN/ESPEN/ESPR/CSPEN Working Group on Pediatric Parenteral Nutrition. ESPGHAN/ESPEN/ESPR/CSPEN guidelines on pediatric parenteral nutrition: carbohydrates. Clin Nutr. 2018;37(6 Pt B):2337-43.
14. Mihatsch W, Fewtrell M, Goulet O, Molgaard C, Picaud JC, Senterre T; ESPGHAN/ESPEN/ESPR/CSPEN Working Group on Pediatric Parenteral Nutrition. ESPGHAN/ESPEN/ESPR/CSPEN guidelines on pediatric parenteral nutrition: calcium, phosphorus and magnesium. Clin Nutr. 2018;37(6 Pt B):2360-5.
15. Mirtallo J, Canada T, Johnson D, Kumpf V, Petersen C, Sacks G, et al. Safe practices for parenteral nutrition. J Parenter Enteral Nutr. 2004;28:S39-70.
16. Puntis J, Hojsak I, Ksiazyk J; ESPGHAN/ESPEN/ESPR/CSPEN Working Group on Pediatric Parenteral Nutrition. ESPGHAN/ESPEN/ESPR/CSPEN guidelines on pediatric parenteral nutrition: organisational aspects. Clin Nutr. 2018 Dec;37(6 Pt B):2392-400.

17. Van Goudoever JB, Carnielli V, Darmaun D, de Pipaon MS; ESPGHAN/ESPEN/ESPR/CSPEN Working Group on Pediatric Parenteral Nutrition. ESPGHAN/ESPEN/ESPR/CSPEN guidelines on pediatric parenteral nutrition: amino acids. Clin Nutr. 2018;37(6 Pt B):2315-23.
18. Zamberlan P. Nutrição parenteral total em pediatria. In: Associação Brasileira de Nutrição; Hordonho ACC, Coppini LZ, Fidelix MSP (orgs.). Pronutri – Programa de Atualização em Nutrição Clínica: Ciclo 5. Porto Alegre: Artmed Panamericana; 2017. p.39-73 (Sistema de Educação Continuada a Distância; v.4).
19. Zamberlan P, Delgado AF, Leone C, Feferbaum R, Okay TS. Nutrition therapy in a pediatric intensive care unit: indications, monitoring, and complications. J Parenter Enteral Nutr. 2011;35:523-9.

Parte 14
CUIDADOS PALIATIVOS

35

CUIDADOS PALIATIVOS

Andréa Gislene do Nascimento
Patrícia Zamberlan
Sílvia Maria de Macedo Barbosa
Ary Lopes Cardoso

Introdução

Segundo a Organização Mundial da Saúde (OMS), cuidados paliativos compreendem toda a assistência promovida por uma equipe multidisciplinar, cujo objetivo é a melhoria da qualidade de vida do paciente e seus familiares, diante de uma doença que ameace a vida, por meio da prevenção e alívio do sofrimento, da identificação precoce e tratamento da dor e dos demais sintomas físicos, sociais, psicológicos e espirituais. São adequados em qualquer etapa da doença e devem ser iniciados precocemente, de preferência ao diagnóstico, concomitantemente às terapias modificadoras da enfermidade.

Um dos aspectos mais difíceis do manejo de pacientes em cuidados paliativos é a decisão de iniciar uma terapia nutricional (TN) quando eles não conseguem se alimentar ou ingerir líquidos adequadamente. Não há consenso quanto aos benefícios da TN e da hidratação, comparados ao risco de complicações conhecidas como vômitos, intolerância, secreções orais e respiratórias.

De modo geral, a abordagem nutricional ao paciente paliativo deve ser direcionada a causas identificáveis, sendo que a conduta deve considerar alguns aspectos:

- Intervenções que possam melhorar a anorexia e a caquexia.
- Possíveis efeitos adversos da TN enteral (TNE), como náuseas, vômitos, aspirações, secreções orais e edema.
- Tempo de manutenção da TN de maneira confortável para o paciente.
- Sofrimento do paciente.
- Relacionamento estreito entre equipe multiprofissional e paciente/família.
- Gerenciamento dos sintomas devido à doença e a tratamento em curso.

35 ▪ Cuidados paliativos 345

Objetivo do algoritmo: direcionar a terapêutica nutricional de crianças e adolescentes em cuidados paliativos.

Público-alvo: crianças e/ou adolescentes em cuidados paliativos.

Manejo clínico

Cabe ao nutricionista realizar a avaliação nutricional, que é fundamental na determinação do plano de cuidados nutricionais para os pacientes em cuidados paliativos, independentemente do momento da doença.

Com base na avaliação nutricional (que deve ser confiável, não invasiva e simples de realizar), a equipe multiprofissional deve discutir acerca da introdução da TN, considerando sempre o custo/benefício e o bem-estar do paciente. Este deve ser acompanhado diariamente quanto à tolerância e ao conforto, podendo a TN ser suspensa caso haja piora clínica e/ou solicitação por parte do paciente/cuidador.

ANEXO

ANEXO 1. NECESSIDADES NUTRICIONAIS NO PACIENTE PEDIÁTRICO EM CUIDADOS PALIATIVOS

Necessidades	Cálculo
Calóricas	1. DRI: para crianças eutróficas utilizar o peso atual, e para crianças com sobrepeso/obesidade utilizar o p90 de P/E (Z-escore +2). Ou 2. Holliday e Segar (1957): 0-10 kg = 100 kcal/kg/dia 10-20 kg = 1.000 kcal + 50 kcal/kg para cada kg acima de 10 kg > 20 kg = 1.500 kcal + 20 kcal/kg para cada kg acima de 20 kg
Hídricas	Holliday e Segar (1957): 0-10 kg = 100 kcal/kg/dia 10-20 kg = 1.000 kcal + 50 kcal/kg para cada kg acima de 10 kg > 20 kg = 1.500 kcal + 20 kcal/kg para cada kg acima de 20 kg
Proteicas	0-2 anos: 2,5-3 g/kg/dia 2-11 anos: 2 g/kg/dia Adolescentes (acima de 12 anos): 1,5-2 g/kg/dia
Vitaminas e minerais	DRI

Fonte: DRI, 2006.

Algoritmo: Cuidados paliativos

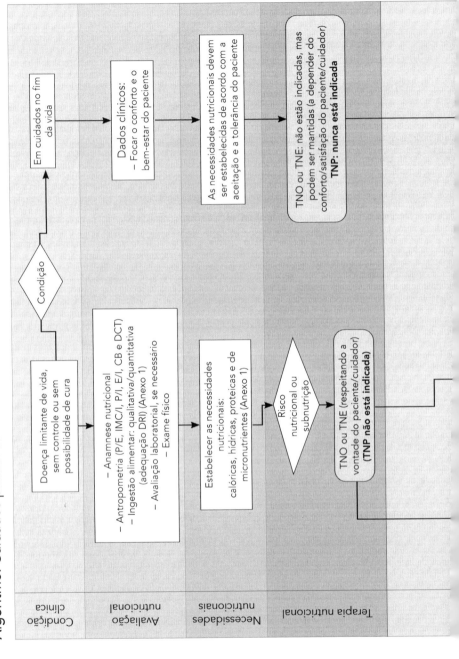

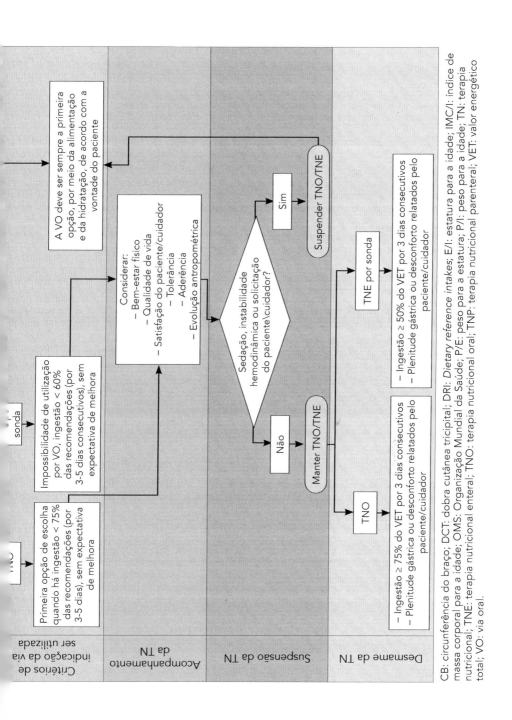

Referências

1. Fisberg RM, Marchioni DML, ColucciI ACA. Avaliação do consumo alimentar e da ingestão de nutrientes na prática clínica. Arq Bras Endocrinol Metab. 2009;53:617-24.
2. Holliday MA, Segar WE. The maintenance need for water in parenteral fluid therapy. Pediatrics. 1957;19:823-32.
3. Institute of Medicine. Dietary reference intakes: the essential guide to nutrient requirements. Washington, DC: National Academy Press; 2006.
4. Sociedade Brasileira de Pediatria – SBP. Departamento Científico de Suporte Nutricional e Departamento Científico de Medicina da Dor. Nutrição no paciente em cuidados paliativos. 2019.

ÍNDICE REMISSIVO

A

Abreviação de jejum pré-procedimento cirúrgico 94
Aceitação alimentar 33
Acidemia
isovalérica 242
metilmalônica 241
propiônica 239
recomendação diária de ingestão de nutrientes 240
Ácido nicotínico (niacina/vitamina B3) 272
Ácidos graxos (ômega-3) 270
Acidúria glutárica tipo 1 237
Alergia às proteínas do leite de vaca (APLV) 148
diagnóstico 149
escolha de fórmulas substitutas 150
lactentes amamentados 149
sinais e sintomas 152
termos sinônimos do leite 151
Alterações no paladar 35
Anamnese alimentar 32
Anamnese nutricional em pediatria 25
Anemia 250
de origem hereditária 252
em neonatos 251
megaloblástica perniciosa 251
orientações nutricionais 254
por deficiência de vitamina B12 e folato 251
principal causa 250
recomendações 255
sintomas 252
suplementação de ferro elementar 256
talassemia 252
Anomalias intestinais congênitas 119
Avaliação
antropométrica 2, 4, 19
bioquímica
enzimas 47
funções renal e óssea 48

350 Nutrição clínica pediátrica em algoritmos

hemograma, perfil de ferro,
vitaminas B12 e B9 (ácido
fólico) 50
perfil metabólico 52
clínica 35, 37
da ingestão alimentar 24
dietética 24, 26
nutricional 2
paciente hospitalizado 2
risco de subnutrir 2
risco nutricional 2
triagem 2
nutricional bioquímica 42
nutricional completa 46

B

Baixa ingestão de fibras 189
Bioimpedância elétrica (BIA) 6
Bipartição gástrica 98
Bypass gástrico 98

C

Cálculo das necessidades nutricionais
24, 55, 84
Calorimetria indireta 55
Cardiopatia congênita
exames laboratoriais 83
manejo nutricional 83
Cardiopatias congênitas 76, 77
acianóticas 76
cianóticas 76
subnutrição 76
tratamento cirúrgico 79
Catch down 84
Cirrose hepática na criança e no
adolescente 123

Cirurgia bariátrica em adolescentes
critérios para indicação 99
Classificação do estado nutricional 5
Coloração da urina 35, 37
Composição corporal 6
Consistência das fezes 35
Constipação 35
Constipação intestinal 189
alimentação diária 192
complicações 190
critério de Roma IV 190
fecaloma 193
orientação dietética 191
psyllium 192, 272
tratamento 193
Contagem de carboidratos na
alimentação 140
Controle de colesterol 269
Crianças cardiopatas 79
Crianças com síndrome de Down 18
Crianças portadoras de paralisia
cerebral ou neuropatias 18
Cuidados paliativos 344
necessidades nutricionais 345
terapia nutricional 344
*Cystic fibrosis transmembrane conductance
regulator* (CFTR) 316

D

Deficiência de
algumas vitaminas e minerais 35
ferro 36
ornitina transcarbamilase 243
vitaminas B2, B3 e B6 35
zinco 35
Déficit de nutrientes 35

Índice remissivo 351

Deglutição 262
Derrame pleural quiloso 87
Diabetes mellitus 136, 267
  alimentação de crianças e
    adolescentes 137
  contagem de carboidratos 137
  contagem de gorduras e proteínas
    138
  distribuição dos macronutrientes
    recomendada 137
  índice glicêmico 138
Diabetes mellitus tipo 1 136, 144
Diabetes mellitus tipo 2 137
Diagnóstico alimentar 26
Diarreia 35
Dieta
  cetogênica 212
    aporte calórico 214
    cálculo da unidade dietética 215
    como calcular 214
    exames laboratoriais 213
    exemplos de dietas 216
  de eliminação 149
  hipercalórica 85
Dietary reference intakes (DRI) 55
Dietas hospitalares 62, 63, 72
Dietoterapia 80
Disfagia 262
  consistências para líquidos 263
  pneumonias aspirativas 262
Dislipidemia 267, 268, 276
  indicações para a investigação 268
  medicamentos 273
  tratamento 269, 275
Doença celíaca 155
  dieta isenta de glúten 156

farinhas substitutas do glúten 156
  legislação 156
  lista de produtos permitidos e
    proibidos 156
  pacientes de risco 155
  sinais e sintomas clínicos 155
Doença da urina do xarope de bordo
  234
Doença de Crohn 164
Doença do refluxo gastroesofágico 174
  episódios de RGE 174
  sintomatologia 174
  tratamento 175
Doença inflamatória intestinal (DII)
  160
  avaliação nutricional 161
  necessidades nutricionais 162
  sintomas 161
  subnutrição 162
  subtipos 160
  tratamento 161
Doença renal crônica 200
  adequação proteica 203
  avaliação antropométrica 201
  equação de Schwartz 200
  estágios da doença 200
  necessidades energéticas 202
  oferta de eletrólitos 202
  oferta proteica 202
  restrição de potássio 206
  tratamento 208
Doenças genéticas 222

E

Enterocolite necrotizante 119
Epilepsia fármaco-resistente 218

Equação preditiva de energia de Schofield 55
Erros alimentares 37
Erros inatos do metabolismo 222, 246
  classificação clínica 223
Escala de Bristol 35, 36
Estomatite 35
Exame físico 35
Exames bioquímicos em pediatria 43
  valores de referência 43
Exames específicos de sangue e/ou de urina 42
Exames laboratoriais 42

F

Falência hepática 124
Fármacos 81
  efeitos colaterais 81
Fármacos utilizados nas cardiopatias 83
Fenilcetonúria 232
  exclusão da fenilalanina 233
  fenilalanina 233
  níveis séricos 233
Fibras solúveis 271
Fibrose cística 316
  alimentação no tratamento 317
  suplementação de vitaminas lipossolúveis 318
Fichas para avaliação da aceitação alimentar 27
Fissuras na língua 35
Fitosteróis 270
Fontes alimentares de macro e micronutrientes 38

Fórmula infantil para lactentes 64
Fórmulas infantis e dietas enterais 72
Fórmulas infantis existentes no mercado 70
Fórmulas para nutrição enteral 67, 69
Fórmulas pediátricas para nutrição enteral 71
Função renal 200

G

Galactosemia 224
Gastrectomia vertical ou *sleeve* 98, 99
Gastrosquise 107
Gengivite 35
Glicogenose tipo 1, 227
  alimentos e preparações proibidos e permitidos 227
  amido cru 229

H

Hérnia de Bochdalek 108
Hérnia de Morgagni 109
Hérnia diafragmática congênita 108
Hipercolesterolemia
  orientações para auxiliar no tratamento 274
Hiperglicemia
  sinais e sintomas 142
Hipoglicemia
  alimentos para correção de 143
  alimentos que não devem ser utilizados 143
  principais diagnósticos diferenciais 133
  sinais e sintomas 133, 142
Homocistinúria 235